肝疾患 のページ	肝
胆疾患 のページ	胆
膵疾患 のページ	膵

Part 1 非侵襲的検査・治療手技の実際

§1 非侵襲的検査
§2 肝疾患に対するインターベンション
§3 胆膵疾患に対するインターベンション

Part 1

Part 2 化学療法の実際

Part 2

Part 3 消化器疾患の診断と治療のポイント

§1 肝疾患
§2 胆道・膵臓疾患

Part 3

肝胆膵診療エキスパートマニュアル

Expert Manual of Hepato-Biliary-Pancreatic Practice

監修／小俣 政男
編集／伊佐山浩通　吉田 晴彦　椎名秀一朗

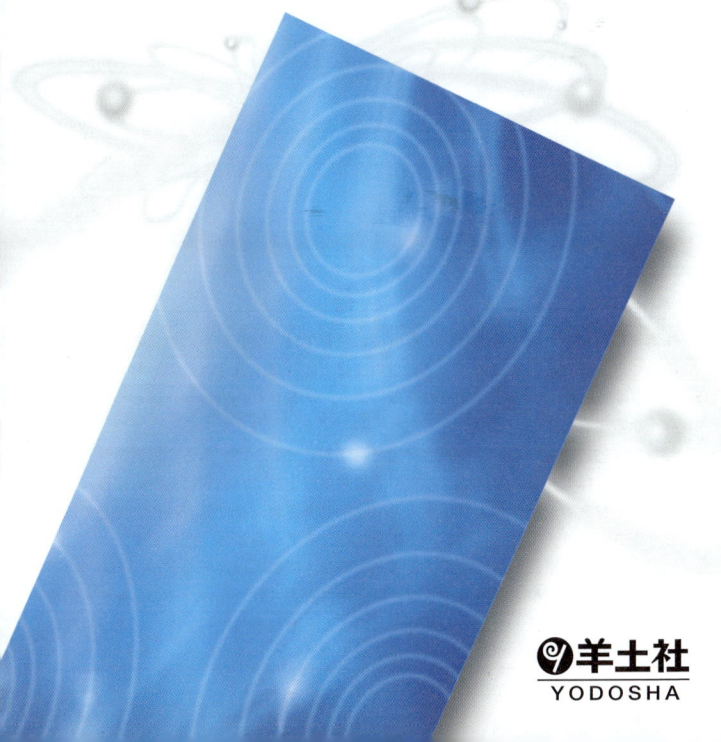

羊土社
YODOSHA

謹告

　本書に記載されている診断法・治療法に関しては，発行時点における最新の情報に基づき，正確を期するよう，著者ならびに出版社はそれぞれ最善の努力を払っております．しかし，医学，医療の進歩により，記載された内容が正確かつ完全ではなくなる場合もございます．

　したがって，実際の診断法・治療法で，熟知していない，あるいは汎用されていない新薬をはじめとする医薬品の使用，検査の測定および判読にあたっては，まず医薬品添付文書や機器および試薬の説明書で確認され，また処置技術に関しては十分考慮されたうえで，常に細心の注意を払われるようお願いいたします．

　本書記載の診断法・治療法・医薬品・検査法・疾患への適応などが，その後の医学研究ならびに医療の進歩により本書発行後に変更された場合，その診断法・治療法・医薬品・検査法・疾患への適応などによる不測の事故に対して，著者ならびに出版社はその責を負いかねますのでご了承ください．

監修の言葉

「肝胆膵診療エキスパートマニュアル」が発刊の運びとなりました．

本書は，東京大学消化器内科の伊佐山 浩通，吉田晴彦，椎名秀一朗の三氏により原案がつくられ，私が監修をいたしました．

消化器内科の日常は多忙をきわめます．その先生方のお役に立てるよう，企画いたしました．すなわち，多忙をきわめる日常診療のなかで，直に必要とするもの，知っていただきたいもの，最近目覚しい進歩のあったものを掲載いたしました．

近年肝胆膵の診療は，その病態および診断の領域において目覚しい進歩がございました．これらの進歩は究極治療に集約されます．例えば癌の患者さんであれば癌の5年生存率の改善という形で表れます．

また，肝胆膵の診療は，従来の"内科医"のイメージとは異なり，より治療介入的（Interventional）になりつつあります．患者さんに治っていただきたいという気持そのもの，すなわち，"心のこもった技術で，切らずに治したい"という気持であります．

現場でなければ伝わらない技術も，できうる限り紙面上で表現できるようにいたしました．

本書が，日常的および専門的診療を行っている医師のみならず，広く一般的医家の先生方にもお読みいただければと存じます．

最後になりましたが，本書の編集にかかわってくださった羊土社の鈴木美奈子様，深川正悟様に深謝いたします．

2008年9月

小俣政男

編集の序
～真のエキスパート足らんがために～

　肝胆膵疾患に限定したマニュアルに関しては「領域が狭すぎる」とおっしゃられる向きもあろう．しかし，この領域はProfessionalな知識と技術が要求される分野であり，まだまだ専門家が少ない．しかも，医師の力量により患者の予後が左右されることもしばしばである．通り一遍のマニュアル本では間に合わない領域であり，真のエキスパートの育成が必要である．

　私は胆膵を専門としているが，複雑な病態と患者背景に日夜悩みながら診療を行っている．治療方針の正解が教科書には書いていないことが多く，その場での病態把握と当該医師の実力，患者の状態から判断することを求められる．よりどころは病態理解とそれにあった治療戦略である．理屈がわかれば診断・治療の最大公約数が導ける．

　本書は前述のような立場からマニュアルを離れた理屈の解説に重点を置いているので，後期研修医向けのマニュアルとしては時としてレベルが高すぎたり，専門的過ぎたりする部分もある．編集者としては，日常的に患者さんを現場でみているエキスパートに，あえてそのように執筆を依頼した．そのため，本書のレベルは後期研修医に留まらず，これからエキスパートを目指すすべての医師を対象とするにふさわしい内容と自負している．

　繰り返しになるが，本書では病態と治療の「理屈」にこだわった編集を行った．しかも，臨床現場で実際に診療しているものにしか書けない内容を「日常臨床のポイント」として豊富に盛り込んだ．真のエキスパートを志すすべての読者への熱いメッセージを文章に込めてお届けしたい，そんな気持ちで編集した本書が，臨床現場で一人でも多くの患者さんの幸せにつながれば幸いである．

2008年9月

編者を代表して
伊佐山 浩通

肝胆膵診療エキスパートマニュアル

Expert Manual of Hepato-Biliary-Pancreatic Practice

監修の言葉 　　　　　　　　　　　　　　　　　　　　　　　小俣政男
編集の序 　　　　　　　　　　　　　　　　　　　　　　　伊佐山 浩通

Part 1 非侵襲的検査・治療手技の実際　　17

§1 非侵襲的検査

1）血液検査

A. 肝機能検査の読み方 …………………………… 吉田晴彦　18
B. 肝炎ウイルスマーカーの読み方 … 今関文夫, 横須賀 収　23

● 日常臨床のポイント ●
1. RVR と SVR　　　　　　　　　今関文夫, 横須賀 収　29

C. 胆膵疾患に対する血液検査の読み方 ……… 花田敬士　31

● 日常臨床のポイント ●
2. 胆道系酵素の上昇を伴わない胆管炎へのアプローチ　外川 修　36

2）腹部超音波検査

A. 肝疾患エコーのコツ …………………………… 増崎亮太　38
B. 胆膵疾患エコーのコツ ………………………… 花田敬士　43
C. 造影超音波検査 ………………………………… 増崎亮太　49
D. Fibroscan ……………………………………… 増崎亮太　52

● 日常臨床のポイント ●
3. 肝線維化と発癌　　　　　　　　　　　　　　増崎亮太　56
4. 肝 SOL の精査法と診断アルゴリズム　　　　建石良介　57

3）超音波内視鏡

A. 膵・胆道疾患のスクリーニングと精査のコツ
　　… 大野 栄三郎, 廣岡芳樹, 伊藤彰浩, 川嶋啓揮, 後藤秀実　61
B. 管腔内超音波（IDUS）のコツ …… 伊藤彰浩, 廣岡芳樹　66

CONTENTS

§2 肝疾患に対するインターベンション

1） 肝臓の検査・局所療法
- A. 肝生検 …………………………………… 建石良介　72
- B. 肝癌に対する経皮的局所療法（PEITとRFA）
  ………………………………………… 椎名秀一朗　77
- C. 肝膿瘍ドレナージ術（PTAD）…… 良沢昭銘, 石垣賀子　85

2） 血管造影検査・経血管的治療
- A. 血管造影CT（CTAP・CTHA）……… 小尾俊太郎　88
- B. TAE・TAI ………………………………… 小尾俊太郎　93

§3 胆膵疾患に対するインターベンション

1） 内視鏡的インターベンション
- A. ERCPと関連検査手技（ブラッシング細胞診，経乳頭的生検，POCS/POPS, IDUS）……… 安田一朗　98
- B. 総胆管結石治療（EST, EPBD, 除去術・破砕術）
  ………………………………………………… 辻野　武　104
- C. 内視鏡的胆道ドレナージ術 ………………… 真口宏介　113
- D. 膵疾患に対する内視鏡治療 ………………… 真口宏介　120

●日常臨床のポイント●
- 5. 非切除悪性胆道閉塞に対するステント選択のポイント
  　　　　　　　　　　　　　　　　　　伊佐山浩通　127
- 6. 胆道ステント合併症の予防と対策　　伊佐山浩通　128
- 7. ステント閉塞時の対応　　　　　　　　外川　修　130
- 8. ERCP後偶発症への対策と予防　　　　辻野　武　132

2） 経皮的インターベンション
- A. PTCD・経皮的内瘻術 ……………………… 前谷　容　135
- B. 経皮胆嚢ドレナージ術（PTGBDとPTGBA）
  ………………………………………………… 前谷　容　143

●日常臨床のポイント●
- 9. 経皮的インターベンションの合併症の予防と対策（胆道出血）
  　　　　　　　　　　　　　　　　　　　前谷　容　149
- 10. 内瘻と外瘻の使い分け　　中津敏明, 藤森崇行　150

3） EUS-FNAとInterventional EUS
　　………………………… 高木忠之, 山雄健次, 入澤篤志　152

●日常臨床のポイント●
　11. Interventional EUS の最新情報
　　　　　　　　　　　　　　　　　　　高木忠之，山雄健次，入澤篤志　157

4）内視鏡的乳頭切除術 ………………………… 伊藤彰浩，後藤秀実　160
●日常臨床のポイント●
　12. 乳頭部病変診断のコツ　　　　　　　　　伊藤彰浩，後藤秀実　164

Part 2 化学療法の実際　　　　　　167

1）膵癌に対する化学療法 ………………………………… 中井陽介　168
2）胆道癌に対する化学療法 ……………………………… 佐々木 隆　172
3）肝細胞癌に対する化学療法 ………………………… 小尾 俊太郎　177
●日常臨床のポイント●
　13. 塩酸ゲムシタビン投与の実際　　　　須藤 研太郎，山口武人　182
　14. S-1 投与の実際　　　　　　　　　　　須藤 研太郎，山口武人　184
　15. 動注療法（インターフェロン＋ 5-FU）　　　　小尾 俊太郎　185
　16. 化学療法の実際（follow up，RECIST，副作用対策）
　　　　　　　　　　　　　　　　　　　　　　　　　　　有住俊彦　189

Part 3 消化器疾患の診断と治療のポイント　　　191

§1 肝疾患

1）急性肝炎 ………………………………………………… 加藤直也　192
2）B 型慢性肝炎 …………………………………………… 五藤　忠　197
3）C 型慢性肝炎 …………………………………………… 五藤　忠　203
●日常臨床のポイント●
　17. 抗ウイルス療法の最前線　　　　　　　今関文夫，横須賀 收　209
　18. 発癌抑止という観点からみた抗ウイルス療法　　　吉田晴彦　210
　19. 慢性肝疾患患者への食事・飲酒・生活指導　　　　新井雅裕　212

4）肝硬変 …………………………………………………… 能祖一裕　214
●日常臨床のポイント●
　20. 門脈圧亢進症への対応　　　　　　　　　　　　　　能祖一裕　219
　21. 肝性脳症・腹水・特発性細菌性腹膜炎　　　　　　　河井敏宏　221

5）劇症肝炎 ………………………………………………… 新井雅裕　225
6）肝細胞癌 ………………………………………………… 吉田英雄　231

- ●日常臨床のポイント●
  - 22. 肝移植の成績とその適応　　　　　　　　　　濱村啓介　239
  - 23. 肝臓癌早期発見へのストラテジー　　　　　　佐藤隆久　240
  - 24. 肝臓癌診療における腫瘍マーカーとその意義　建石良介　242
  - 25. 肝臓癌の画像診断　　　　　　　　　　　　　赤羽正章　244

7) 肝内胆管癌 ………………………………………………… 佐々木 隆　248

8) 転移性肝癌 ………………………………………………… 小池幸宏　252

9) 自己免疫性肝炎・原発性胆汁性肝硬変 ……… 光井 洋　257

10) 肝膿瘍 ……………………………………… 良沢昭銘，石垣賀子　262

11) 脂肪肝・NASH・Burn-out NASH ………… 大木隆正　266

- ●日常臨床のポイント●
  - 26. 内蔵脂肪面積と肝疾患　　　　　　　　　　　大木隆正　271

12) アルコール性肝障害 ……………… 黒田英克，滝川康裕　273

13) 薬物性肝障害 ……………………… 黒田英克，滝川康裕　278

§2 胆道・膵臓疾患

1) 胆嚢胆石・慢性胆嚢炎 ………………………………… 内田尚仁　283

- ●日常臨床のポイント●
  - 27. どんな胆嚢結石，慢性胆嚢炎を外科医にお願いするか
    　　　　　　　　　　　　　　　　　　　　　　内田尚仁　289

2) 総胆管結石 ………………………………………………… 安田一朗　291

3) 急性胆管炎 ………………………………………………… 伊佐山浩通　295

4) 急性胆嚢炎 ………………………………………………… 伊佐山浩通　299

- ●日常臨床のポイント●
  - 28. 胆道感染症に対する緊急ドレナージ　　　　伊佐山浩通　302
  - 29. 急性胆嚢炎に対する緊急ドレナージ　　　　伊佐山浩通　303

5) 肝内結石 …………………………………………………… 露口利夫　304

6) 胆嚢ポリープ・胆嚢腺筋腫症 …… 糸川文英，糸井隆夫　310

7) 胆嚢癌 ……………………………………………………… 佐々木 隆　316

8) 膵胆管合流異常症，OPBR …………………………… 崔 仁煥　322

- ●日常臨床のポイント●
  - 30. 膵胆管合流異常，OPBR と胆道発癌　　　　崔 仁煥　327

9) 胆管癌（肝門部・中下部）………………… 平野 聡，近藤 哲　328

- ●日常臨床のポイント●
  - 31. 肝門部胆管癌に対する術前門脈塞栓術・胆道ドレナージ
    　　　　　　　　　　　　　　　　　　平野 聡，近藤 哲　335

10) 閉塞性黄疸 ············· 向井　強，安田一朗　338
- ●日常臨床のポイント●
  - 32. 肝門部胆管閉塞に対する胆道ドレナージ　　木暮宏史　344
  - 33. アナムネと身体所見でわかる胆道疾患の鑑別　木暮宏史　346

11) 乳頭部腫瘍 ············· 伊藤彰浩，丹羽康正　349

12) 急性膵炎・重症急性膵炎 ············· 下瀬川徹　353
- ●日常臨床のポイント●
  - 34. 重症急性膵炎に対するCRAI・CHDF・SDD　下瀬川徹　358
  - 35. 胆石膵炎の内視鏡治療　　松原三郎　359
  - 36. 膵炎の重症化を考える　　八島陽子　361

13) 慢性膵炎・膵石症 ············· 笹平直樹　363
- ●日常臨床のポイント●
  - 37. 膵石症に対するESWLとステント療法　　笹平直樹　368
  - 38. 慢性膵炎と発癌　　笹平直樹　370

14) 膵仮性嚢胞 ············· 入澤篤志　372
- ●日常臨床のポイント●
  - 39. 経消化管的膵仮性嚢胞ドレナージにおける偶発症の予防と対策
    入澤篤志　378

15) 自己免疫性膵炎 ············· 平野賢二　381

16) 膵癌 ············· 中井陽介　387
- ●日常臨床のポイント●
  - 40. 膵癌高危険群とその囲い込み　　多田　稔　392
  - 41. 膵癌に対する手術適応―外科の立場から
    飛田浩輔，今泉俊秀　393
  - 42. 膵癌合併症（胆管・十二指腸狭窄）への対応　伊藤由紀子　395

17) IPMN ············· 多田　稔　398

18) その他の膵嚢胞性腫瘍 ············· 松原三郎　403

19) 膵内分泌腫瘍・腺房細胞癌 ············· 戸田信夫　408
- ●日常臨床のポイント●
  - 43. 画像診断による膵腫瘍の鑑別　　赤羽正章　412

20) 原発性硬化性胆管炎 ············· 平野賢二　415
- ●日常臨床のポイント●
  - 44. IgG4関連硬化性胆管炎とPSC　　平野賢二　420

CONTENTS

- **資料** ··· 外川 修 422
  ① 体表面積換算表
  ② クレアチニンクリアランス
  ③ performance status
  ④ RECIST
     (response evaluation criteria in solid tumors)
  ⑤ CTCAE
     (common terminology criteria for adverse events)
  ⑥ KPS (Karnofsky performance status)
  ⑦ 肝生検の新犬山分類
  ⑧ 肝性脳症重症度分類
  ⑨ Child-Pugh 分類
  ⑩ MELD スコア
  ⑪ CLIP スコア
  ⑫ Milan criteria
  ⑬ PBC の診断基準
  ⑭ PSC の予後予測式 (Mayo 分類)
  ⑮ 急性膵炎 Ranson スコア
  ⑯ 厚生労働省 急性膵炎の重症度判定基準と重症度スコア
  ⑰ 急性膵炎の Stage 分類
  ⑱ 急性膵炎の CT Grade 分類

- **略語一覧** ··· 436

- **索 引** ··· 438

Color Graphics (巻頭カラー)

● 写真1

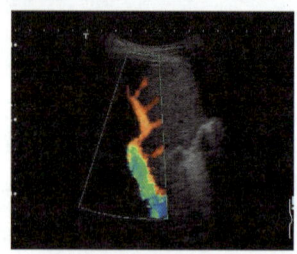

Budd-Chiari症候群
（42ページ図3参照）

● 写真2

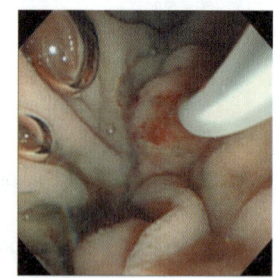

十二指腸乳頭部腺腫例に対する胆管内超音波検査（69ページ図2A参照）

● 写真3

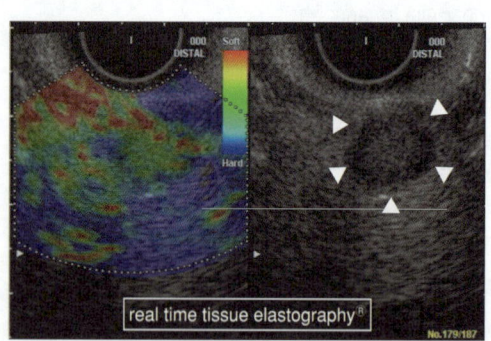

腎癌膵転移症例（64ページ図2A，B参照）

● 写真4

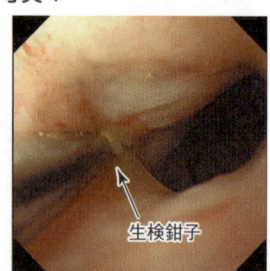

POCS下生検
（102ページ図4参照）

● 写真5

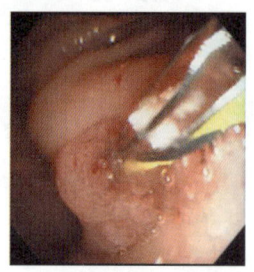

膵石ESWL/内視鏡的治療
（365ページ図2C参照）

● 写真6

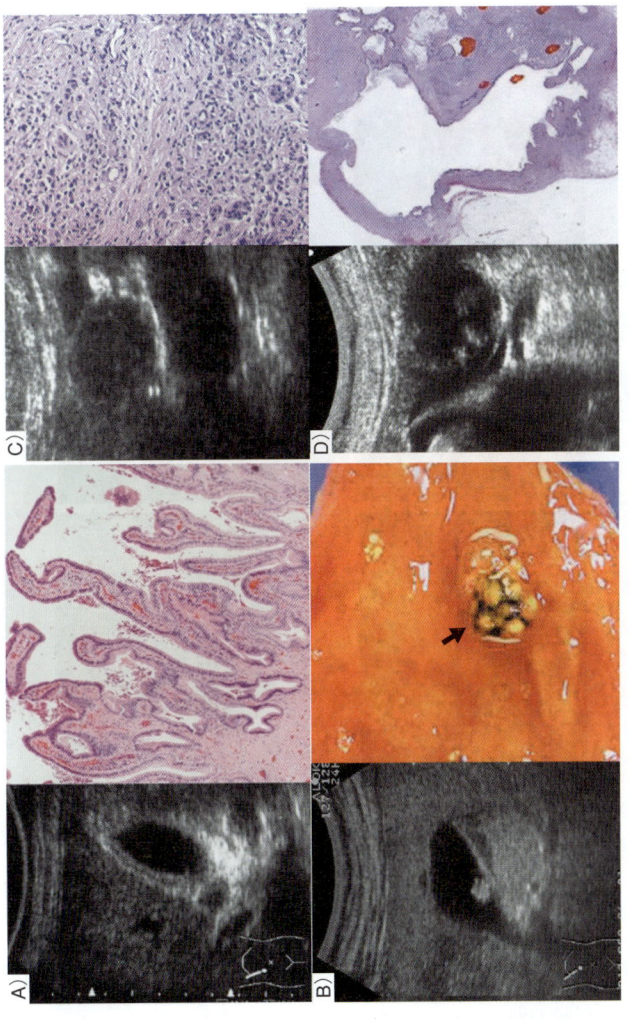

代表的な胆嚢疾患の超音波および病理所見（46、47ページ図2 A～D参照）

Color Graphics (巻頭カラー)

● 写真7

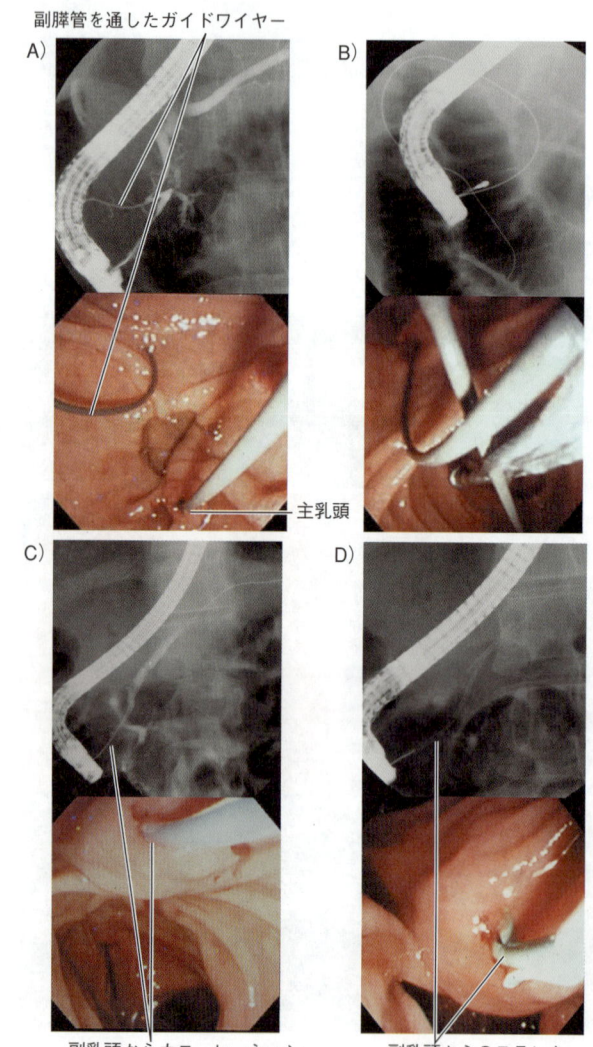

A) 副膵管を通したガイドワイヤー
B)
C) 副乳頭からカニュレーション
D) 副乳頭からのステント
主乳頭

主乳頭からのアプローチが困難な場合の工夫（124ページ図3 A～D参照）

●写真8

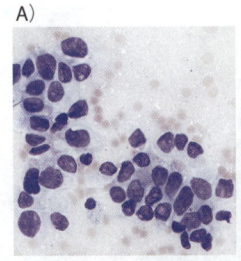
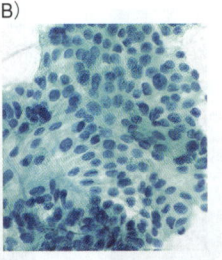

細胞診
(154ページ
図2A, B参照)

●写真9

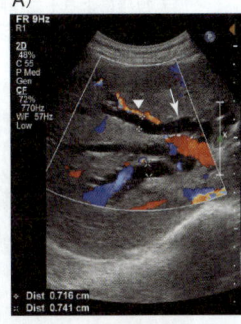
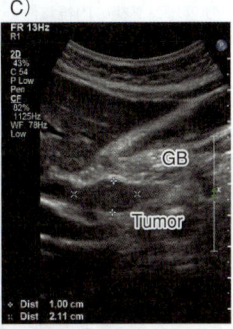

上部胆管癌症例の体外式超音波所見（340ページ図1参照）
A) カラードップラー法により，拡張した肝内胆管（矢印）と門脈（矢頭）が容易に区別できる．一般的に，肝門部胆管閉塞では肝外胆管閉塞にくらべて肝内胆管の拡張は高度である．C) 低エコー腫瘤（Tumor）が上部胆管腔を埋めるように存在する．三管合流部より上流での閉塞であるため胆嚢（GB）は萎縮している

●写真10

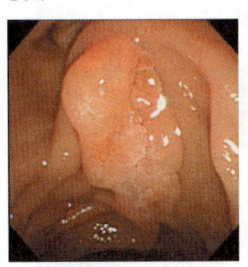

術前内視鏡像
（162ページ図1参照）

●写真11

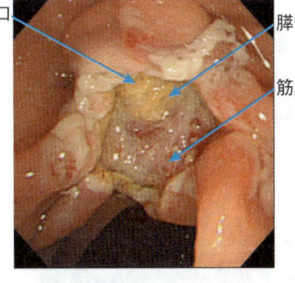

内視鏡的切除直後の内視鏡像
（162ページ図2参照）

Color Graphics （巻頭カラー）

● 写真12

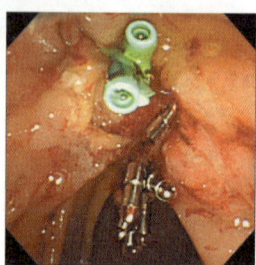

クリッピング後の内視鏡像
（163ページ図3参照）

● 写真13

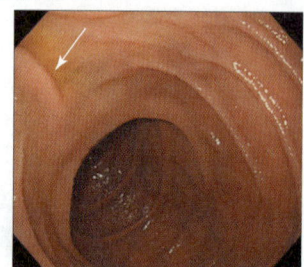

直視鏡による十二指腸下行脚
内視鏡像（165ページ図1参照）

● 写真14

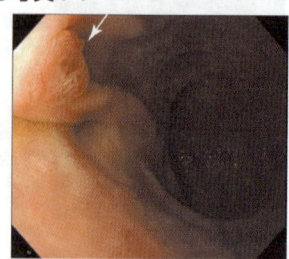

直視鏡による十二指腸乳頭部
内視鏡像（正常例）
（165ページ図2参照）

● 写真15

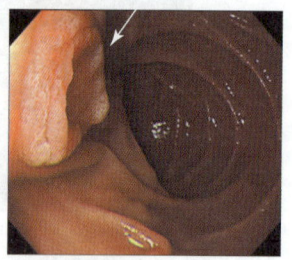

直視鏡による十二指腸乳頭部
内視鏡像（腺腫例）
（166ページ図3参照）

● 写真16

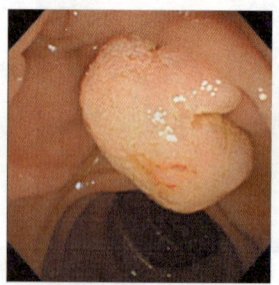

乳頭部腺腫例の内視鏡像
（351ページ図1参照）

● 写真17

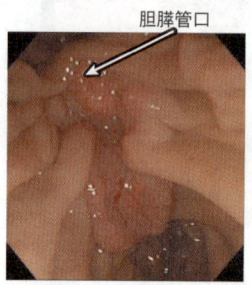

腫瘤潰瘍型乳頭部癌例の
内視鏡像（352ページ図2参照）

肝
胆
膵

Part 1

非侵襲的検査・治療手技の実際

§1 非侵襲的検査	18
§2 肝疾患に対するインターベンション	72
§3 胆膵疾患に対するインターベンション	98

A. 肝機能検査の読み方

ポイント
❶ 肝機能検査の異常は急性肝障害，慢性肝障害，胆汁うっ滞などにパターン化されるので，どのパターンにあてはまるかをまず判断する
❷ 非典型的な場合は肝疾患以外の合併も考える．慢性肝疾患患者において新たな異常値が出現した場合も同様である

1 総論

　肝疾患患者を診察するにあたっては，原因疾患の鑑別と重症度の把握を同時に進めていくことが重要であり，必要に応じて特殊検査も行う．病歴や身体所見などから病態が急性か慢性か，アルコールや薬剤の関与が疑われるかなどを把握し，状況に応じて肝機能検査値を解釈する．

2 測定項目と臨床的意義

1) 肝細胞障害（逸脱酵素）

　急性肝炎の自覚症状は食欲低下，悪心，倦怠感などであるが，患者は黄疸にともなう**尿濃染**を最初に自覚する場合が多い．原因にかかわらず，肝細胞障害が起こると細胞内の AST (GOT), ALT (GPT), LDH といった酵素が血中に逸脱する．肝細胞障害の場合，AST と ALT は同時に上昇するが，両者には表1にあげたような相違点がある．急性肝障害の初期では肝内活性の多い AST 優位に上昇し，回復期には半減期の短い AST が先に低下して ALT 優位になる．なお，**劇症肝炎**では肝内酵素の枯渇により血中 AST・ALT も低下するがこれは予後不良の兆候である．この場合には ALT が先行して低下する．

　一方，慢性肝障害では半減期の関係から通常 ALT 優位である

表1 ◆ ASTとALTの相違点

	AST（GOT）	ALT（GPT）
存在	肝，筋肉	肝に特異的
肝内活性	多い	少ない
血中半減期	10〜20時間	40〜50時間

表2 ◆ 肝障害におけるASTとALT

AST＞ALT	ALT＞AST
急性肝障害初期	急性肝障害回復期
アルコール性肝障害	慢性肝炎（非アルコール性）
重症肝障害（肝硬変，劇症肝炎）	

が，例外としてアルコール性肝障害と肝硬変がある．アルコール性肝障害では**ミトコンドリア由来 AST**（健常者では全ASTの約1割）の逸脱やALT合成障害によりAST優位となる．また，肝硬変では肝内ALT活性が減少し，血中でもAST優位となる（表2）．

LDHは肝以外の種々の臓器細胞にも存在し，各種悪性腫瘍に起因して上昇することもある．また，採血時の溶血でも上昇するので検体の性状を確認する必要がある．アイソザイムをみると肝・骨格筋ではLDH5，心筋・赤血球ではLDH1が主である．肝由来のLDH上昇では**LDH/AST比**が5以下であるが，筋疾患では10前後，血液疾患では20以上となる．ただし，伝染性単核球症では肝障害に加えて血液細胞由来のLDH2〜3も高度に上昇する．なお，LDH5は血中半減期が短く（9時間），ショック肝のような急激な肝障害ではLDHは初期に高度上昇する．

2）肝機能障害

本来の肝機能とは生体物質の合成や代謝であろう．なかでもアルブミン合成は肝の主要な機能の1つであるが，血中半減期は20日前後と比較的長く，短期間に変化する肝機能の指標とはならない．半減期の短い物質として凝固因子（プロトロンビン時間）やコリンエステラーゼが合成能の指標として用いられる．また，コレステロールも肝で合成され，肝機能低下時には低下する（表3）．

黄疸は肝障害の体表的な兆候である．ビリルビンは肝外でヘ

表3 ◆ 肝合成能障害の指標

項目	注意点
アルブミン低下	漏出（ネフローゼなど）で低下
プロトロンビン時間延長	ビタミンK欠乏，ワーファリン服用で低下
コリンエステラーゼ低下	脂肪肝，ネフローゼ，糖尿病などで上昇
コレステロール低下	胆汁うっ滞では上昇

表4 ◆ ビリルビンの代謝

ステップ	疾患	直接ビリルビン	間接ビリルビン
ヘムからの間接ビリルビン生成（肝外）	溶血		↑
グルクロン酸抱合による直接ビリルビン生成（肝細胞）	Gilbert症候群 劇症肝炎		↑
トランスポーターによる胆汁中排泄（肝細胞）	肝細胞障害 肝内胆汁うっ滞 Dubin-Johnson症候群	↑	
腸管への流出（胆管）	閉塞性黄疸	↑	

ムから間接ビリルビンとして生成され，肝細胞内でグルクロン酸抱合されて直接ビリルビンとなる．肝細胞障害において，最初に低下するのは直接ビリルビンの胆汁中排泄過程であり，直接ビリルビンは血液中に逆流する．総ビリルビン（＝直接ビリルビン＋間接ビリルビン）はグルクロン酸抱合酵素（UGT）の変異によるGilbert症候群などで先天的に高くなるので，直接ビリルビンの方が肝機能の指標として鋭敏である．劇症肝炎のような著しい肝障害では抱合能も低下し，高度の黄疸が続くとともに**直接ビリルビン/総ビリルビン比**は低下する（0.67以下は重症）．

直接ビリルビンは水溶性であり，尿に排泄されて黄疸時に特徴的な濃染尿が生じる．また，腸管内ビリルビンは腸内細菌によりウロビリノーゲンとなり，再吸収後尿中に排泄される．したがって，閉塞性黄疸や高度肝障害時には尿ウロビリノーゲン陰性となる．

表5 ◆ ALPアイソザイム

アイソザイム	ALP1〜2	ALP3	ALP4	ALP5
臓器	毛細胆管	骨	胎盤	小腸
疾患	肝胆道系疾患	甲状腺機能亢進症 骨疾患	妊娠後期	脂肪摂取後

3）胆汁うっ滞

胆汁うっ滞時にはγ-GTP，ALPなどのいわゆる胆道系酵素が上昇する．原因の鑑別が重要であるが，すみやかに腹部超音波検査を行って閉塞性黄疸を鑑別しなければならない．びまん性の肝内胆汁うっ滞の原因としては原発性胆汁性肝硬変や胆汁うっ滞型薬剤起因性肝障害が代表的である．

γ-GTPとALPは胆汁うっ滞時に誘導され，おおむね並行して血中で上昇する．ただし，アルコールはγ-GTPを単独に誘導する作用があり，ALPを含めて他の肝機能検査に異常がなくγ-GTPのみが高値ということがしばしばある．この場合，**禁酒**をするとγ-GTPは約2週間の半減期で減少する．副腎皮質ホルモンや抗てんかん剤がγ-GTPを単独誘導することもある．

ALPには多くのアイソザイムがあり，γ-GTPの上昇を伴わないALPの単独上昇では肝胆道系以外の疾患を検討しなければならない．各アイソザイム上昇の原因となる疾患（状態）を表5に示した．ALP5（小腸型）は血液型がBないしO型でLewis分泌型の場合に限って，脂肪摂取後血中で上昇する．疑われる場合は空腹時に再検するとよい．

小児では骨由来のALPが高値であり，正常値は成人の2〜3倍である．なお，ALP活性には亜鉛が必要であり，ALP低値の場合，亜鉛欠乏である可能性がある．

4）血算

血算では血小板に注目する．慢性肝炎で**肝線維化**が進行するにしたがって血小板数は減少するが，目安としては表6のようになる．

肝硬変では血小板のほかに，白血球，赤血球も減少するが，肝疾患に伴う貧血は通常軽度の**大球性貧血**である．高度の大球性貧血でLDH上昇を伴う場合はビタミンB12や葉酸の欠乏を考える．一方，小球性貧血では消化管出血などの合併を疑う．

表6 ◆血小板数と肝線維化

血小板数（/mm³）	推定される線維化ステージ
20万以上	F0
18万	F1
15万	F2
13万	F3
10万以下	F4

3 知っておくべき病態と検査値異常

　ここで解説した項目は健康診断でも行うような一般的検査であるが，病歴や症状に基づき，必要に応じてウイルスマーカーや各種自己抗体などの検査を加えていく．詳しくは各章を参照のこと．注意点をいくつか述べると，慢性肝炎ではHCV抗体とHBs抗原の測定が必須であるが，HCV抗体が低力価陽性の場合は，感染既往であってHCV-RNA陰性の場合が多い．IgGは自己免疫性肝炎など，IgMは原発性胆汁性肝硬変などで上昇し，診断のきっかけとなることがある．急性肝炎においては，特に外国旅行者ではE型肝炎の可能性も考慮する．人工的な検査値異常にも注意する必要がある．採血時溶血によるLDH上昇についてはすでに述べた（カリウムの上昇も特徴である）．乳び血清では比色法を用いた種々の検査値が影響を受けるため，肝機能評価においても食後採血は望ましくない．EDTA血小板凝集による偽性血小板減少は時にみられるが，採血後時間をおくにつれて「血小板数」が減少する．

（吉田晴彦）

B. 肝炎ウイルスマーカーの読み方

ポイント

1. 急性ウイルス性肝炎の診断は各種 IgM 型抗体と HCV-RNA 検査を用いる
2. 慢性ウイルス性肝炎の診断は HBs 抗原，HCV 抗体検査がスクリーニングに用いられる
3. 抗原抗体検査，核酸検査による，既往感染と現在の感染の鑑別，ウイルス活動性の検討は重要である
4. 抗ウイルス剤治療時のウイルス量モニタリングには高感度の核酸定量，定性法を用いる

1 総論

肝炎ウイルスには A 型から E 型まで 5 種類ある（表1）．すべて急性肝炎の原因となり，B 型，C 型，D 型は慢性肝炎も生じる．A 型，E 型は経口感染，B 型，C 型，D 型は血液を介した感染によるが，A 型，E 型も感染初期にはウイルス血症を生じ輸血などによる感染の危険性がある．肝障害の原因にはウイルス性，自己免疫性，薬剤性，代謝性，血流障害など種々のものがあるが，ウイルス性の診断は以下に述べる血清学的検査により他の原因とくらべ明確に診断できるようになっている．

2 測定項目と臨床的意義

1）A 型肝炎

① IgM 型 HA 抗体

陽性であれば急性 A 型肝炎と診断できる．

② HA 抗体

陽性であれば既往感染を意味する．

表 1 ◆肝炎ウイルスの特徴

	A型	B型	C型	D型	E型
科	ピコルナウイルス	ヘパドナウイルス	フラビウイルス	サテライトウイルス	ヘペウイルス
粒子径	28nm	42nm	50～60nm	36nm	27～32nm
遺伝子	プラス1本鎖RNA	二重鎖環状DNA	プラス1本鎖RNA	マイナス1本鎖環状RNA	プラス1本鎖RNA
遺伝子長	7.5kb	3.2kb	9.5kb	1.7kb	7.2kb
外被タンパク	(−)	HBs抗原	E1, E2	HBs抗原	(−)
コアタンパク	VP1-VP4	HBc抗原	HCVコア抗原	HD抗原	カプシド
同定年	1973	1965	1989	1977	1983
潜伏期	2～6週	1～6カ月	2週～6カ月	1～6カ月	2～9週
慢性化	0%	1～5%	70%	80%	0%
劇症化	～0.1%	1～2%	<0.1%	2～20%	2～5%
感染経路	経口感染	血液感染	血液感染	血液感染	経口感染

2) B 型肝炎

① HBs 抗原

B 型肝炎ウイルス（HBV）の表面タンパクの測定で，陽性であれば B 型肝炎と診断できる．

② HBs 抗体

HBs 抗原に対する抗体で，感染を防ぐ中和抗体である．陽性の場合は，既往感染（通常 HBc 抗体陽性）か HB ワクチン接種後（HBc 抗体陰性）が考えられる．

③ HBe 抗原

HBV の *precore/core* 遺伝子（図 1）から翻訳される分泌タンパクで，通常 HBV の増殖が強いときに産生され陽性となる．

④ HBe 抗体

HBe 抗原に対する抗体．通常 HBe 抗原から HBe 抗体にセロコンバージョンすると HBV-DNA 量は減少し肝炎は鎮静化するが，20 ～ 30 ％の症例は HBV-DNA 量が減少せず肝炎も持続し病期が進展するので治療が必要になる．

⑤ HBc 抗体

HB コア抗原に対する抗体．通常，低力価であれば既往感染，

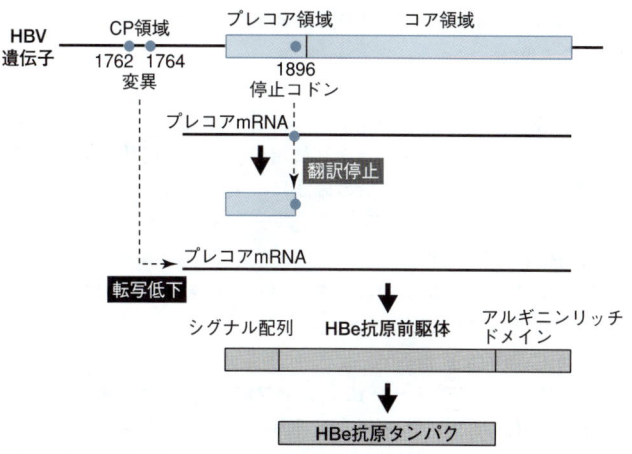

図1 ◆ precore/core 遺伝子と HBe 抗原タンパクの産生

高力価（200 倍希釈で 90 ％以上）であれば現在の感染状態を意味する．

⑥ IgM 型 HBc 抗体

陽性であれば急性 B 型肝炎（初感染）と診断できる．ただし，B 型肝炎ウイルスキャリアの急性増悪時にも低力価陽性になるので鑑別を要する．

⑦ HBV-DNA 定量

HBV-DNA 量を調べるもので病態の把握，抗ウイルス剤投与時のモニタリングに必須の検査である．TMA 法，アンプリコア定量法，リアルタイム PCR 法などがある．

⑧ HBV-DNA ポリメラーゼ

HBV に内在する DNA ポリメラーゼ活性を測定するもので，間接的に HBV 量を反映している．感度が低いので最近は行われない．

⑨ HB コア関連抗原

B 型肝炎ウイルスの *precore/core* 遺伝子から翻訳されるコア抗原，e 抗原，p22 コア関連抗原を同時に測定するもので，通常は HBV-DNA 量と相関するが，逆転写酵素阻害薬治療時には HBV-DNA 量と乖離がみられ，肝細胞内の cccDNA（covalently closed circular DNA）量の変化を反映すると考えられている[1]．

3) C型肝炎

① HCV抗体

C型肝炎ウイルスのコアタンパク，非構造タンパクに対する抗体検査で，スクリーニングに用いられる．既往感染でも陽性になるので，現在の感染の確認にはHCV-RNA検査，HCVコア抗原検査が必要になる．

② HCVコア抗体

C型肝炎ウイルスのコアタンパクに対する抗体検査で，ウイルス量を反映して変動する．

③ HCV-RNA定量

分岐DNAプローブ法，アンプリコア定量〔測定限界0.5 KIU/mL（オリジナル法），5 KIU/mL（ハイレンジ法）〕，リアルタイムPCR法などがある．リアルタイムPCR法は最も新しいPCR定量法で測定感度1.2 logIU/mL（15 IU/mL）とHCV-RNAアンプリコア定性法（測定限界50 IU/mL）よりも感度に優れ測定範囲も広い[2]．

④ HCVコア抗原

HCVのコアタンパクを定量する方法で，比較的感度もよく定量性に優れている．

⑤ HCV群別検査

HCVのNS4に対する抗体産生により1型（ジェノタイプ1a, 1b），2型（ジェノタイプ2a, 2b）を鑑別する方法．

⑥ HCVジェノタイプ

HCV-RNAコア領域の塩基配列の違いから1a, 1b, 2a, 2b, 3a, 3bを判定する．

4) D型肝炎

① IgG型HDV抗体

現在の感染と既往感染で陽性となる．

② IgM型HDV抗体

HDVの活発な増殖時（急性肝炎，慢性肝炎）に陽性となる．

③ HDV-RNA

ウイルス血症の有無を診断する．

5) E型肝炎

① IgG型HEV抗体
現在の感染と既往感染で陽性となる．

② IgM型HEV抗体
急性肝炎の診断に用いられるが偽陽性が存在する．

③ IgA型HEV抗体
IgM型HEV抗体とあわせ，より特異的に急性肝炎の診断ができる．

④ HEV-RNA
ウイルス血症の有無を診断する．

3 知っておくべき病態と検査値異常

1) オカルトB型肝炎

HBs抗原陰性だが血中あるいは肝臓にHBVが存在する状態をオカルトB型肝炎という[3]．HBs抗原陰性，HBc抗体陽性で既往感染を示す症例では，肝臓に極微量のHBVが潜んでいると考えられる．その根拠として，① 肝移植のドナー肝に使用されると移植後に高率にB型肝炎を発症する，② 悪性リンパ腫などの血液悪性腫瘍に罹患した際，強力な抗癌剤，免疫抑制剤による治療を行うと致死的なB型肝炎の急性増悪（de novo肝炎）が生じることがある，③ 急性B型肝炎治癒例でHBs抗原陰性となっても血液，肝臓にHBV-DNAが認められる，などの報告がある．

2) HBe抗原のセロコンバージョンの機序

HBe抗原陽性からHBe抗体陽性へセロコンバージョンの際には，以下の機序によりHBe抗原量が減少し，HBe抗原刺激により産生されていたHBe抗体が優位になる[4]．① HBVの増殖低下に伴いHBe抗原の産生が減少する．② プレコア領域1896番目の塩基グアニンからアデニンへの変異により停止コドンが生じプレコアmRNAがつくられなくなる．③ コアプロモーター（CP）領域の遺伝子変異によるプレコアmRNA産生低下によりHBe抗原の産生が減少する（図1）．

文献

1) 松本晶博,田中榮司:「B型肝炎ウイルスのcore関連抗原」,内科, 100, 4, 653-657, 2007
2) 狩野吉康,赤池 淳,山崎 克ら:『HCV RNA測定試薬コバス TaqMan HCV「オート」およびHBV DNA測定試薬コバス TaqMan HBV「オート」における既存測定法との比較』,医学と薬学, 58 : 137-149, 2007
3) 四柳 宏:「Occult B型肝炎ウイルス感染」,内科, 100 : 631-633, 2007
4) 山田剛太郎:「病態からみたB型肝炎の診断」,内科, 100 : 610-616, 2007

(今関文夫,横須賀 收)

日常臨床のポイント

1. RVR と SVR

　従来のインターフェロン (IFN) 治療では IFN の種類，初期連日投与期間，1 回投与量もさまざまであり，投与開始後の HCV-RNA 陰性化時期と SVR (sustained virologic response, SVR とは IFN 投与終了後 6 カ月の時点で HCV-RNA 定性検査が陰性のことで，ウイルスが駆除されたことを示す) との一般的な関係を論じるのは困難であった．しかし，現在の C 型慢性肝炎に対する治療法はペグイントロン® とレベトール® またはペガシス® とコペガス® (ペグインターフェロンとリバビリン) の併用療法で，難治の 1 型高ウイルス例では 1 年間 (48 週) 投与が標準である．この画一的な治療における SVR の効果予測因子として，HCV-RNA 陰性化時期がある (図 1)．

　RVR (rapid virologic response) とは，投与開始 4 週目に HCV-RNA 定性検査が陰性を意味し，10 ～ 20 ％の症例が該当する．RVR が達成できれば 48 週間投与により 1 型高ウイルス例でも約 90 ％に SVR が期待できる．近年，治療前 HCV-RNA 量が 400 KIU/mL 未満でかつ RVR の症例では 24 週間投与と 48 週間投与で SVR 率に差がないとする報告もある．

　一方，投与開始 12 週目で HCV-RNA 定性検査陰性が EVR (early virologic response) で，EVR になると 50 ～ 70 ％の SVR が期待できる．EVR は達成できないが 24 週までに陰性化した場合 (LVR：late virologic response)，標準的な 48 週投与では SVR が約 20 ％しか期待できず，72 週間の長期投与が SVR 率向上のために推奨されている．

　また，24 週までに陰性化しない場合，SVR はほとんど期待できないことから，ALT 値が正常化していなければ治療法の変更を検討する．このように，HCV-RNA の陰性化時期に応じた投与期間の個別化が検討されているのが現状である．わが国では 2008 年より HCV-RNA アンプリコア定性法 (測定限界 50 IU/mL = 1.7 logIU/mL) から，より高感度なリアルタイム PCR 法 (測定感度 1.2 logIU/mL = 15 IU/mL) に切り替わっている．これ

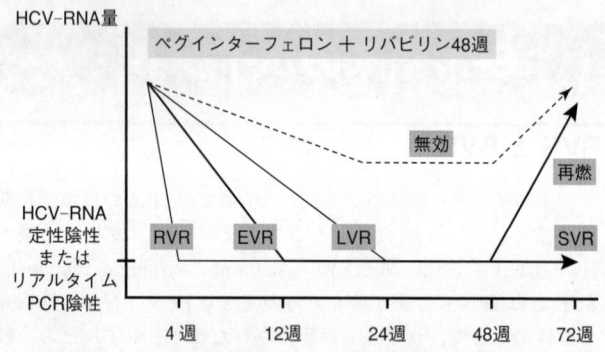

図1 ◆ IFN 中の HCV-RNA 量の推移と治療反応性

IFN 投与開始4週目に HCV-RNA 定性陰性またはリアルタイム PCR 陰性なら RVR, 12週目に陰性なら EVR, 13から24週目に陰性なら LVR である. 投与中に HCV-RNA 陰性化しない場合は無効 (null response), 投与終了時に陰性だが終了後に再陽性化した場合は再燃 (relapse), 投与終了後6カ月の時点で陰性であれば SVR である

により HCV-RNA 量の変動を経時的に解析することが可能となり, 治療効果予測, 治療期間設定のための有用な情報として応用されることが期待される.

(今関文夫, 横須賀 收)

C. 胆膵疾患に対する血液検査の読み方

ポイント
1. 胆膵疾患を疑った場合，まず血液検査と腹部 US を同時並行で行うのが望ましい
2. 胆道障害と肝実質性障害の鑑別には肝胆道系酵素，ウイルス関連マーカーの測定を行う
3. 発熱，腹部症状，炎症所見の結果から肝炎と胆管炎を鑑別する
4. 急性胆道炎，膵炎の場合は，ガイドラインに沿って正確に重症度を判定する
5. アミラーゼは膵特異性が低く，数値が必ずしも重症度，予後を反映しない
6. CEA，CA19-9 などの腫瘍マーカーは胆膵癌の早期発見にはつながりにくい

1 総論

腹痛，発熱，黄疸，上腹部の不定愁訴（食欲不振，腹部膨満感），腰痛をみた場合，膵胆道疾患を疑い，血液検査と腹部超音波（US）を並行して行う．血液検査結果の解釈には，発生している病態を正確に把握することがもっとも重要である．また，各検査項目についてあらかじめ念頭におくべき注意事項を十分理解しておくことが重要である．

2 測定項目と臨床的意義

膵胆道疾患を想定した診断の手順，鑑別すべき疾患を図1に示す．胆道疾患では，総ビリルビン（直接と間接），GOT，GPT，ALP，LDH，γ-GTP などの肝胆道系酵素を測定する．高ビリルビン血症が直接優位の場合，胆道障害と肝実質性障害を鑑別

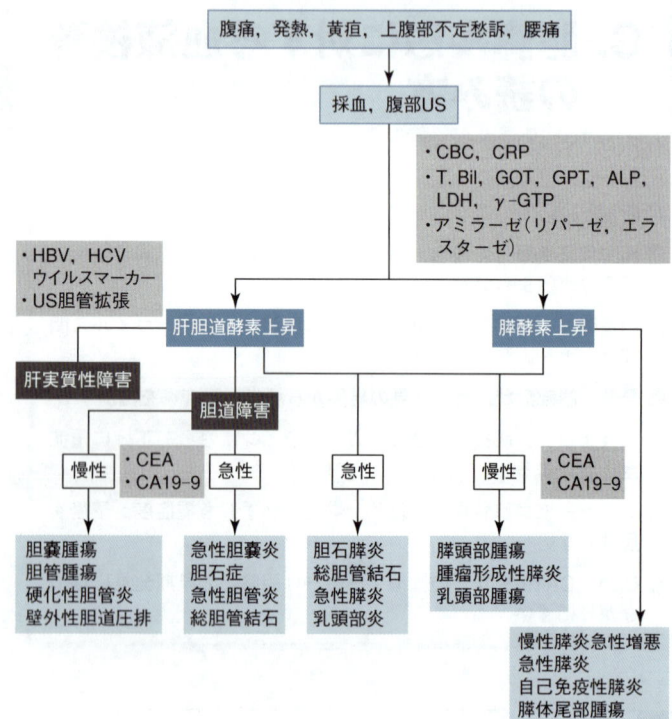

図1 ◆胆膵疾患に対する血液検査所見と鑑別診断

する．HAV，HBV，HCV などのウイルスマーカーの測定，および US で胆管拡張の有無を確認する．膵疾患ではアミラーゼ（高値の場合はアイソザイムも），リパーゼ，エラスターゼを提出する．また，臨床徴候，白血球数，CRP から炎症の程度を把握し，急性膵炎，急性胆道炎と診断された場合は，それぞれのガイドラインに基づいた重症度判定をすみやかに行い，緊急性および高次な施設への搬送の必要性を判断する（表1，表2）．US で腫瘍性病変が疑われる場合は CEA，CA19-9 を提出する．閉塞性黄疸と診断された場合は，緊急胆道ドレナージの必要性を判断する．

表1 ◆ 急性胆道炎重症度判定基準

急性胆管炎の重症度判定基準（文献1）	
重症 急性胆管炎	急性胆管炎のうち，以下のいずれかを伴う場合は「重症」である ① ショック　② 菌血症　③ 意識障害　④ 急性腎不全
中等症 急性胆管炎	急性胆管炎のうち，以下のいずれかを伴う場合は「中等症」である ① 黄疸（ビリルビン＞2.0mb/dL） ② 低アルブミン血症（＜3.0g/dL） ③ 腎機能障害（クレアチニン＞1.5mg/dL，BUN＞20mg/dL） ④ 血小板減少*（12万/mm³），⑤ 39℃以上の発熱
軽症 急性胆管炎	急性胆管炎のうち，「重症」「中等症」の基準を満たさないものを「軽症」とする

*肝硬変などの基礎疾患でも血小板減少をきたすことがあり注意する
付記：重症例では急性呼吸不全の合併を考慮する必要がある

急性胆嚢炎の重症度判定基準（文献1）	
重症 急性胆嚢炎	急性胆嚢炎のうち，以下のいずれかを伴う場合は「重症」である ① 黄疸* ② 重篤な局所合併症：胆汁性腹膜炎，胆嚢周囲膿瘍，肝膿瘍 ③ 胆嚢捻転症，気腫性胆嚢炎，壊疽性胆嚢炎，化膿性胆嚢炎
中等症 急性胆嚢炎	急性胆嚢炎のうち，以下のいずれかを伴う場合は「中等症」である ① 高度の炎症反応（WBC＞14,000/mm³， 　またはCRP＞10mg/dL），② 胆嚢周囲液体貯留 ③ 胆嚢壁の高度炎症性変化：胆嚢壁不整像，高度の胆嚢壁肥厚
軽症 急性胆嚢炎	急性胆嚢炎のうち，「重症」「中等症」の基準を満たさないものを「軽症」とする

*胆嚢炎そのものによって上昇する黄疸は，特にビリルビン＞5 mg/dLでは重症化の可能性が高い（胆汁感染率が高い）

3 知っておくべき病態と検査値異常

1）胆道疾患

① 総胆管結石

発症は急激であり，発熱，嘔吐，激しい上腹部痛を訴えて来院する．急速に症状が軽快する場合も多い．高齢者では自覚症状に乏しいことがある．発症後直ちに来院した場合，また，結石の嵌頓が即時に解除された場合は，血液検査所見で炎症反応，肝胆道系酵素の上昇がみられないことがある．Charcotの3徴，Reynoldの5徴がみられ，閉塞性化膿性胆管炎，また急性膵炎を併発していれば致命的となる場合があり，緊急内視鏡ドレナージが必要である．自施設で対応が困難な場合は対応可能な施設に搬送する．

表2 ◆急性膵炎の重症度判定基準（2008年度改訂）

急性膵炎の重症度判定基準（文献2）

予後因子

原則として発症後48時間以内に判定．以下の各項目を各1点とし，合計を予後因子の点数とする

① BE≦−3mEq またはショック，② PaO_2≦60mmHgまたは呼吸不全，
③ BUN≧40mg/dL（またはCr≧2.0mg/dL，乏尿），④ LDH≧基準値上限の2倍，⑤ 血小板数≦10万/mm³，⑥ 総Ca値≦7.5mg/dL，⑦ CRP≧15mg/dL，
⑧ SIRS診断基準における陽性項目数≧3，⑨ 年齢≧70歳

＊ショック：収縮期血圧80mmHg以下，呼吸不全：人工呼吸が必要，
乏尿：輸液後も1日尿量が400mL以下

＊SIRS診断基準：① 体温＞38℃あるいは＜36℃，② 脈拍＞90回/分，
③ 呼吸数＞20回/分，あるいは $PaCO_2$＜32mmHg，
④ 白血球12,000/mm³か＜4,000mm³，または10％超の幼若球出現

造影CT Grade

原則として発症後48時間以内に判定．炎症の膵外進展度と，造影不領域のスコアが，合計1点以下をGrade 1，2点をGrade 2，3点以上をGrade 3とする

重症度判定

予後因子が3点以上または造影CT Grade 2以上のものを重症，いずれでもないものを軽症とする

② 腫瘍による胆道障害

自覚症状に乏しく，閉塞性黄疸の症状のみ（灰白色便，尿黄染）で来院する場合が多い．乳頭部癌では，肝胆道系酵素の上下動がみられる場合がある．

③ 閉塞性黄疸

第Ⅶ因子欠乏のため，プロトロンビン時間が延長し，出血傾向に陥る場合がある．ドレナージに移行する場合を考慮して，必ずチェックする．

2）膵疾患

① 膵癌

ガイドラインに記載された慢性膵炎，糖尿病，喫煙，などの危険因子を理解する．膵炎の治療が遷延する場合は，膵癌の存在を意識して腫瘍マーカーの測定，CT，EUSなどの画像診断を行う．

② 自己免疫性膵炎

自覚症状が軽微な場合が多い．膵酵素の上昇，画像から疑われた場合は，自己抗体，免疫グロブリンの分画，IgG4を測定する．

③ マクロアミラーゼ血症

アミラーゼにIgGまたはIgAタイプの自己抗体が結合した複

> **Memo 胆膵血液検査のマメ知識**
>
> - 胆道障害は一過性の場合，血中酵素の上昇が数日で軽快する点がウイルス性肝炎との鑑別となる．
> - 腫瘍マーカーの偽陽性に注意．CEA は喫煙，糖尿病，CA19-9 は良性の胆道障害でも数値が上昇する．
> - 発熱のある急性胆管炎と急性肝炎の初期では鑑別診断が困難な場合がある．
> - 高アミラーゼ血症の場合，P 型を測定し非膵疾患を除外する．腎機能低下による排泄遅延，マクロアミラーゼ血症を鑑別する．
> - リパーゼ，エラスターゼは排泄が遅く，アミラーゼより膵特異性が高い．

合体で，高分子量のため，腎からの排泄が低下し，血中に貯留するため，持続的な高アミラーゼ血症を呈する．アミラーゼの免疫電気泳動を行うことで診断が可能である．膵の腫瘍，炎症の存在を疑われ，検査を繰り返されている症例が多く，留意すべき病態である．

文献

1) 急性胆道炎の診療ガイドライン作成出版委員会 編：「科学的根拠に基づく急性胆管炎・胆嚢炎の診療ガイドライン第1版」：医学図書出版，2005
2) 厚生労働省難治性疾患克服研究事業難治性膵疾患調査研究班 編：「急性膵炎における初期診療コンセンサス改訂第2版」アークメディア，2008
3) 急性膵炎の診療ガイドライン第2版作成出版委員会 編：「急性膵炎の診療ガイドライン 第2版」：金原出版，2007
4) 胆道癌診療ガイドライン作成出版委員会 編：「胆道癌診療ガイドライン第1版」：医学図書出版，2007
5) 膵癌診療ガイドライン作成小委員会 編：「膵癌診療ガイドライン 2006 年版」：金原出版，2006

(花田敬士)

日常臨床のポイント

2. 胆道系酵素の上昇を伴わない胆管炎へのアプローチ

1) 金属ステント留置中,胆管空腸吻合術後の症例で経験する

通常胆管炎の原因は胆管閉塞に起因する胆汁流出障害であり,「急性胆管炎・胆嚢炎の診療ガイドライン」では,急性胆管炎の診断基準に ALP・γ-GTP の上昇や黄疸が含まれている.しかし臨床現場においては胆道系酵素の上昇や黄疸を伴わない炎症・発熱に対して胆管ドレナージが有効である症例をしばしば経験する.例えば,金属ステント留置中や胆管空腸吻合術後の症例などである.このような症例では胆管と腸管との交通が自由になっているため,逆行性胆管炎 (ascending cholangitis) をきたしやすく,閉塞がない場合は胆汁のうっ滞が生じず,胆道系酵素の上昇や黄疸を認めないこともあり注意が必要である.恐らくは食物残渣や胆泥などによる一時的で軽度の胆汁流出障害があるものと推察されるが,ドレナージを行う際には全く問題がないこともある.最も重要なのは胆道系に問題がある症例で,胆道系酵素を伴わない発熱を見たときに胆管炎を念頭におくことである.

2) 可能な症例ではドレナージを行う

治療は可及的すみやかに胆管ドレナージを行うことが望ましいが,胆管空腸吻合術後の症例は内視鏡的アプローチが困難であるうえ,肝内胆管の拡張が乏しく経皮的ドレナージも難しいことが多いため,禁食および抗生物質投与による保存的加療となることも少なくない.内視鏡的アプローチが可能であれば,「診断的治療」の性格が強いため,できるだけ ENBD(内視鏡的経鼻胆管ドレナージ)を留置する.プラスチックステントでは炎症の改善が得られなかった際に,ドレナージ不良によるものなのか,そもそも胆管炎ではなかったのか迷うことになるからである.ENBD からの排液が良好であるにもかかわらず炎症の改善がみられない場合は,その他に focus があると考えるべきである.

3) 胆管炎を疑うことが重要

胆道処置歴のある患者が白血球・CRP 上昇と発熱の非特異的炎症のみを呈していた場合は，胆管炎の可能性を忘れないことが重要である．また急性胆嚢炎との鑑別のため，腹部エコーは必須である．

(外川　修)

A. 肝疾患エコーのコツ

ポイント
① 腹部超音波は，非侵襲で簡便に行えるが，その描出には技術差が出やすい．消化器内科医にとっては，診断から治療のガイダンスとして習得が不可欠な検査である
② 特に肝癌のスクリーニング検査として行う場合は，患者の肝発癌リスクを把握し，腫瘍マーカーなども参考にして行う
③ 上達のためには，あれば CT などのリファレンス画像を参考に，一例一例を大事に多くの症例を経験することである

1 総論

　肝癌の治療歴がない，慢性肝疾患の患者において，腹部超音波検査は肝癌のスクリーニングに簡便でかつ有効な手段である．われわれは，慢性肝疾患の患者において，病因や血液検査結果などに基づいて肝癌のリスク判定を行い，フォロー計画を立てている．

　背景肝疾患がC型肝炎の場合，おおまかには，血小板数17万以上で肝線維化ステージF1が想定される場合には，年間発癌率0.5％以下と考えられ6カ月から1年に1回の超音波検査を行う．血小板数15万で肝線維化ステージF2の場合には，年率発癌率1.5％で6カ月に1回，血小板13万でF3の場合には，4カ月に1回，血小板数10万以下でF4の場合は，推定発癌率7％で3カ月に1回の検査が目安である．ただし，これは原則であり，超音波画像の目が荒い場合，肥満でpoor studyの場合など，検査間隔を短くする，定期的なCTと併用するなどの工夫が必要である．

　腫瘍マーカーが高値の場合には当然肝癌のリスクは高いと考えられるので，定期検査の間隔や超音波検査には注意を要する．また，ラジオ波焼灼療法（RFA）などの治療歴がある場合は，

A) 前面　　　　　　B) 断面

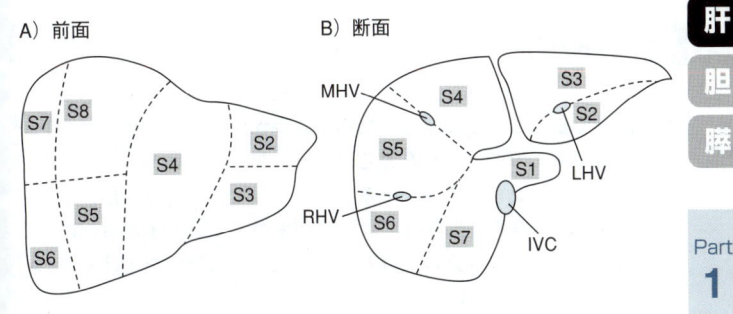

図1 ◆ Couinaud の分類

再発のリスクが高く，超音波検査と CT 検査を組合わせたほうがいい．

　肝癌では根治的治療後の再発が高頻度にみられ，1年で約20％，5年で約80％の症例が再発する．治療後の変化により，超音波で観察しがたく，また小さな再発は見逃される可能性がある．われわれは RFA 後の患者のフォローには CT をメインにしており，腹部超音波検査はその補助として用いている．しばしば遭遇するシャントとの鑑別困難で，存在が疑わしい場合などの肝癌の存在診断に超音波は威力を発揮する．

2 区域の同定

　肝の区域は，通常 Healey and Schroy や Couinaud の分類（図1）が用いられている．肝右葉と左葉の境界を走行するのは中肝静脈であり，右葉は右肝静脈を境として腹側の前区域と背側の後区域に分けられる．S8 と S5 の間，S7 と S6 の間には境界となる明瞭な血管がないため，肝内門脈の区域枝の走行を参考にして判断する．肝左葉の外側区域と内側区域の境界を走行するのは門脈臍部である．左葉外側区域は左肝静脈を境として外側上区域（S2）と外側下区域（S3）に分けられる．

3 描出のコツ

　脇をしめ，プローブをもつ手の一部も必ず体表に接するようにしておくことが安定して描出するコツである．客観性に乏しい面があるので，写真を撮る場合は，第三者にロケーションが伝わるような写真を心がける．フォーカスが腫瘍存在部位から離れている写真，肋間にプローブが密着しておらず左右端の描出が甘いような写真は避ける．肋間走査では肋間を広げるため必ず右上肢を挙上して行う．

　以下のような体位変換を使い，死角を認識しながら行う．

1) 坐位
　左葉外側区の病変では，肝臓が尾側に降りてきて，剣状突起や肋骨弓による制約が小さくなる．ただし，深く座らせないと皮膚がたるんで逆にみえにくくなるため注意が必要である．

2) 右半側臥位
　S4 や S8 のドーム下の病変は，背臥位から少し右に傾いた角度をとってもらう．この際，上体を少しアップにする．右半側臥位をとることにより，肝臓が右側尾側に移動し，S4 病変が肋間から描出しやすくなり，ドーム直下の病変もきつくない見上げで描出可能となる．

3) 上体を少しアップした背臥位
　上体を少しアップすることにより肝臓が尾側に下がり，肺の空気で隠れていた部分までみえるようになる．

4 知っておくべき画像所見

1) 肝腫瘤性病変
① 肝細胞癌：鮮明かつ平滑な境界，薄い辺縁低エコー帯，後方エコー増強，モザイクパターン，外側陰影．
② 肝血管腫：高エコー腫瘤（70 ～ 80 %），後方エコー増強，体位変換などで内部エコーが変化（chameleon sign）
③ 肝細胞腺腫：ピルと関係あり．単発が多く内部エコーは多彩（図 2）．
④ 限局性結節性過形成：造影エコーで車軸様パターンを示す
　　　　　　　　　　　Part1 § 1-2) C 図 1.

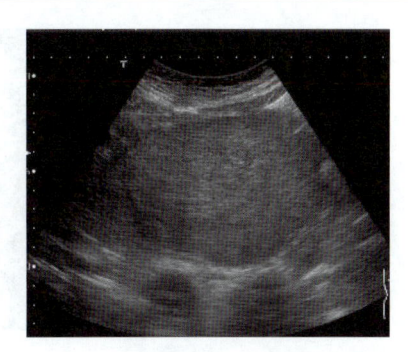

図2 ◆ 肝細胞腺腫

⑤ 胆管細胞癌：不整形の充実性腫瘍としてみられる．境界は不明瞭で末梢の胆管拡張を認めることが多い．
⑥ 転移性肝腫瘍：target sign や bull's eye sign を呈することが多い．

2）びまん性肝疾患

① 慢性肝炎：肝辺縁鈍化，肝下面の凸状変化，脾腫，肝門部リンパ節腫大
② 肝硬変：肝右葉委縮・左葉の代償性肥大，肝辺縁鈍化，肝表面不整，脾腫，胆嚢壁肥厚，腹水，肝実質の粗雑化
③ 脂肪肝：肝実質エコーレベル上昇，肝腎コントラストの上昇，深部減衰，肝内血管の不明瞭化
④ うっ血肝：肝静脈の拡張，下大静脈の拡張
⑤ Budd-Chiari 症候群：下大静脈の狭窄，閉塞．肝静脈間吻合．尾状葉の腫大．肝静脈の乱流，逆流（図3）．
⑥ 日本住血吸虫症：肝内に線状・帯状の高エコー（編目状，亀甲様，石垣様，蜂巣様）

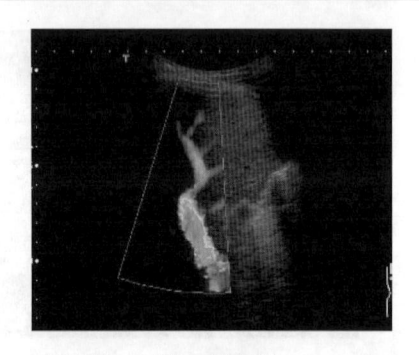

図3 ◆Budd-Chiari 症候群
(→巻頭カラー写真1参照)
超音波ドプラ検査にて肝静脈の乱流と逆流を認める

文献
1) 森 秀明, 竹内真一:腹部超音波 A side, メジカルレビュー, 2007

(増崎亮太)

B. 胆膵疾患エコーのコツ

ポイント

1. 膵胆道の立体解剖を理解し，ランドマークを目標として連続的に描出し，病変部位を確認する
2. 肥満，腹部手術後，消化管ガスの存在は描出の妨げとなる．また US の死角をあらかじめ理解する
3. 無症状でも肝胆道系酵素が上昇していれば US で膵胆道系をチェックする
4. US で直接所見が描出されなくても，間接所見を重視し，精査のステージにのせることが重要である
5. 手術例の肉眼病理と US 所見を対比して理解する

1 総論

　腹部エコー（以下 US）は，いわば"腹部聴診器"であり，胆膵疾患では血液検査と並行してまず行うべきである．胆道病変では，胆石，胆嚢ポリープなどの各種胆嚢病変のスクリーニング，胆管拡張の検出に有用である．膵病変でも，盲点はあるものの，腫瘤性病変，嚢胞性病変，膵管拡張の検出に有用である．黄疸症例では，閉塞性黄疸の鑑別に有用であり，閉塞部位，原因疾患の特定がおおよそ可能である．

2 描出のコツ

1）体位

　基本は背臥位，左右側臥位だが，抽出不良な場合は半座位，腹臥位を用いることもある．

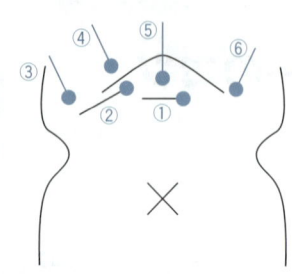

①：心窩部横走査　②：右肋弓下走査
③④：右肋間走査　⑤：心窩部縦走査
⑥：左肋間走査

例えば①→②→③→④→⑤→⑥の順に行う（スキップしない）
プローブの軌跡が"の"を描くように腹壁に密着，傾斜させて走査

描出部位	必要な走査	体位	ポイント・注意点
膵頭部	①, ⑤	仰臥位,半座位	膵鈎部は描出が困難な場合あり 深呼吸，体位変換，飲水を併用する
膵体部	①, ⑤	仰臥位,半座位	①で脾静脈を目標に長軸像を描出 膵管の走行を出来る限り追跡する
膵尾部	①（斜走査），⑥	仰臥位,右側臥位	①の斜走査ではガスにて描出困難なことがある ⑥で脾門部から走査する
胆嚢	②, ④	仰臥位,左右側臥位	②で短軸断面③，④で長軸断面を描出 底部および頸部から胆嚢管は死角になりやすい
肝門部胆管	②, ④, ⑤	仰臥位,左右側臥位	④で胆嚢長軸を描出後，頸部を意識する 門脈腹側の細い管腔を認識する
中下部胆管	①, ⑤	仰臥位,半座位	⑤で門脈を描出後その腹側に描出する ①の斜走査で下部胆管から追跡しても可
肝内胆管	②, ③, ④, ⑤	仰臥位,左側臥位	右横隔膜下は胸腔のエアで観察不可のことあり 左側臥位で最大呼気位にて描出可能

図1 ◆胆膵領域における腹部超音波走査の基本

2）描出の実際（図1）

① 心窩部横走査

膵体部から頭部，下部胆管，胆嚢短軸を描出する．主膵管，脾静脈をランドマークとして尾側方向に追跡する．消化管ガスにて描出が不良な場合，半座位とするか，脱気水を飲用するとよい．

② 右肋弓下走査

右肝内胆管，肝門部胆管，胆嚢短軸を，門脈，肝静脈をランドマークとして描出する．プローブを腹壁に密着し傾斜させ，被検者に吸気を求め走査する．

③ 右肋間走査

右肝内胆管を追跡する．右横隔膜下は，描出不良の場合，最大呼気位を求める．胆嚢をランドマークとして長軸に描出する．次いで肝門部胆管を追跡する．肋骨の干渉を避けるため，プローブを積極的に傾斜させ，描出画像を連続的に追跡する．

④ 心窩部縦走査

大動脈，上腸間膜動脈などの主要血管をランドマークとして，左肝内胆管，肝門部胆管，中部胆管，膵頭部および鈎部短軸を描出する．

⑤ 左肋間走査

膵尾部の描出が十分でないとき，脾門部から描出可能となる場合がある．

3 知っておくべき画像所見

1) 胆嚢病変

① 胆石（胆泥）
- 体位変換で移動性の有無，壁の連続性を確認する（胆嚢癌の併存を考慮）．
- 超音波分類（土屋分類）を理解する〔Part 3 § 2-1〕図 1, 2 を参照〕．

② 胆嚢壁肥厚
- 胆嚢炎では，軽快後に再度画像診断を行う（胆嚢癌の併発を考慮）．
- 胆嚢腺筋腫症はロキタンスキーアショフ洞（RAS）を同定する．
- 内腔側のびまん性肥厚では，胆道内膵液逆流症を鑑別する（図 2A）．

③ 胆嚢腫瘍性病変
- 単発 Ip 型は 10mm 以上で癌併発の可能性がある．
- 早期胆嚢癌は平坦型が多く，Is，平坦型は小型でも精査が必要である．
- コレステロールポリープは多発，Ip 型が多い（図 2B）．

2) 胆管病変

① 総胆管結石
- 描出率は 60 %程度であり，胆管拡張のみ描出されることが

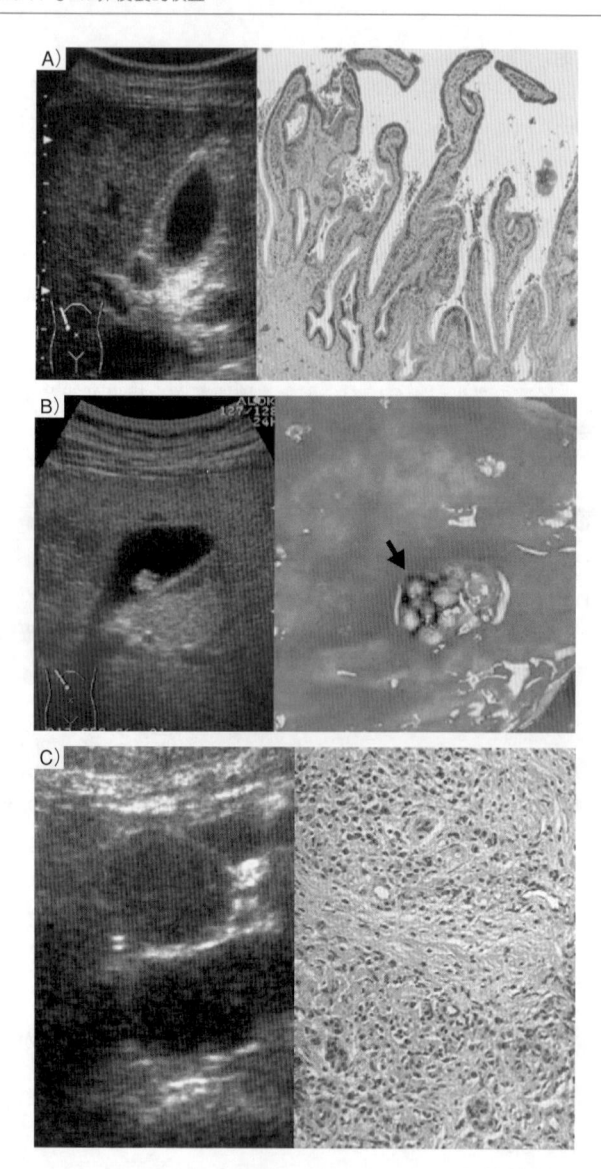

46 Part1 § 1. 非侵襲的検査

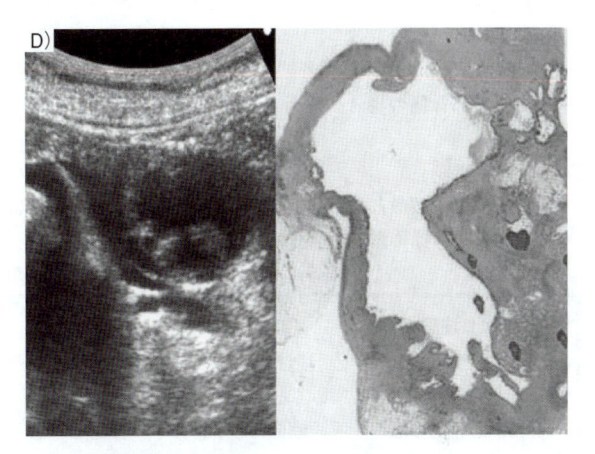

図2 ◆代表的な胆膵疾患の超音波および病理所見（→巻頭カラー写真6参照）

A) 胆道内膵液逆流症：胆囊壁肥厚は過形成に一致している．B) 胆囊コレステロールポリープ（矢印）：表面の高エコーはコレステロールの沈着である．C) 自己免疫性膵炎：形質細胞を中心とする炎症細胞がみられる．D) 膵粘液性囊胞腺腫（MCN）：壁在結節に一致して腫瘍性病変がみられる

多い．

② 胆管癌

- 胆管拡張は，胆管閉塞のサインとして重要であり，血液検査異常に先行する場合も多い．
- 水平・垂直方向の進展はUSのみでは評価が困難なことが多い．

3) 膵病変

① 急性膵炎

- 炎症の波及による消化管ガスの停留により，USでは評価が困難な場合があり，CTを考慮する．

② 慢性膵炎

- 辺縁不整，粗雑な実質，菲薄化，石灰化，膵石，膵管不整拡張がみられる．
- 膵管の貫通が膵癌との鑑別に重要である．

③ 自己免疫性膵炎

- 辺縁不整，低エコー領域として認識される（図2C）．

④ 膵癌
- 病変が頭部鈎部の場合，膵管拡張のみが描出される場合がある．
- 病変が頭部背側の場合，先行して胆管拡張が描出される場合がある．

⑤ 膵囊胞性病変
- 性別，部位，個数，全体の形状，内部隔壁の有無，充実部分の有無等を指標に鑑別をすすめる（図 2D）．

> **Memo 注意点**
> - 閉塞性黄疸の場合，胆道ドレナージに備えて，穿刺用のプローブでも観察しておく．
> - 手術症例では，肉眼病理像あるいはルーペ像と US 像を徹底的に対比して理解することが重要である．

> **Memo 腹部 US の死角**
> - **身体的要因**
>   肥満，腹部手術後，消化管ガス
> - **各臓器の死角**
>   胆囊：底部，頸部，胆囊管
>   胆管：肝門部，下部胆管，横隔膜下肝内胆管
>   膵臓：膵鈎部，膵尾部
> EUS, CT, MRI などで死角を補うことを考慮する．

文献
1) 日本消化器病学会 監修，「消化器病診療」編集委員会 編：「消化器診療 良きインフォームド・コンセントに向けて」：医学書院，2004
2) 山雄健次 ほか 編：「画像所見のよみ方と鑑別診断 胆・膵」：医学書院，2006
3) 辻本文雄 ほか 編：「腹部超音波テキスト・上下腹部」：ベクトルコア，2002

〈花田敬士〉

C. 造影超音波検査

造影超音波のポイント

1. 造影剤注入後（vascular imaging）から Kupffer imaging までリアルタイムに観察できる
2. MFI（micro flow imaging）は良性腫瘍を含め腫瘍内血管の描出，評価に有用である
3. 特に Kupffer imaging は結節検出能に優れる
4. RFA の治療支援としても有用である

総論

1）血流イメージの観察

ペルフルブタン（ソナゾイド®，第一三共）は，2007年1月に世界に先駆けて日本で認可された第二世代の超音波造影剤である．ソナゾイドは低音圧でリアルタイムに血流イメージを得ることができる点と，Kupffer imaging が長時間持続する点が特徴である．また，超音波造影剤は腎障害などの副作用がなく高齢者や透析患者に投与できる．ただし，鶏卵由来の安定剤を用いているため，卵アレルギー症例には原則投与禁忌である．

図1に限局性結節性過形成（focal nodular hyperplasia：FNH）の造影超音波を示す．東芝製 Aplio XG に搭載された MFI にて気泡の軌跡を画像化しもので，腫瘍内血管構築の様子がわかる．

図2はラジオ波の治療支援として用いた画像である．注入後15秒程の vascular imaging で stain を認め，10分後の Kupffer imaging で同部位は defect を示す．引き続きラジオ波電極針を挿入しているが，先端の視認性も良好である．

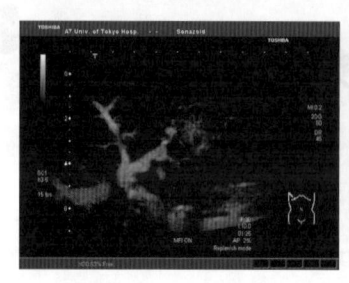

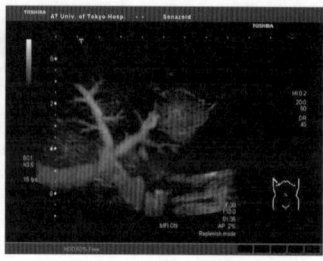

図1 ◆限局性結節性過形成

腫瘤中心から辺縁に向かう車軸状血管像が観察される．FNH は Kupffer 細胞を有する腫瘤であり，ソナゾイド注入 10 分以降の Kupffer imaging でも血管像を示さない

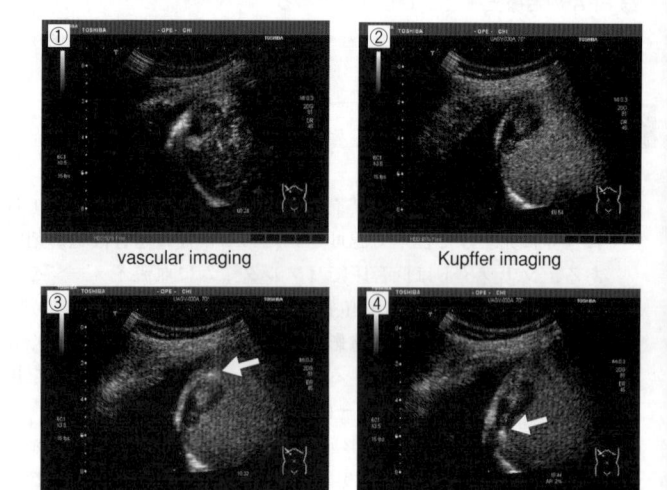

vascular imaging

Kupffer imaging

ラジオ波電極針（クールチップ針）

図2 ◆ソナゾイドによるラジオ波治療支援-Kupffer imaging 下での穿刺

vascular imaging にて，ラジオ波治療後の欠損像とその奥近傍に染影像をみとめる（①）．約 10 分後の Kupffer imaging にて同部位は欠損像を示す（②）．矢印はクールチップ針先端である．造影モード下でも視認性良好である（③，④）．この患者は通常 B モードで再発部位認識できなかったが，ソナゾイドを用いることによって，抽出でき 1 回のセッションで完全焼灼を得ることができた

2）注意点

　当科では肝細胞癌，転移性肝癌のフォローアップには禁忌がなければ，造影 CT をルーチンにしているが，CT 指摘結節が非造影超音波で描出できない場合に，造影超音波の Kupffer imaging は強力な支援ツールとなっている．肝細胞癌については，肝予備能不良例で Kupffer defect がはっきりしないことがあるが，転移性肝癌で正常肝症例では，造影 CT の診断能を上回る可能性がある．超音波検査には死角があり見落としの危険性，深部病変での評価が困難である点があり，可能なリファレンス画像を参考に検査を行うべきである．

（増崎亮太）

D. Fibroscan

Fibroscan のポイント
❶ 振動波と超音波を用いて非侵襲的に肝の弾性を評価できる機器である
❷ 弾性値は 0 から 75kPa まで広いダイナミックレンジがあり,慢性肝炎から肝硬変・肝不全まで線形性をもって評価できる可能性がある

総論

1) 肝線維化の評価

現在,肝線維化ステージの決定は肝生検に頼らざるをえないが,肝生検は侵襲的な検査であり,患者の負担も大きく頻回に施行するのは困難である.Fibroscan は非侵襲的に肝線維化を評価する方法の 1 つとしてフランスのエコセンス社で開発された.これは体表から肝臓に向けて低周波弾性波を送り,この振動が皮膚を通じて脂肪組織に入り肝に伝播する.この振動の進行を超音波で追跡し,その速度を計算することで肝の弾性値を算出する.測定部位は体表から 25mm から 65mm の範囲で,最低 20mm 計測できれば数値化される.検査はまったくの無痛性であり,被検者は軽い振動を自覚するだけである.1 回の測定は 30 秒以内で終わり,一人について計 10 回測定し,その中央値が画面に表示される(図 1).

2) 診断能

当科の C 型肝炎患者 386 例で,Fibroscan と血小板 Lok index[1] APRI[2] の線維化ステージとの相関,F4(肝硬変)の診断能を検討したところ,Fibroscan が最も優れていた.Lok index は,血小板と GOT/GPT 比,PT・INR を組合わせたものであり,APRI は,GOT と血小板との比であり,これらは血小板をベースとした線維化予測式である.今回の検討では血小板単独でも,

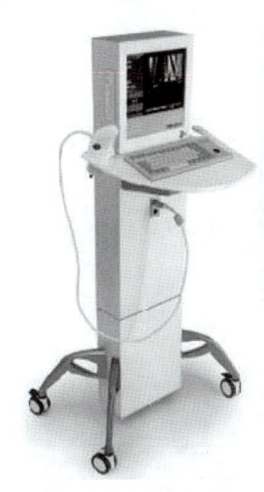

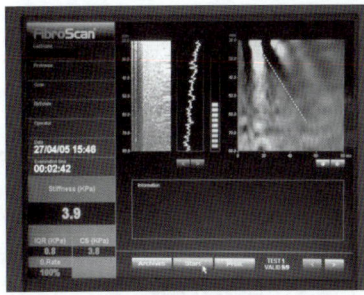

図1 ◆ Fibroscanと測定画面
Fibroscanの写真は,
http://www.echosens.com より

十分な成績であり，17万，15万，13万，10万とF1かつF4まで良好に相関していた．Fibroscanの存在意義は，肝硬変の診断のみならず肝硬変でのダイナミックレンジの広さである．

血小板は慢性肝炎においては17万，15万，13万と線形性をもって低下するが，肝硬変においては，ほぼ横ばいである．一方，Fibroscanは，15〜20kPaから75kPaまでの広いレンジがある．単に線維化ステージのサロゲートとしてではなく，発症，再発，不全の予測に有用である可能性がある（図2, 3）．

ただし，この装置では，① 腹水がある症例，② 肋間が狭い症例，③ 皮下脂肪が厚い例，④ 肝萎縮が高度な症例，では測定不能となることがある．

3）今後の展望

古屋らは2006年肝臓学会総会において，うっ血肝，急性肝障害において弾性値が上昇し，改善とともに低下すると報告した．Fibroscanで得られる弾性値は肝線維化のみではなく，各種肝病態をも反映している可能性もある．日常臨床においては，B-modeを同時に使用できないことがないため，まだ使いづらい面もあり，また測定する深度をピンポイントで設定することが可能になれば臨床応用はさらに広がると思われる．

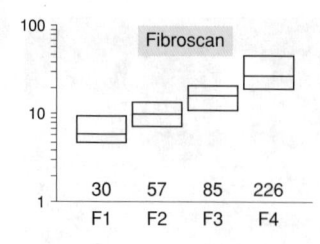

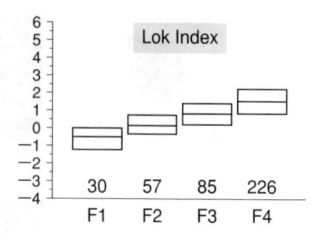

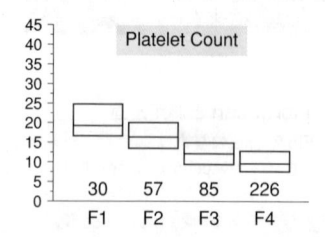

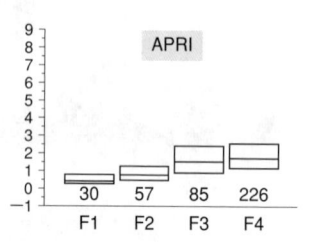

スピアマン相関係数			
	Rou	Z値	P値
Fibroscan	0.696	13.861	<0.0001
Platelet count	−0.337	−6.723	<0.0001
Lok index	0.581	11.576	<0.0001
APRI	0.460	9.174	<0.0001

(C型肝炎患者386例)

図2 ◆肝線維化ステージとの相関

箱ひげ図にて，各種検査と線維化ステージとの相関，解離を示す．中央の線が中央値，箱は 25th ～ 75th パーセンタイルを示す．Fibroscan は，F4 と F3 の解離が良好であり，一方，APRI は，F3, F4 の解離が悪いという結果であった

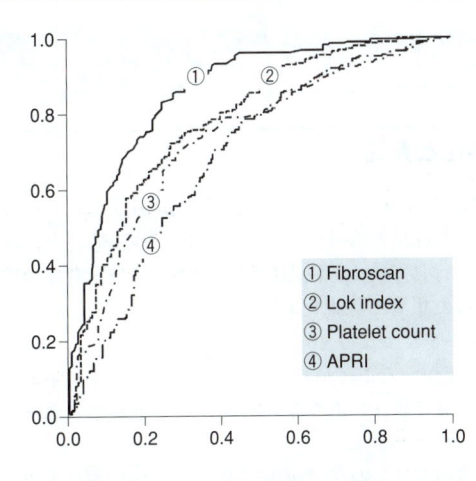

	AUROC (95%CI)
Fibroscan	0.861 (0.824-0.898)
Lok index	0.787 (0.741-0.832)
Platelet count	0.744 (0.695-0.793)
APRI	0.692 (0.639-0.745)

	カットオフ値	感度	特異度
Fibroscan	17.4	0.83	0.76
Lok index	1.03	0.72	0.73
Platelet count	11.9	0.72	0.70
APRI	0.997	0.78	0.55

(C型肝炎患者386例)

図3 ◆ 肝線維化ステージとの ROC 曲線 "F4 vs F1-3"

Fibroscan の AUROC (area under the receiver operating characteristic curves) は 0.861 と最も診断能に優れていた. Lok index と APRI の2つの線維化予測式は血小板と同等であった

文献

1) Anna, S. F. L. et al.: Hepatology, 42 : 282-292, 2005
2) Chun-Tao, W. et al.: Hepatology, 38 : 518-526, 2003

(増崎亮太)

日常臨床のポイント

3. 肝線維化と発癌

慢性C型肝炎では比較的軽度の肝炎が長期にわたって続くことが多く，肝臓の線維化ステージはF0からF4へと，緩徐に段階的に進行していく．白鳥らがC型慢性肝炎患者で複数回肝生検を行った患者で線維化進展速度を検討したところ，年あたり0.1ステージ，つまり10年で1ステージ進行し，肝硬変に至るまで40年かかることがわかった．また，ウイルス学的著効が得られた患者では，年あたり0.28ステージ線維化ステージの緩解が認められた．

また吉田らは，2,890名の肝生検を行ったC型肝炎患者のコホートでは，インターフェロン非投与患者490名で59名に肝癌発生を認めた．線維化ステージ別では，表1に示す通りF4（肝硬変）では，F1の24倍の肝癌発生リスクがあった．

現在，肝線維化ステージ評価のゴールドスタンダードは肝生検であるが，検査の侵襲性を考えると，患者の負担も大きく頻回に施行するのは困難である．臨床的には図1に示す通り，血小板数で線維化ステージの推定が可能である．血小板数が低い，あるいは低下してきた患者について，重点的に肝癌のスクリーニングをくり返すことによって，早期発見，早期治療が可能となる．

表1 ◆ 線維化ステージ別肝癌発生率

	発生／対象	年間発生率（％）	相対危険度（信頼区間）
F0/1	3/160	0.45	1
F2	11/164	1.99	4.43（1.70-11.52）
F3	13/59	5.34	13.10（5.19-33.02）
F4	32/107	7.88	24.01（9.64-59.82）

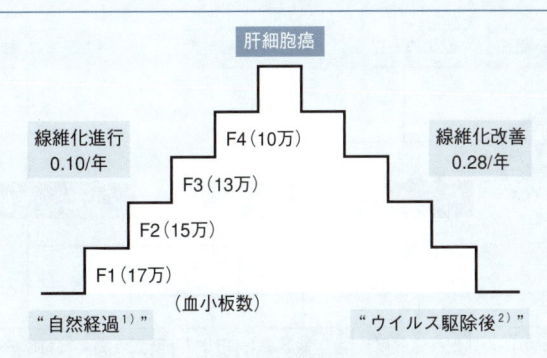

```
                    肝細胞癌
                       │
線維化進行        F4(10万)          線維化改善
 0.10/年                            0.28/年
              F3(13万)
           F2(15万)
        F1(17万)
              (血小板数)
   "自然経過[1]"              "ウイルス駆除後[2]"
```

図1 ◆ 線維化進度緩解モデル

文献

1) Yoshida, H. et al.: Ann. Int. Med., 131 : 174-181, 1999
2) Shiratori, Y. et al.: Ann. Int. Med., 132 : 517-524, 2000

(増崎亮太)

4. 肝 SOL の精査法と診断アルゴリズム

肝 SOL の精査法と診断アルゴリズムのポイントとして，2点あげることができる．

① 超音波検査などの画像診断で肝に占拠性病変（SOL）が発見された場合，患者背景から想定される検査前確率，画像所見から想定される疾患名を念頭にさらに画像診断，血液生化学検査を追加するか検討する．

② 確定診断は，生検あるいは切除によって病理組織学に行われるが，生検は画像診断で鑑別困難な場合に限る．

1）正常肝の場合（図1）

① 無エコー結節

後方陰影増強をともなう場合，肝嚢胞で確定である．それ以上の精査は必要ない．

② 低エコー結節・混合エコー結節

高齢者に肝占拠性病変を認めた場合，常に転移性肝癌を念頭におく必要がある．周辺部の低エコー（bull's eye sign）など特

```
┌─────────┐  ┌─────────┐  ┌───────────┐                    ┌─────────┐
│無エコー結節│  │低エコー結節│  │混合エコー結節│                    │高エコー結節│
└────┬────┘  └────┬────┘  └─────┬─────┘                    └────┬────┘
     ▼            │              │                                │
  ┌──────┐  No    │              │                                │
  │後方陰影├───────┤              │                                │
  │増強？ │       │              │                                │
  └──┬───┘       │              │                                │
   Yes           ▼              ▼                                ▼
                ┌─────────────────────┐              ┌──────────────┐
                │   ダイナミックCT      │              │ ダイナミックMRI │
                └─────────────────────┘              └──────────────┘
                         │
                    ┌────────┐
                    │造影超音波│
                    └────────┘
     ▼          ▼           ▼           ▼           ▼            ▼
  ┌─────┐  ┌───────┐  ┌────────┐  ┌─────┐  ┌────────┐  ┌────────┐
  │肝嚢胞│  │転移性肝癌│  │肝内胆管癌│  │ FNH │  │肝細胞癌 │  │肝血管腫 │
  └─────┘  └───────┘  └────────┘  └─────┘  └────────┘  └────────┘
```

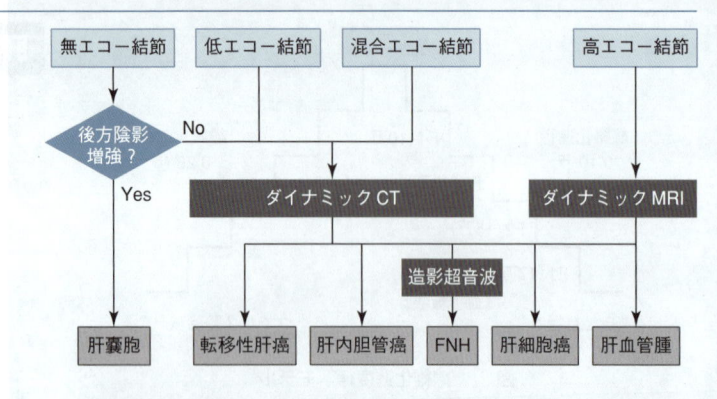

図1 ◆ 肝 SOL の診断アルゴリズム

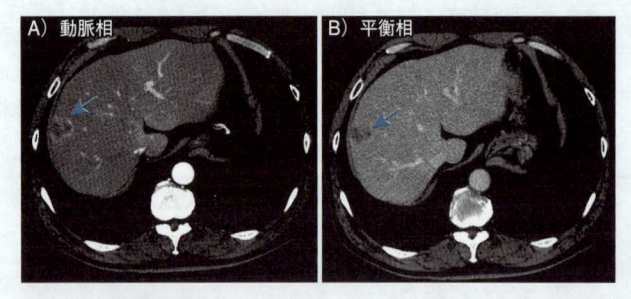

図2 ◆ 大腸癌肝転移
A) 肝 S8 に動脈相で周囲が不整に造影される 3 cm の腫瘍を認める．B) 平衡相でも周囲の造影効果は残存する一方，内部は造影されず壊死を示唆していると考えられる

徴的な所見もあるが，高エコーから低エコーまでさまざまな画像を呈するため，ダイナミック CT で鑑別診断を行う（図2）．腫瘍周辺部がリング状に造影されることが多いが，全体が均一に描出される場合もある．胆管細胞癌との鑑別は困難であり，原発巣の検索によって鑑別を行う．

ダイナミック CT の動脈優位相で周囲肝実質より強く造影され，門脈優位相・平衡相で周囲肝実質と同程度に造影される場合，限局性結節性過形成（focal nodular hyperplasia：FNH）

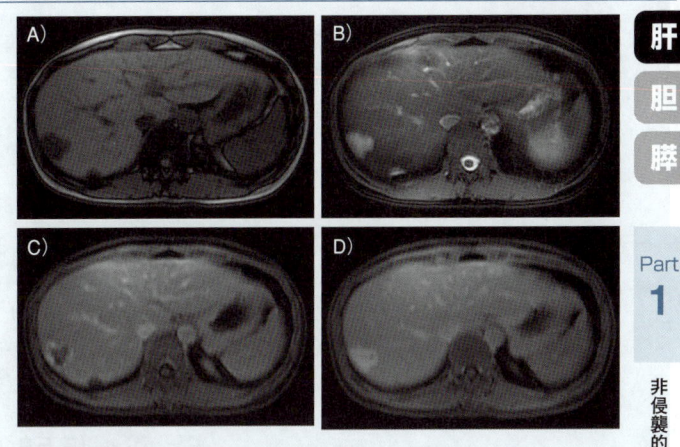

図 3 ◆ 肝血管腫
　肝 S7 に T1 強調画像（A）で低信号，T2 強調画像（B）で著明な高信号を呈する占拠性病変を認める．ガドリニウム造影 5 分後（C）では，周囲が綿花上に造影され（cotton wool appearance），造影 10 分後（D）には，内部まで均一に造影される

の可能性が高い．造影超音波で車軸様構造が確認できた場合，ほぼ確定的であるが，さらに SPIO-MRI で鉄の取り込みがみられた場合，悪性腫瘍を否定できる．

　腫瘍辺縁から濃染が始まり，次第に中心部が造影され，門脈優位相・平衡相まで造影効果が続く場合，肝血管腫と診断される．

③ 高エコー結節

　健診などで高エコーに描出される結節が検出された場合，大部分は肝血管腫である．MRI の T2 強調画像で著明な高信号を呈する．ダイナミック MRI でダイナミック CT と同様の所見が診られた場合，肝血管腫と診断される（図 3）．

　4 cm 以上の血管腫では内部に出血や壊死，石灰化を伴うものも多くなる．画像所見も多彩になり，転移性肝癌・肝細胞癌との鑑別が必要なる場合もある．

2) 発熱・炎症反応の上昇を認める場合

● 肝膿瘍

　超音波で低エコー腫瘤を認め，一部あるいは全体に無エコー領域が存在する場合，肝膿瘍の可能性が高い．内部にガスエコ

ーを認めた場合は，ほぼ確定的である．造影 CT では，膿瘍内腔は全く造影されず，周囲肝実質が炎症のために強く造影される．転移性肝癌との鑑別が難しい場合がある．

3) 肥満を伴う場合

- focal spared area

均一な脂肪肝に一部限局性に脂肪化を欠く場合，低エコー腫瘍と認識される場合がある．胆嚢床や S4, S1 に多く認められる．

4) 慢性肝疾患を伴う場合

検出された結節は，肝細胞癌である可能性が高く，ダイナミック CT を撮影する．肝細胞癌の診断については Part3 § 1-6) を参照のこと．

(建石良介)

A. 膵・胆道疾患のスクリーニングと精査のコツ

ポイント

❶ 使用するEUSの基本的性能(ラジアル走査式またはコンベックス走査式,機械式スキャンまたは電子式スキャン)および,それぞれの標準的描出法を理解する

❷ 他のモダリティーにくらべて,EUSの長所,短所を理解する(EUSにて描出が難しい領域が存在することを理解する)

1 総論

　胆膵領域の画像診断を行うにあたり,解剖学的位置関係により体外式超音波検査(US)では膵頭部,膵尾部などは胃,腸内容物により病変の描出,評価が困難となる場合がある.超音波内視鏡(EUS)ではこれらの障害なしに胆,膵領域の詳細な観察が可能であり,最近では精密検査以外にも準スクリーニングとして用いられる報告もある.

　しかし,胆膵領域EUSでは超音波画像にあわせて内視鏡を操作する必要があり,消化管の位置,スコープの回転,捻れにより CTのaxial画像のような断層像が得られにくく,超音波断層像と解剖学的位置関係の理解,把握にはかなりの習熟を要する.また,膵鉤部,膵頭体移行部の描出や胆嚢全体をくまなく描出することなどEUSの死角になりうる領域も存在するため,日常の観察,特にスクリーニングとしての検査においては網羅的な観察ができているかを常に念頭において検査する必要がある.そのため,真口らも述べているように,EUS所見の客観化,手技の普及のためには「標準的描出法」の理解が必要である[1]〜[3].

　元来EUSの利点として分解能が高く局所観察能に優れることがあげられるが,最近のEUSは目覚しい進歩を遂げている.その最大の進歩として機械式スキャン型から電子式スキャン型に変わることにより,USにてすでに得られている種々の新しい技

術を用いた診断が可能となってきていることがあげられる[4]．その技術進歩として① B モード画像の画質向上，② ソフトウェアの応用〔カラードプラ，パワードプラ断層像，real time tissue elastography®（日立）〕③ 超音波造影剤の進歩があげられる．

1) B モード画像の画質向上

電子式スキャン型 EUS では US で用いられるティシューハーモニックイメージング法（tissue harmonic imagine：THI）が使用可能となり，ノイズの少ないより明瞭な観察が可能となった．

2) ソフトウェアの応用

カラードプラ，パワードプラ断層像にて膵胆管の管腔と血管の鑑別が容易になった．これにより EUS-FNA 時に介在する血管の有無を正確に把握でき，安全な手技が可能となった．

real time tissue elastography® は設定された ROI（region of interest）内の相対的組織弾性の硬軟をリアルタイムにカラー表示する新しい tissue characterization の手法である．

3) 新しい超音波造影剤

ペルフルブタン（ソナゾイド®，第一製薬）は 2007 年に発売された超音波造影剤であるが，従来から使用されてきたガラクトース・パルミチン酸混合物（レボビスト®）に比して造影の持続時間が長く，B モード系の画像で詳細な観察が可能となった．超音波内視鏡下での胆膵疾患に対する使用は，現時点で適応外使用となるため各施設での IRB などの承認が必要となるが，胆膵疾患（特に腫瘍性病変）のダイナミックな血流動態の観察が可能となった．

2 描出のコツ

胆膵領域の準スクリーニング，精密検査に用いられることの多いラジアル走査式の超音波内視鏡の走査位置は胃，十二指腸球部，十二指腸下行脚の 3 つに分かれる．主に胃からは膵体尾部，十二指腸球部と胃前庭部から胆嚢，膵頭体移行部から膵体部，十二指腸下行脚から膵頭部，膵胆管合流部付近，胆管を観察する．

描出のコツとしては各部位において解剖学的にメルクマールとなる構造（脈管など）を指標にし，アーチファクトを減らす

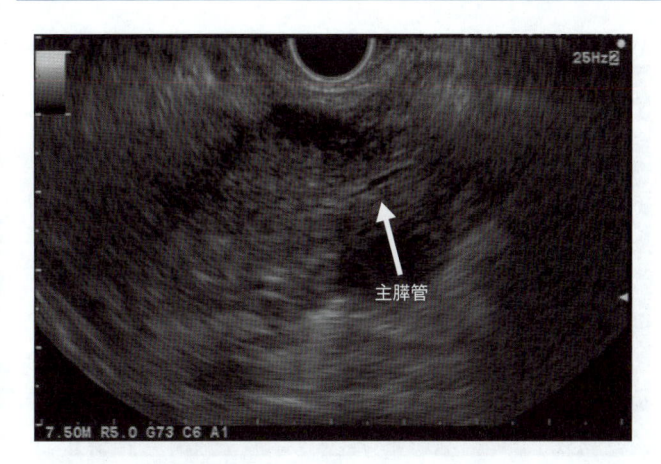

図 1 ◆自己免疫性膵炎症例
　腫大した膵実質内に主膵管が走行する（矢印）

ため，消化管内のガスを可及的に吸引し，ときには脱気水を使用することも考慮する．描出方法の詳細は文献 2 を参照されたい．

3 膵腫瘍性病変の鑑別に役立つ所見

① duct penetrating sign（図 1）

　腫瘍内を膵管が走行する所見．腫瘤形成性膵炎と膵管癌の鑑別点に有用である所見であるがまれに膵癌でもこの所見を認めることがあるので注意を要する．

② 低エコー帯（lateral shadow）（図 2）

　被膜を有する（膨張性発育する腫瘍に多い）腫瘍に認める，腫瘍辺縁からでる側方への外側陰影．内分泌腫瘍，MCN などに認めることが多い．

③ 膵管内乳頭粘液性腫瘍（IPMN）の囊胞壁または主膵管上皮側へ認める隆起性病変（mural nodules）（図 3）

　囊胞性腫瘍の囊胞壁または主膵管上皮側に認める隆起成分．EUS では CT，MRI に比して高い局所分解能を有し，微少な変化その進展範囲を評価可能である．超音波造影剤の使用にて粘液塊（mucous clots）を除外することも可能である．

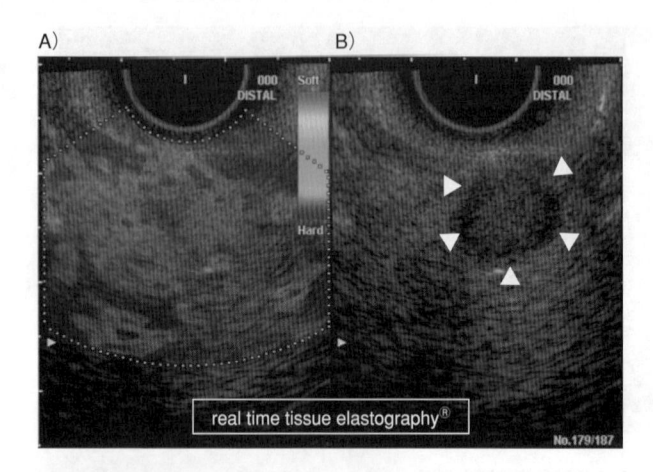

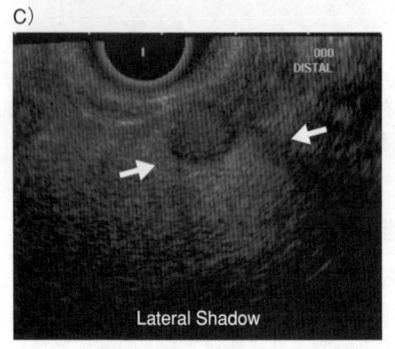

図2 ◆腎癌膵転移症例（→ A と B は巻頭カラー写真 3 を参照）

A) エラストグラフィーでは周囲膵実質よりも相対的に柔らかい腫瘤として描出された. B) 膵体部に 10mm 大の halo を伴う境界明瞭な低エコー腫瘍を認める（矢頭で囲んだ部分）. C) B モードエコーでは腫瘍側方から後方へのびる低エコー帯 (lateral shadow) を認める（矢印）

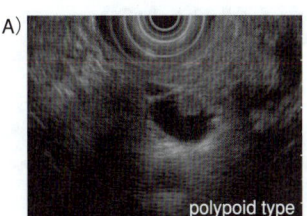

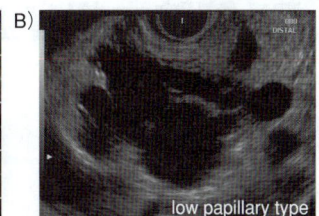

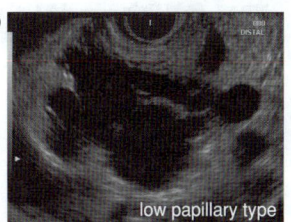

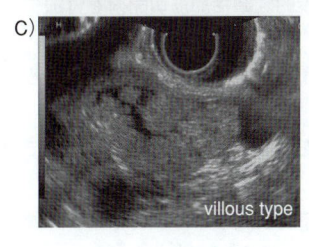

図3 ◆ IPMN の mural nodule

膵管内乳頭粘液性腫瘍（IPMN）の囊胞壁または拡張した主膵管上皮側へ認める隆起性病変（mural nodule）．mural nodule は囊胞上皮のツブツブとした変化（low papillary type：B）から内腔を占める表面不整な腫瘍（villous type：C）までさまざまな形態をとる．これらは超音波造影剤にて造影することにより粘液塊と確実に鑑別が可能である

文献

1）真口宏介 ほか：「胆・膵疾患の Endoscopic Ultrasonography －手技と診断－」, Jpn. J. Med. Ultrasonics, 33：553-63, 2006
2）Hirooka, Y. et al.：Digestive. Endosc., 14：34-39, 2002
3）超音波内視鏡下穿刺術標準化委員会 著：「超音波内視鏡下穿刺術のためのコンベックス型超音波内視鏡による標準描出法」, オリンパスメディカルシステムズ発行, 2006
4）Niwa, K. et al.：J. Gastroenterol. Hepatol., 19：454-459, 2004
5）Hirooka, Y. et al. Am. J. Gastroenterol., 93：632-635, 1998

（大野 栄三郎，廣岡 芳樹，伊藤 彰浩，川嶋 啓揮，後藤 秀実）

B. 管腔内超音波（IDUS）のコツ

IDUS のポイント

① 経乳頭的走査に際しては，内視鏡的乳頭括約筋切開術を付加する必要はない

② 膵管へのアプローチはガイドワイヤー誘導下でない方がむしろスムーズなことが多い

③ ガイドワイヤー対応のプローブを用いると，先端部分で描出できない領域が生じる

④ IPMN の質的診断や胆管癌の術前進展度診断，胆管結石の評価などに臨床的有用性が高い

⑤ 乳頭部腫瘍に対する内視鏡的切除術の適応決定には必須の検査法である

1 総論

　管腔内超音波検査法（intraductal ultrasonography : IDUS）は，高周波細径超音波プローブを管腔内で走査して精密断層画像を得る検査法で，特に胆管内と膵管内走査を総称することが多い．

　膵管内 IDUS は，古川らが，1991 年より血管内用に開発された超音波プローブを膵管内へ臨床応用し，生体内での膵管内超音波像を得ることに成功したことに端を発する[1)2)]．ほぼ同時期に，経皮経肝的ルートを用いた胆管内 IDUS の開発も進められた[3)〜5)]．その後，消化器領域専用のプローブと観測装置が開発され，今日では ERCP に引き続き，経乳頭的な胆管内および膵管内 IDUS を容易に実施可能となっている．

　現在では，周波数 20MHz または 30MHz，外径 6Fr のプローブが主として用いられ，ガイドワイヤーにより誘導可能なプローブの使用により，特に胆道系の選択的アプローチもスムーズに実施しうる．

2 描出のコツ

1) 膵管内走査

膵管造影に引き続き,内視鏡的乳頭括約筋切開術を付加することなく,造影用カテーテルの深部挿管と同様のテクニックでプローブを主膵管内へ誘導走査する.

プローブ先端の形状や硬さなどから,実際には造影用カテーテルの挿入よりも容易であるともいえる.ただし,主膵管に強い屈曲や狭窄を有する例では走査がときに困難であり,副乳頭からのアプローチやガイドワイヤー法で対処しうることもある.しかし,膵管に対しては,ガイドワイヤーを用いない方がスムーズに膵尾部まで挿入可能なことも多く,ガイドワイヤー対応プローブは,その形状から先端部分の尾側膵管に描出できない領域が生じる欠点もある.

2) 胆管内走査

現在では,胆管内走査も主として経乳頭的に行うが,胆道ドレナージチューブの留置された例では,開発当初のように経皮的走査も可能である.経乳頭的走査では,プローブ先端がまっすぐなため膵管に比して胆管内挿入はやや困難なことが多い.挿入に難渋すれば検査後膵炎のリスクも高くなり,またプローブも損傷しやすくなるため,ガイドワイヤー誘導下に走査する方が安全かつ確実である.また,ガイドワイヤー法によれば,肝内胆管枝の選択的走査も可能である.

下部胆管や乳頭部などスコープの鉗子台から近い部位を走査する際には画像に歪みが生じやすいため (図1A),少しスコープを十二指腸の肛門側へ進めてスコープと描出部位の間に距離をとるようにすると安定した画像が得られる (図1B).また,プローブは,鉗子台の起上により振動子を直接損傷しやすいので,走査に際しては常に注意を払いたい.

乳頭部胆膵管を走査する際は,十二指腸内腔に水を貯留させて水浸下走査すると良好な画像が得られる.このために特別な装置は必要なく,プローブを胆膵管に挿入した後,スコープ操作により十二指腸内腔の空気を吸引し,送水し続けることで,十分な水浸下の状態が得られる (図2).

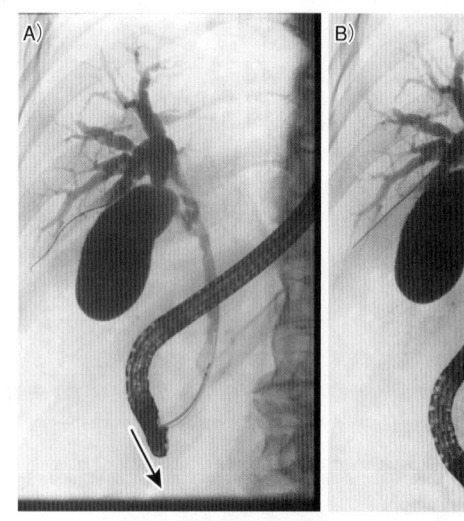

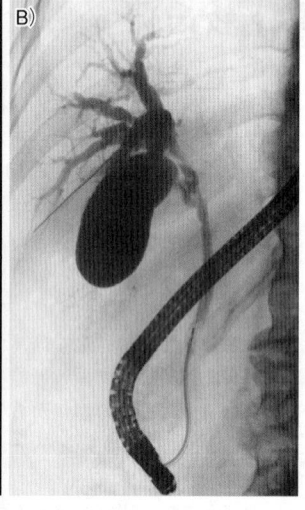

図1 ◆胆管内超音波検査施行時のレントゲン像

下部胆管から下流側の走査は,スコープが通常の位置(A)では,画像に歪みを生じやすく,少しスコープを肛門側(Aの矢印方向)へ進めて距離をとるとよい(B)

2 知っておくべき画像所見

1) 膵疾患

① 膵管内乳頭腫瘍(IPMN)

主膵管型 IPMN においては,IDUS は外科的切離線の決定に際して重要な主膵管内進展範囲診断と,浸潤癌か否かの診断に有用である.

分枝型 IPMN では手術の適否に最も重要な多房性囊胞の壁在結節の有無やその大きさの評価に有用である.ただし,囊胞径が大きいと,プローブ遠位側が描出不良となる.また,膵尾部から頭部までの IDUS の連続的走査により膵全体を客観的に評価可能であり,多発病変の診断にも優れている.

② 膵癌と慢性膵炎

主膵管狭窄の良悪性の鑑別は臨床上重要である.IDUS では膵癌例の多くで,主膵管周囲に健常部との境界を有する低エコー

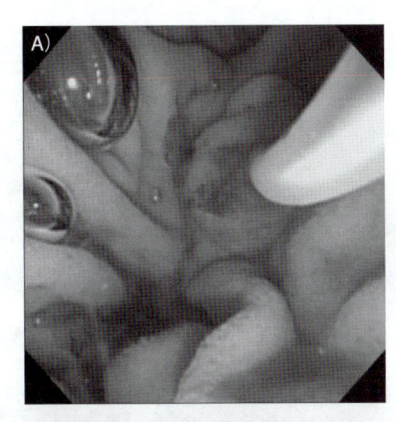

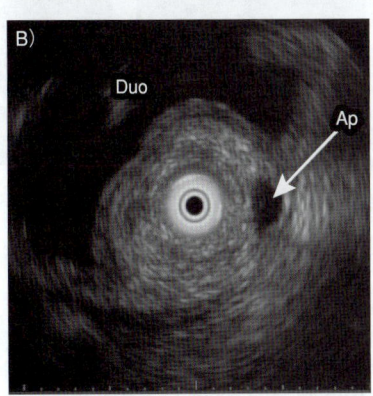

図2 ◆十二指腸乳頭部腺腫例に対する胆管内超音波検査

(→ A は巻頭カラー写真2参照)

A) スコープ操作の吸引送水により,水浸下走査となっている.
B) 乳頭部胆管内走査による IDUS 像で,水浸下に乳頭部が描出され,十二指腸内腔 (Duo) は無エコーを呈している.また,乳頭部膵管 (Ap) 内に腫瘍の進展所見を認めない

領域として描出される.一方,慢性膵炎に伴う良性狭窄では境界を有さない粗造な実質パターンを示すことが多い.

③その他の膵腫瘍

膵島細胞腫,漿液性囊胞腺腫,SPT など,他の病変の診断に

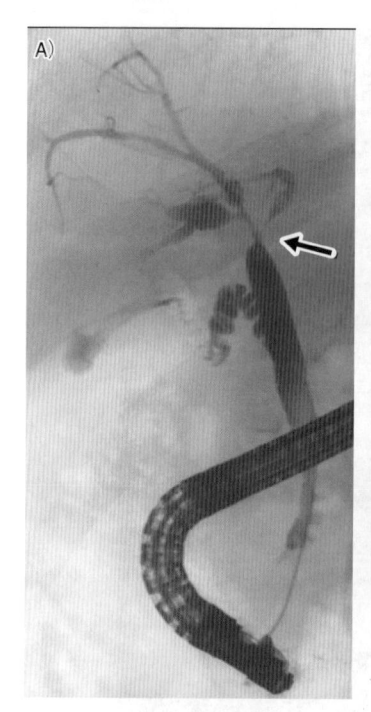

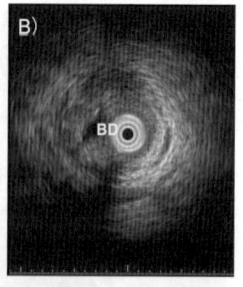

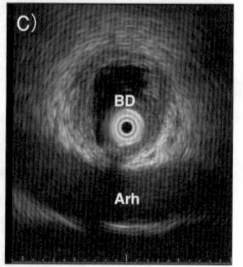

図3 ◆ 肝門部胆管癌例

A) 胆管像. 肝門部胆管に狭窄(矢印)を認める. B) IDUS像 肝門部の胆管(BD)壁は著明に肥厚し,胆管癌の所見を呈する. C) IDUS像. Bよりやや下流側のIDUS像では,胆管(BD)壁肥厚所見の連続(胆管癌の進展)を認めるが,肝動脈(Arh)への浸潤は認めない

おいては,質的診断にも有用であるが,主膵管からの距離を正確に測定可能であり,核出術を施行する際などには有用な情報となる.

2) 胆道疾患
① 胆管癌

胆管癌に対しては,高い深達度診断能を有するが,術式に影響することは少なく,水平方向の進展度診断が重要である.これに関しては,浸潤型の癌では,壁肥厚所見の拡がりにより診

断可能である（図3）が，腫瘍の上流側に存在する胆管炎との鑑別や，粘膜を置換する表層拡大では診断困難例も少なくない．

② 胆管炎

胆管炎と胆管癌の鑑別は，ともに類似した壁肥厚像として描出され，診断に苦慮する例もときに経験する．一般には，癌症例に不均一な壁肥厚像を多く認めるが，良性狭窄でも呈することがある．

③ 膵胆管合流異常

Oddi筋層を唯一描出可能なIDUSでは，それの及ばない高位（多くは膵内）で合流する膵胆管合流異常を容易かつ確実に診断可能である．

④ 胆管結石症

ほとんどの胆管結石症に対して内視鏡治療が施行される．IDUSは結石の描出能に優れ，内視鏡治療時の遺残結石の有無の評価にきわめて有用である．

⑤ 乳頭部腫瘍

IDUSは早期乳頭部癌を診断しうる唯一の検査法であり，また腫瘍の進展度診断にも有用であり，内視鏡的乳頭切除術の適応決定には必須の検査法である．

文献

1) Furukawa, T. et al.: J. Ultrasound. Med., 11: 607-612, 1992
2) Furukawa, T. et al.: Endoscopy, 25: 577-81, 1993
3) Kuroiwa, M. et al.: J. Ultrasound. Med., 13: 189-195, 1994
4) Itoh, A. et al.: J. Ultrasound. Med., 13: 679-684, 1994
5) Tamada, K. et al.: Am. J. Gastroenterology, 90: 239-246, 1995

（伊藤彰浩，廣岡芳樹）

A. 肝生検

> **腫瘍生検のポイント**
> ❶ 穿刺ラインにそって針をたわみなく進める
> ❷ slice thickness artifact に注意し，腫瘍の最大面と針の先端が正確に同一平面上にあるようにする
> ❸ 生検針の飛び出す 22mm の範囲に肝外臓器や主要血管が入らないよう注意する
>
> **背景肝生検のポイント**
> ❶ 出血を予防するために，太い血管が存在しない領域を選択する
> ❷ 十分な長さの検体（15mm 以上）を採取することが診断に重要である

1 肝生検の種類

　肝生検は，肝腫瘍の診断目的に行われる腫瘍生検と背景肝の評価のために行われる背景肝生検に分けられる．

2 使用する器具

　われわれは，Bard 社製 Monopty® を肝生検に用いている．腫瘍生検には，20G/22mm 飛び出しの針を，背景肝生検には 16G/22mm 飛び出しの針を用いる．Monopty® に代表されるガンタイプの生検針は，吸引タイプのものにくらべて確実に一定長の検体が得られるという点で優れている．

3 穿刺の実際

1) 前投薬・局所麻酔

前投薬は，ペンタゾシン（ペンタジン®）30mg，パモ酸ヒドロキシジン 25mg（アタラックス P®），硫酸アトロピン 0.5mg（禁忌がない場合）を検査開始前に静注する．0.5％リドカイン（キシロカイン®）あるいは，0.5％プロカイン（オムニカイン®）にて穿刺部の皮下麻酔を行い，さらに超音波ガイド下に肝表面の麻酔を行う．

2) 生検針の準備

Monopty®の場合，ハンドルを 180 度回転させると内針が外筒より 22mm 出る．この状態でさらに 180 度回転させると組織採取可能な状態になる．生検針の検体を採取するスペースに空気が入ってしまうと，生検を行った後に肝内に空気が残り，病変の描出を悪くすることがある．このため，1 回の組織採取ごとに内針を外筒から出した状態で生理食塩水中につけて，ハンドルを回して内針を収納し，内部を生理食塩水で満たすようにするとよい．

3) 穿刺・標本採取

22G の生検針はやわらかく，曲がりやすいため，生検針挿入に先立って当院では 18G ガイドニードル（シルックス社製）を肝表直前まで挿入している．ガイド針を用いない場合は，皮膚切開を入れる．生検針の向きを確認し，肝内に挿入する．腫瘍の手前まで挿入し，ボタンを押すと生検針先端が 22mm 飛び出し，標本が採取される（図 1）．

肝細胞癌の診断は，特に高分化であるほど非癌部との比較が重要になる．そのため，腫瘍の手前から打ち出し，必ず採取検体中に非癌部と癌部が含まれるようにする．

16G の背景肝生検用の穿刺針の場合は，後区域のできるだけ血管が描出されない領域を慎重に選択し，肝表から 1 cm ほど穿刺し，組織を採取する．

4 標本の処理

検体が採取されたら，生理食塩水でぬらしたろ紙上に並べ，

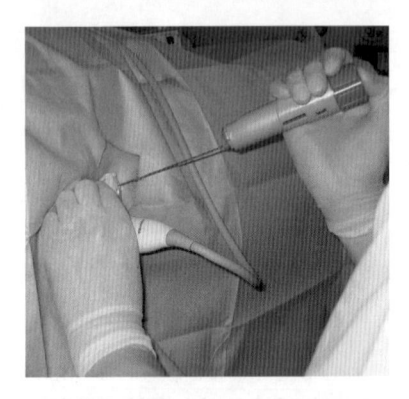

図1 ◆肝生検の様子

最後にろ紙ごと切り出し，20％ホルマリン液につけて固定する．ろ紙上に並べると壊死を含んだ病変の場合などで，検体がばらばらになるのを防ぐことができる．ろ紙に並べる際には，検体をねじったり引っ張ったりすると，鏡検時に細胞密度が変化したようにみえる場合があるので注意する．

5 生検後の経過観察

20G生検針を用いた場合は，術後3時間絶対安静，その後さらに3時間の症状安静とする．術後6時間の時点で脈拍数・血圧に問題がなければ安静解除とするが，術当日の歩行は最小限度に制限する．

16G生検針を用いた場合は，術後4時間の絶対安静の後，翌朝まで症状安静とする．

翌朝の採血で問題ない場合，20G生検の場合は，退院も可能である．16G生検の場合，術後48時間は入院観察を行うことが望ましい．

6 合併症

腫瘍生検に伴う合併症は，播種を除けば非常に頻度が低いと思われる．腹腔内出血，胆道出血，気胸が主なものと考えられ

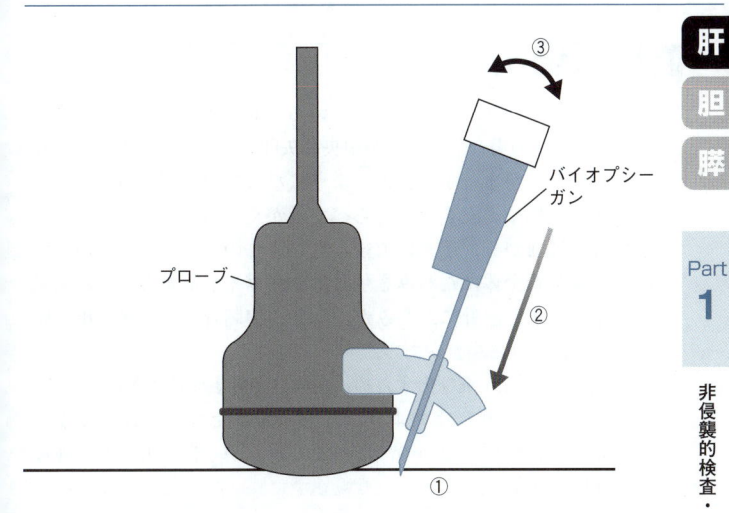

図2 ◆ 肝生検のコツ
① 針のカットされている向きに注意する．② 針がたわまない様に注意しながらまっすぐに穿刺する．③ 柄のぶれは，針のまがりにつながる

るが，1992年以降当院で行われた肝腫瘍生検約2,000件のうち，腹腔内出血は0例，肝被膜下出血1例，胆道出血2例，気胸を1例認めたのみであった．

背景肝生検の重大な合併症は，ほとんど腹腔内出血のみといってよい．0.2％程度の頻度で起こるとされているが，死亡につながることがあるため注意が必要である．腹腔内出血の初期症状は，右肩痛や下腹部痛など疼痛が多く，これらの症状を認めた場合，腹部超音波検査で腹腔内出血の有無をチェックする．

7 禁忌

出血傾向のある患者，抗血小板薬・抗凝固薬投与中の患者，腹水のある患者は禁忌である．16G肝生検は血小板60,000/mm^{3}以上，プロトロンビン時間60％以上を適応としている．閉塞性黄疸を伴う場合，16G肝生検は胆汁性腹膜炎を起こす場合があり，禁忌としている．

8 肝生検のコツ

まず生検針のカットされている方向に注意する（図2）．Monopty® の場合，ハンドル中央の矢印がプローブ側を向くようにもつと針がまっすぐに進むようになっている．生検針は，ラジオ波電極や PEIT 針とくらべて針がやわらかく，挿入に際して容易に曲がる．手元の前後左右いずれの方向に力が加わっても，穿刺針全体にたわみを生じ，穿刺ガイド線からずれる結果となる．また，針にたわみがあると，穿刺針先端が飛び出す際に方向がずれる場合がある．

先端が 22mm 飛び出すため，生検針が肝裏面に突き抜けたり，血管を貫いたりしないように注意する．ただし，針の先端 5 mm は検体が採れないので，あまり遠くから打ち出すと，腫瘍が採取できない．

> **Memo** 肝生検による C 型慢性肝炎の肝線維化の評価
> わが国では新犬山分類が，欧米では Metavir スコアが広く用いられている（表1）．

表 1 ◆肝線維化評価システム

ステージ	Metavir スコア	新犬山分類
0	no fibrosis	線維化なし
1	portal fibrosis without septa	門脈域の線維性拡大
2	few septa	線維性架橋形成
3	numerous septa without cirrhosis	小葉のひずみをともなう線維性架橋形成
4	cirrhosis	肝硬変

（建石良介）

B. 肝癌に対する経皮的局所療法（PEIT と RFA）

ポイント

1. 決まった時間に，決まった人間が，決まった場所で治療を担当できるような体制・環境整備が必要である
2. 治療前に十分なプランニングを行うことが必須である
3. 経皮的局所療法の対象は，外科ならば大きな侵襲を覚悟して肝切除を行なう悪性腫瘍であり，肝切除と同等の効果をあげることが要求される．きちんとした技術を習得する必要がある．そのための最善の方法は，実績のある施設で研修を受けることであろう
4. 治療効果の判定に細心の注意を払う．術前 CT と評価 CT では，体のわずかなねじれや呼吸の差異などにより，断面が異なることも多い．そのような場合には，血管を 1 本 1 本同定する綿密な検討が必要である
5. 肝癌は RFA や肝切除で根治的治療が行われても，1 年で 20〜30 ％，5 年で 70〜80 ％が再発する．治療後は定期的なフォローアップを行い，再発を早期に発見することが重要である

1 総論

① 肝細胞癌症例の 85 ％は肝硬変を合併している．また，無症状のことが多いため，大部分の症例では診断時にすでに病変が多発している．このため切除可能症例は限られる．
② 肝細胞癌では，いわゆる根治的治療がなされても，5 年で 70〜80 ％の症例に再発がみられる．これは，画像診断で捉えられない微小転移が治療時にすでに存在したり，癌の治療をしても癌発生の母地となった肝硬変は残るため異時性の多中心性発癌が起こったりするためである．
③ 症例ごとに，治療に伴うリスクとベネフィット，他に有効な治療法はないか，などを考慮して治療法を選択する．

④ 肝細胞癌症例では，治療により肝機能を低下させては長期的な予後は期待できない．
⑤ 経皮的局所療法とは，超音波などのイメージガイド下に病変に注入針や電極を挿入し，物理的に癌を破壊する治療法の総称である．
⑥ 経皮的局所療法には，経皮的エタノール注入療法（PEIT），経皮的マイクロ波凝固療法（PMCT），経皮的ラジオ波焼灼療法（RFA）などがある．現在では，ほとんどが RFA である[1]．
⑦ 経皮的局所療法は，局所の根治性に優れ，肝機能への影響が少なく，再発時の再治療が容易である．
⑧ 東京大学消化器内科では新規症例の90％以上を PEIT，PMCT，RFA などの経皮的局所療法で治療してきた．
⑨ 経皮的局所療法は，一見単純な手技にみえるため安易に行われる傾向もあり，技術レベルが施設により大きく異なる．
⑩ RFA は肝切除と比較して，無再発生存率は低いが生存率自体は高い可能性がある．

2 目的

肝癌に対する経皮的局所療法は，大部分の症例においては，病変を完全に ablation し根治を得る目的で実施される．ただし，経皮的局所療法は開腹手術とくらべて侵襲が少ないことから，根治を目指せない症例に対し，腫瘍を減量し予後の改善を図る目的で，主病変のみを治療するような使い方もある．

3 適応

東京大学における RFA の適応は下記の通りである．
① 症例ごとにリスクとベネフィットを考慮して適応を決定するため，肝機能がある程度良好で他に有効な治療がない場合には4個以上，3 cm 超も対象
② 血管侵襲や肝外転移なし
③ 原則として多血性病変のみが対象
④ 病変の存在部位では適応を制限していない[2]（肝門部や尾状

葉などの病変は上級者が担当している．十分な技術と経験を習得するまではリスクのある部位，症例は避けるべきである）．
⑤ PT 50％以上（血小板 50,000 未満は血小板輸血で対処）
⑥ コントロール不能の腹水なし
⑦ 十二指腸乳頭機能障害なし
⑧ 高度腎障害なし

なお，十二指腸乳頭機能障害例では逆行性胆道感染による肝膿瘍を避けるため，病変と消化管が癒着している症例では消化管穿通や穿孔を避けるため，PEIT を選択する．

4 手技の実際

① 前日に十分な時間を取りプランニングを行う．すなわち，エコーを行うと同時にすべての画像を総合的に検討し，病変がいくつあるのか，どのような体位をとらせどのようなアプローチで病変を穿刺するかを決定する．
② 午前中に RFA 予定の患者は朝食止めとする．
③ 酸素飽和度と脈拍数，血圧をモニターする．
④ 前投薬〔通常はペンタゾシン（ソセゴン®）30mg，ヒドロキシジン塩酸塩（アタラックス P®）25 mg，アトロピン硫酸塩水和物（硫酸アトロピン®）0.5mg〕を投与する．
⑤ 坐位，右半側臥位などの適切な体位をとらせ，エコーで病変を描出し，穿刺部位を局所麻酔し，まず 14 ゲージの誘導針（シルックス社製）を挿入し，それを介して電極を挿入する．
⑥ 電極先端から 3 cm あるいは 2 cm の距離を計測し，おおよそどの範囲が焼灼されるかの見当をつける．
⑦ 焼灼を開始する．3 cm 電極では 60 ワットから，2 cm 電極では 40 ワットからスタートして，1 分ごとに 20 ワットずつ出力を上げている．やがてインピーダンスが上昇し電流が流れなくなるため（この状態をわれわれは "break" と呼んでいる），一時的に出力をゼロにし，15 秒程度待ってインピーダンスが低下してから再び出力を開始する．この時の出力は "break" 時より 20 ワット低い値としている．

3 cm 電極では 12 分間, 2 cm 電極では 6 分間焼灼を原則としている. ただし, グリソン鞘などの構造物が治療病変の近傍に存在する場合には, 発生するガスがこれらの構造物に接するようになれば, 損傷を避けるために焼灼を中止する.

⑧ 術中に強い疼痛を訴える症例ではペンタゾシン 15 〜 30 mg とヒドロキシジン塩酸塩 12.5 〜 25mg を適宜追加投与する.

⑨ 大きな病変では, 病変内のいくつかの部位に電極を系統的に入れ分け, 病変全体を焼灼する.

⑩ 術後 3 時間は絶対安静, それ以降は翌朝主治医回診までベッド上安静とする.

⑪ 病変全体を焼灼しえたと思われれば, 翌日以降に効果判定のため CT を施行する. 評価 CT で病変部が safety margin を伴い壊死していると判定されれば治療終了となる. しかし, 明らかな癌の残存がなくとも, 残存する可能性があれば, RFA を追加し, その後, 再び評価 CT を施行している.

⑫ Cool-tip 電極を使用した RFA のビデオ (日本医師会ビデオライブラリー: 作品番号 FZ-047「肝癌治療の新たな扉を開く『経皮的ラジオ波焼灼療法』」), DVD (ライブデモンストレーション in 大分「経皮的ラジオ波焼灼術」センチュリーメディカルが無料配布中) を作製したので, それを見ていただけば手技の概要は理解しやすいだろう.

5 コツ

① 穿刺は普通の呼吸で行う. 深吸気での穿刺は呼気時に電極が抜けるので避ける. 患者がうまく呼吸停止できない場合は, 呼吸のサイクルのなかでは呼吸運動が一瞬停止する呼気時に穿刺する.

② 電極先端は, 一般には, 病変下縁から最小でも 2 mm 程度先まで進める. 先端から 2 〜 3 mm 先まで焼灼されるので, これで 5 mm 程度の safety margin が確保できる.

③ 系統的に電極を入れ分ける場合, どの部位から焼灼を始め

るか十分にプランニングする．最初にリスクの高い部位や穿刺しにくい部位を焼灼することが原則である．

6 合併症予防と対策

① RFA では 3％前後の症例で合併症が，0.3％前後で術死が報告されている．主な合併症は，出血（腹腔内出血，血胸，胆道内出血），隣接臓器損傷（消化管穿通，穿孔，胆嚢損傷），火傷（腹壁熱傷，横隔膜熱傷による胸水貯留），肝膿瘍，胆管狭窄，播種，である．
② 合併症を避けるには，まず，十分な技術を習得することである．自分の技術レベルを知り，リスクとベネフィットを熟慮して症例を選択する必要がある．
③ 出血を避けるため，出血傾向を起こす薬（パナルジン®，アスピリン®など）が投与されていないか，腎不全など出血傾向がみられる合併症がないかをチェックする．
④ 肋間動静脈の損傷を避けるには，肋骨の上縁から刺入する．
⑤ 胆道内出血予防には，グリソン鞘を避けて穿刺経路を選択する．
⑥ 肝内の脈管だけでなく肝表面の側副血行路なども避けて穿刺経路を選択する．
⑦ 術後の安静をきちんと守らせる．出血時にはバイタルサインの変化に注意し，必要なら輸血や止血処置を行う．
⑧ 隣接臓器損傷を避けるためには，人工腹水などの前処置を行い，精確な穿刺を行い，焼灼時間を調節する．
⑨ 肝膿瘍は壊死体積が大きな場合に頻度が高くなる．肝梗塞などにより必要以上に大きな範囲が壊死にならないよう注意する．
⑩ 胆管狭窄を予防するには，グリソン鞘近傍での必要以上の焼灼を避けることである．

治療困難例への工夫を表 1 にまとめて記載した．

表1 ◆治療困難例への工夫

治療困難理由	対処法
①横隔膜直下で描出が困難な病変（S4, S8腹側）	人工腹水作成
②横隔膜直下で描出が困難な病変（S7, S8背側）	人工胸水作成
③S4病変	右半側臥位
④心臓直下の病変	坐位で心窩部斜め走査
⑤Spiegel葉の病変	通常は尾側から肝左葉外側区を介してアプローチする．穿刺方向を逆にして頭側からアプローチすることもある．肝左葉とSpiegel葉との間の血管を避けてアプローチする．CTで肝左葉と尾状葉との間に隙間がある場合でも，坐位にすると隙間がなくなる場合が多い．右半側臥位で上部肋間から門脈臍部と下大静脈の間を通過してアプローチすることもある．人工胸水を作成するなどして，右葉の背側から肝門部と下大静脈の間を通過してアプローチすることもある
⑥左葉左端の病変	左側の人工胸水作成し左肋間からアプローチ
⑦Bモードで不明瞭な病変	造影超音波ガイドあるいはマーキングニードル法，RVS
⑧消化管に接する病変（癒着のない場合）	人工腹水作成
⑨消化管に接する病変（癒着のある場合）	焼灼により，発生するガスが消化管に接したら焼灼を終了．評価CTで焼灼不十分なら再焼灼あるいはPEITを選択
⑩グリソン鞘に接する病変	焼灼により発生するガスがグリソン鞘に接したら焼灼を終了．評価CTで焼灼不十分なら再焼灼
⑪胆囊に接する病変	焼灼により発生するガスが胆囊に接したら焼灼を終了．評価CTで焼灼不十分なら再焼灼
⑫病変が肝表面に存在し焼灼に伴い強い疼痛が予想される症例	人工腹水作成

治療困難例への対処法を略記した．ただし，治療困難例に無理に手を出し，合併症を起こしたり癌を残存させたりするよりは，実績のある施設へ紹介するなり，肝切除など他の治療を選択すべきである

> **Memo** 経皮的局所療法用新型プローブ PVT-350BTP

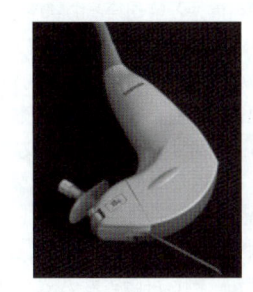

当科では，新型のコンベックス穿刺プローブ PVT-350BTP（東芝）開発の基本コンセプトに関与し，現在ではすべての経皮的局所療法をこのプローブを用いて実施している．その特徴は，第1に，穿刺孔がプローブ内側に位置することである．穿刺用アタッチメントをプローブ外側に装着するタイプでは，肝表面近傍が死角となる．しかし，PVT-350BTP では穿刺針や電極が体内に挿入された直後から観察可能である．第2に，100℃という穿刺角度が選択可能なことである．このため，画面の左から右に穿刺したい場合でもプローブの持ち手を逆にすることなしに穿刺可能となった．55度，70度，85度の角度も選択可能である．第3に，穿刺用アタッチメントがプローブと一体となり，把持しやすいことである．第4に，標準コンベックスと同じ視野角，画像が得られることである．穿刺プローブにはリニアやセクタ，マイクロコンベックスもあるが，当科ではコンベックスを推奨している．インターベンション前のプランニングエコー時にコンベックスで観察するならば，穿刺時にもコンベックスを使用したほうが，画像が同一となり病変の確認がより確実となる．また，コンベックスではセクタやマイクロコンベックスと比較して良好な画質が得られる．

> ### Memo 経皮的局所療法と肝切除
>
> 経皮的局所療法と肝切除との関係について，2005年版肝癌診療ガイドライン[3]の治療アルゴリズムでは，「肝障害度AまたはBの症例においては，腫瘍が単発ならば腫瘍径にかかわらず肝切除が推奨される」と述べられている．根拠はArii, S.らの論文である[4]．
>
> しかし，これはランダム化比較試験（RCT）による知見ではない．背景因子が肝切除群とPEIT群では異なる．肝切除群は男性が多く年齢も若いことが論文に記載されている．また，同じ肝障害度Aといっても肝切除群のほうがPEIT群よりも肝硬変症例の割合が少ないと思われる．その結果は切除群のほうが多中心性発癌による再発が少なく肝不全になる率も低くなる．さらに，心肺疾患などの重篤な合併症を有する患者がPEIT群に回ったために，生存率に差がでた可能性も否定できない．
>
> 両治療法のRCTでは「病変数単発ないし2個，径3cm以内，Child A, Bの症例では，肝切除とPEITで再発率，生存率に差はみられなかった」とされている[5]．また，別のRCTでは「単発で径5cm以下のHCCでは，肝切除とRFAでは生存率に差がみられず，有害事象は肝切除で高頻度に起こり，重症であった」とされている[6]．わが国でも肝切除とRFAとのRCTが企画されているが，どちらの治療がsurvival benefitがあるのかが判明するよう，primary endpointは生存率とすべきである．

文献

1) Shiina, S. et al.: Gastroenterology, 129 : 122-30, 2005
2) Shiina, S. et al.: Oncology, 62 : 64-68, 2002
3) 科学的根拠に基づく肝癌診療ガイドライン作成に関する研究班編：「科学的根拠に基づく肝癌診療ガイドライン 2005年版」，金原出版，2005
4) Arii, S. et al.: Hepatology, 32 : 1224-1229, 2000
5) Huang, G. T. et al.: Ann. Surg., 242 : 36-42, 2005
6) Chen, M. S. et al.: Ann. Surg., 243 : 321-328, 2006

（椎名 秀一朗）

C. 肝膿瘍ドレナージ術 (PTAD)

ポイント
1. 膿瘍径が大きく臨床症状が重篤な症例は経皮経肝膿瘍ドレナージ (PTAD) のよい適応である
2. PTAD は腹水多量, 出血傾向のある症例には禁忌である
3. PTAD の合併症として出血, 内容液の漏出, チューブ逸脱による腹膜炎, 膿瘍の破裂に注意する

1 総論

肝膿瘍は肝内に細菌, 寄生虫などの感染巣が生じて形成される. 細菌性とアメーバ性に大別される. 治療は主に PTAD と抗生剤投与が行われる.

2 目的

膿瘍は体内に発生した細菌で汚染された膿汁, 浸出液が貯留したものである. 放置しておくと細菌が繁殖して周囲に炎症が波及する恐れがある. 病態が悪化すると敗血症性ショック, 多臓器不全に移行する. 膿瘍ドレナージはこれらの感染巣の原因物質を排出し, 減圧を図ることを目的とする. また培養検査で, 起炎菌を同定し薬剤感受性を確認する目的も兼ねる.

3 適応

膿瘍径が大きい (3 cm 以上) 症例や臨床症状が重篤な症例では積極的にドレナージを要する.
腹水が多量に貯留している症例, 出血傾向を有する症例では禁忌である. 膿瘍の腹腔内破裂に対しては外科的な開腹下ドレナージを考慮する.

ガイドワイヤー

ドレナージチューブ

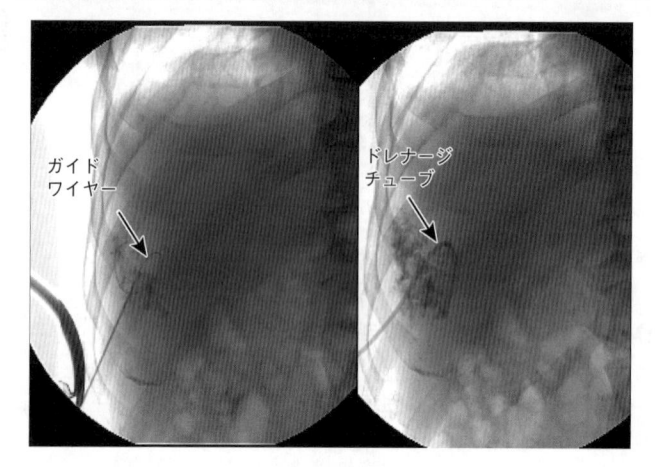

図1 ◆ PTAD

4 手技の実際

① 超音波ガイド下に 21G PTBD 穿刺針を肝組織を介して膿瘍内まで穿刺する．② 膿瘍の内容物を吸引し培養検査に提出する．③ 内容物を吸引した後造影剤を少量注入し，穿刺針が適切に膿瘍内に入っていることを確認する．次に，④ 穿刺針内にガイドワイヤーを挿入する．⑤ ガイドワイヤーを膿瘍腔内に充分送り込んだ後，穿刺針を抜去する．ダイレーターで孔を広げる．次に ⑥ ドレナージチューブをガイドワイヤーに沿って入れる（図1）．⑦ ガイドワイヤーを抜きとり，最後にドレナージチューブを皮膚に固定する．

5 コツ

穿刺する際，肝表面と膿瘍の間に健常肝組織をできるだけ長く介在させるよう心がける．菌が流入しないように，肝内胆管，門脈，動脈が穿刺経路上にいないことをエコーで確認しなが穿刺する．チューブ留置後はチューブが閉塞しないよう連日生理食塩水で洗浄する．

6 合併症予防と対策

PTAD 施行にあたっては出血，膿瘍の破裂，チューブ逸脱，内容液の漏出による腹膜炎の合併の危険性について充分に説明する．ドレナージが失敗した場合は外科的処置が必要になる可能性も説明しておく必要がある．

> **Memo 経胆道性肝膿瘍**
>
> 肝膿瘍の成因として現在最も頻度が高いのは経胆道性である．総胆管結石や胆道閉塞をきたす悪性腫瘍により胆管炎が起こり，膿瘍を併発することがある．胆道感染に起因する肝膿瘍の場合は，胆道ドレナージを早急に行うべきである．

文献

1) 吉田　博：治療, 83, 583-586, 2001
2) 林　茂樹 ほか：消化器臨床内科, 16, 433-439, 2001
3) 島田　博：「肝膿瘍の画像診断の進歩と治療法の検討」，日本消化器外科学会雑誌, 23, 12-17, 1990

（良沢昭銘，石垣賀子）

A. 血管造影 CT (CTAP・CTHA)

ポイント
1. 血管造影 CT は侵襲の高い検査であるが，引き続いて塞栓術を行える汎用性がある
2. 血管造影 CT は腫瘍個数 2〜3 個の再発症例に最も効果を発揮し，RFA か TAE か治療方針を決めるのに役立つ（図 1）
3. 思い込みを捨て小まめに造影し，冷静に判断しながら血管に優しくカテーテル操作を行う
4. 正しい知識と冷静な判断のうえに，安全な interventional radiology が成り立つと肝に銘ずるべきである

1 総論

　血管造影検査は画像診断のなかでは侵襲が高い．しかし MDCT や SPIO-MRI，各種造影超音波が進化した今でも，そのまま肝動脈塞栓術に移行できる汎用性があるため，上腸間膜動脈を介して，門脈に造影剤を注入しながら撮影する CTAP，肝動脈に造影剤を注入しながら撮影する CTHA を併用して腫瘍性病変の存在診断や質的診断を行っている．単に診断目的での血管造影検査や CTAP，CTHA のみ行われることは激減した．

2 目的

　肝動脈塞栓術に先立って，CTAP，CTHA を併用して肝内病変の存在診断や質的診断を行う目的で行われることが多い．われわれの検討では再発症例や多発症例では通常のダイナミック CT では指摘できない小病変が新たに 24％ で見つかった．よって腫瘍個数 2〜3 個の再発症例に最も効果を発揮し，RFA か TAE か治療方針を決めるのに役立つと思われる．

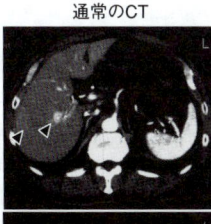

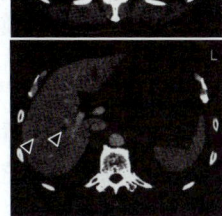

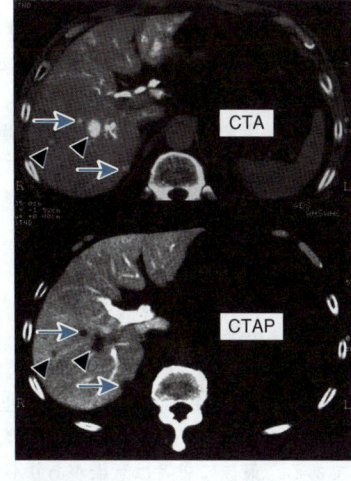

図1 ◆ CTAP, CTHA による病変の描出
矢頭は通常の CT で認められた病変．矢印は，血管造影 CT を行ってさらに指摘できた病変

3 手技

1) インフォームドコンセント

術前に十分に検査について説明し同意を得ておく．比較的侵襲が高い検査であり，頻度は少ないが致死的な合併症を引き起こす可能性があるためである．

2) 穿刺

救急薬品も必ず用意したうえで行う．患者の体位は軽く股を開いた臥位をとってもらう．触診をして穿刺部位を決め消毒し局所麻酔へと進める．大腿動脈は大腿骨頭中央部レベルで穿刺する．45度の刺入角で入ると合併症を防げる．

3) カテーテルの挿入

シースを挿入したら，いよいよカテーテルの挿入である．必ずガイドワイヤーを先進させてからカテーテルを追随させる．余計な力は絶対に入れない．落ち着いて五感を研ぎ澄ませる．少しでもガイドワイヤーやカテーテルに抵抗があれば，目的と

していない末梢の動脈に迷入していたり，血管壁を傷つけたりしている可能性があり，また血管攣縮を起こして以後の検査や治療に支障をきたすので注意を要する．

4) アプローチ

腹腔動脈や上腸間膜動脈など大腿動脈から直接分岐する血管まで 4.5Fr の親カテーテルでアプローチし，その先はマイクロカテーテルを駆使する．目的の血管に進みにくいときこそ，思い込みを捨て，小まめに造影して，冷静沈着に進むべき道を判断し，繊細に血管に優しく進むように心がける．また時間を決め，撤退する決断も持ち合わせることが必要だ．

5) 終了後の注意点

終了後は圧迫止血である．肝障害度 A, B の患者であれば普通 10 分の圧迫止血で充分である．止血は最初の 3 分が重要である．ここでしっかり押さえられれば，止血は成功したのも同じである．最後に患者は意識があり不安のなかで血管造影を受けている．軽率な言動は厳に慎むべきだ．

4 適応

血管造影検査は画像診断のなかでは侵襲が高いため，適応は十分に考慮すべきである．診断のみの血管造影は行われず，TAE や動注カテーテル埋設に伴って行われる．適応も TAE や動注カテーテル埋設に準ずる．すなわち，肝障害度 A, B で切除や RFA 単独治療の適応外の症例が対象となる．造影剤によるショックの既往がある症例は適応外である．

5 コツ

すべての施設に IVR-CT があるとは限らない．実際，当院でも IVR-CT は設置されていない．そのため 2 本のカテーテルを挿入して，1 本を腹腔動脈へ挿入し，さらにマイクロカテーテルを肝動脈に挿入して CTHA を撮影，さらにもう 1 本を上腸管膜動脈に挿入して CTAP を撮影することによって，Angio 室から CT 室への移動を 1 往復で済ますことができる（図 2）．

| CTA | CT during hepatic artery angiogram |
| CTAP | CT during arterial portal vein angiogram（via SMA）|

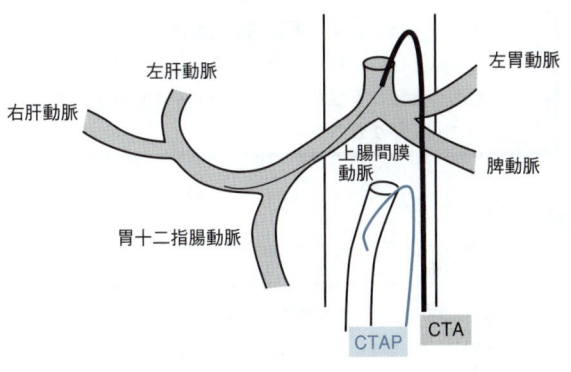

図2 ◆ CTAP, CTHA のカテーテル挿入の図

6 合併症予防と対策

1) ヨード造影剤による合併症

5％以下の頻度で悪心，嘔気，発疹，掻痒感が起こる．さらに 0.1％未満であるが血圧低下，呼吸困難，痙攣，ショックをきたすことがある．TAE など回を重ねることによってもリスクは高まる．既往歴の聴取や十分な説明と承諾書，さらに救急備品の準備など備えあれば憂い無しである．

2) 手技に伴う合併症

穿刺部位からの出血は，十分な圧迫止血で防げる．また穿刺部位が高すぎると後腹膜出血の危険があり，低すぎると止血が不十分になったり仮性動脈瘤を起こしたりする．大腿骨頭中央部の高さが穿刺に適している．

血管の内膜損傷は，基本に忠実にカテーテル操作を行うことによって防げる．乱暴なカテーテル操作は厳に慎むべきである．また，血栓，塞栓症の発症のリスクを回避するため過度の安静は避けるべきである．当院では術後4時間の安静のみとしている．その他，穿刺に伴う神経の損傷，穿刺部の感染がある．

> **Memo** 検査報告書の書き方
>
> 得られた画像所見を解釈し過不足なく記載する習慣を身につけることは手技の習得と同じく重要である．独りよがりにならないよう客観的な判断が求められる．そのためには正しい知識が必要である．正しい知識と冷静な判断のうえに，安全な interventional radiology が成り立つと肝に銘ずるべきである．

文献

1) Seldinger, S. I. : Acta. radiol., 39 : 368-376, 1953
2) Berlin, L. : AJR, 169 : 15-18, 1997
3) 河内伸夫：「腹部血管造影ハンドブック」, 3-40, 中外医学社, 1999
4) 科学的根拠に基づく肝癌診療ガイドライン作成に関する研究班編：「科学的根拠に基づく肝癌診療ガイドライン 2005 年版」: 50-66, 金原出版, 2005

（小尾 俊太郎）

B. TAE・TAI

ポイント

1. 肝障害度 A, B で切除や局所療法の適応外となった症例の治療として広く行われている
2. 初回治療の 30％, 再発治療の 53％を担う. 再治療が比較的容易で肝癌治療の主軸をなす
3. 門脈腫瘍塞栓（Vp3, 4）や高度の A-P シャントを伴う症例では一般に禁忌とされている
4. 詰め過ぎによる血管狭小化に十分注意する. 無理をしないことが肝要である
5. 塞栓術は常に血流障害をきたすことを念頭に手技を進めることが最大の合併症対策である

1 総論

進行肝細胞癌の大部分は動脈血のみから栄養されている. 一方, 非癌部肝組織は肝動脈と門脈から栄養を受けている. したがって TAE・TAI は, 肝動脈を塞栓することによって, 癌のみを壊死させるという理論に基づいた治療方法であり, 山田らによって, わが国で開発され世界に広まった治療法である.

第 17 回全国原発性肝癌追跡調査報告によると初回治療法では切除 34％, 局所療法 31％, TAE 30％であり, 初回治療の 1/3 を担う. さらに再発治療においては, TAE 53％, 局所療法 24％, 化学療法 10％となり, 再発治療の半数以上を担っておりわが国の肝癌治療の主軸をなしている（図 1, 2）.

2 目的

腫瘍の栄養血管を塞栓することによって, 癌細胞を壊死させることを目的としている.

生存率（%）

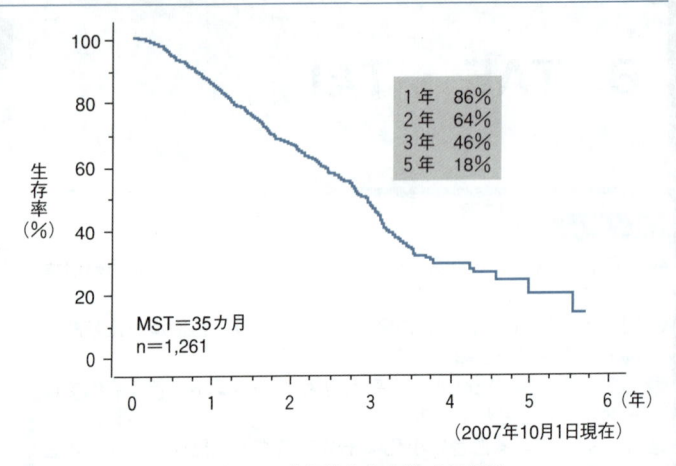

1年 86%
2年 64%
3年 46%
5年 18%

MST＝35カ月
n＝1,261

(2007年10月1日現在)

図1 ◆ TAE 施行後生存曲線（自験例）

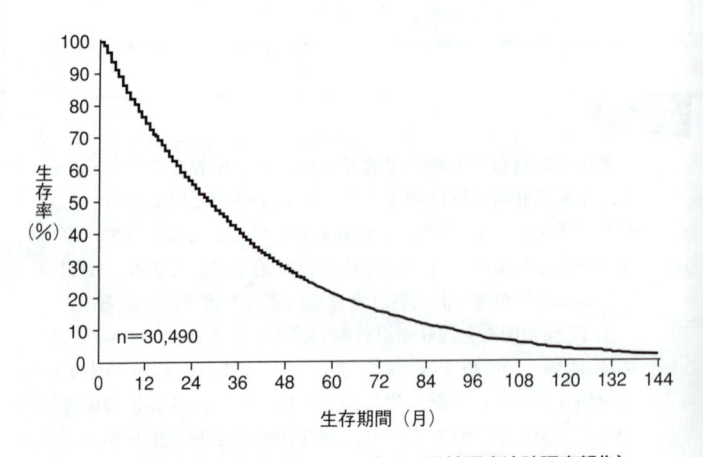

生存期間（月）

図2 ◆ TAE 施行後生存曲線（第 17 回全国原発性肝癌追跡調査報告）
肝細胞癌に対する，肝動脈塞栓療法 + Chemolipiodolization の全症例 (n = 30490)

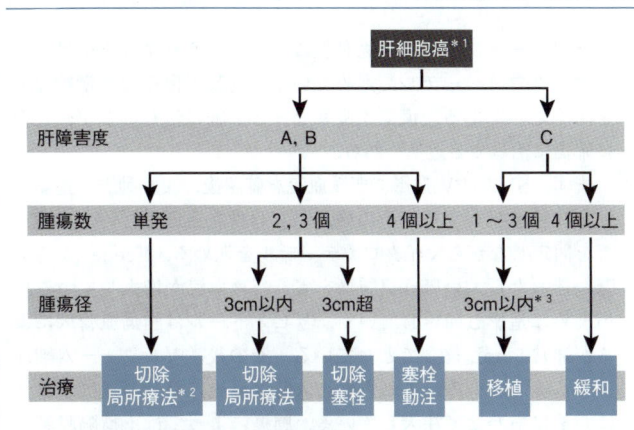

```
                        肝細胞癌[*1]
                           │
        ┌──────────────────┴──────────────────┐
肝障害度         A, B                            C
        ┌──────────┼──────────┐         ┌──────┴──────┐
腫瘍数  単発    2, 3個    4個以上      1～3個     4個以上
        ┌───┴───┐  ┌──┴──┐
腫瘍径      3cm以内  3cm超            3cm以内[*3]
         ↓        ↓        ↓        ↓        ↓        ↓
治療   切除     切除     切除     塞栓     移植     緩和
      局所療法[*2] 局所療法  塞栓    動注
```

*1 肝障害度B, 腫瘍径2cm以内では選択
*2 腫瘍が単発では腫瘍径5cm以内

図3 ◆ 肝細胞癌治療アルゴリズム

3 適応

　肝癌診療ガイドライン（2005年版）の肝細胞癌治療アルゴリズム（図3）によると，肝障害度A，Bで腫瘍個数が2，3個であれば腫瘍径3 cm超，腫瘍個数が4個以上であれば個数にかかわらず塞栓を推奨している．実際には肝障害度A，Bで手術適応，局所療法の適応外の症例に行われている．また肝細胞癌破裂症例では，第一選択とされる治療方法であり止血効果は高い．さらに副腎転移の治療に応用されている．

4 手技の実際

　血管造影の手技はPart1 § 2-2) Aに譲る．CTAP，CTHAに引き続き治療手技に移れることと治療評価が直ちに行えることがAngio-CTとTAEをコンビネーションで行う最大の利点である．MDCTやSPIO-MRIが普及した現在，ただ診断目的にAngio-CTを行うのはナンセンスである．手技の実際としてはマイクロカテーテルを駆使することである．われわれは4Fr

シェファードフックを腹腔動脈に架けて,それより末梢はすべてマイクロカテーテルで進めている.内膜損傷や血管攣縮などを防ぐためである.慌てず乱暴な操作を厳に慎むことが,安全に確実に治療する近道である.

まず,SMA-PV造影で門脈血流を確認後,腹腔動脈を造影して全体像を把握する.その後,左右肝動脈造影を行い,栄養血管を同定しながらマイクロカテーテルを進める.Feederを探す際,迷ったら太いほう(腫瘍を養うため血流が増大している),小まめに造影し同定していく.リピオドールは腫瘍血管床によるが通常5 mL位までとしている.その後,ゼルフォーム細片にて塞栓している.これらの注入時は血流に乗せて飛ばすように心拍にあわせて注入している.腫瘍によっては下横隔膜動脈や内胸動脈,肋間動脈,腎動脈から養われることがある.

5 コツ

血管障害をいかに防ぎながら,効果的に腫瘍血管を塞栓するかに尽きる.肝細胞癌は必ず再発するので,一度で完全に塞栓すると思わないことが重要である.超選択的にカテーテルが挿入されているときはこの限りではないが,一般的なTAE適応症例は多発例である.無理な塞栓は予後を改善しない.

6 合併症予防と対策

1) 主な合併症

血管造影の手技に伴う合併症〔Part1 § 2-2) A 参照〕以外の肝動脈塞栓術に特徴的な合併症をあげる.治療直後の嘔気,上腹部痛,発熱,一過性の肝胆道系酵素の上昇は,程度の差はあるが必発である.嘔気や発熱で消耗すると肝機能が著しく低下するため積極的に対症療法を行う.

2) 重篤な合併症

重篤な合併症として肝動脈狭小化,肝膿瘍,Biloma の形成,肝機能低下,血流障害による潰瘍などがあげられる.肝動脈狭小化は日常最も高頻度で遭遇し,後の治療に支障をきたす.対策としては,リピオドールや抗癌剤,塞栓物質の過剰使用を慎

むべきである．また胆道系手術後の症例では肝膿瘍やBilomaが発生しやすい．対策として胆嚢動脈を避けて塞栓することや過剰な塞栓を避けることである．予防的に抗生物質も使用する．塞栓術は常に血流障害をきたすことを念頭に手技を進めることが最大の合併症対策である．

> **Memo　統計解析上の注意点**
> 　TAEの対象となった症例は，切除や局所療法の適応外の症例が大多数である．したがってTAEと他の治療法の治療成績はBaiasがあり単純に比較できない．

文献

1) Yamada, R. et al.: Radiology, 148 : 397-401, 1983
2) Camma, C. et al.: Radiology, 224 : 47-54, 2002
3) 岡田吉隆:「腹部血管造影ハンドブック」: 96-105, 中外医学社, 1999
4) 科学的根拠に基づく肝癌診療ガイドライン作成に関する研究班編:「科学的根拠に基づく肝癌診療ガイドライン2005年版」: 111-129, 金原出版, 2005

（小尾　俊太郎）

A. ERCPと関連検査手技
（ブラッシング細胞診，経乳頭的生検，POCS/POPS，IDUS）

ポイント

❶ 急性膵炎・胆管炎合併時は炎症を悪化させるため，診断目的で施行することは禁忌である．（総胆管結石截石，胆道ドレナージなど治療目的であれば，むしろ積極的な適応）

❷ 上部消化管手術の既往，術式（特に再建方法）を事前に確認しておく

❸ 出血傾向の有無（基礎疾患の有無，抗凝固剤内服の有無）やヨードアレルギーの有無を事前に確認しておく

1 総論

内視鏡的逆行性膵胆管造影（endoscopic retrograde cholangiopancreatography：ERCP）は，十二指腸乳頭の胆管・膵管開口部から造影チューブを挿入して膵管・胆管を直接造影し，膵胆道疾患の診断を行う検査である．また，必要に応じて，引き続き経乳頭的にブラシや生検鉗子を挿入して細胞診・生検を行うことができる．さらに，これを応用した手技としては，細径超音波プローブや細径内視鏡を挿入して行う管腔内超音波検査（intraductal ultrasonography：IDUS）や経口胆道鏡／膵管鏡検査（peroral cholangioscopy/pancreatoscopy：POCS/POPS）などがある．

2 目的

膵胆道疾患の鑑別診断・確定診断，腫瘍の進展度診断のために行う．

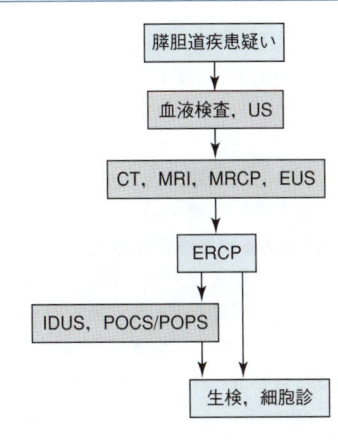

```
膵胆道疾患疑い
     ↓
  血液検査, US
     ↓
CT, MRI, MRCP, EUS
     ↓
    ERCP
     ↓
IDUS, POCS/POPS
     ↓
  生検, 細胞診
```

図1 ◆ 膵胆道疾患診断のアルゴリズム

3 適応

膵胆道疾患診断のアルゴリズムを図1に示す．ERCPおよびその関連手技は内視鏡検査のなかでも合併症の発生頻度が高い手技であるため，US, CT, MRIなど侵襲の少ない検査をまず行い，これらの検査で情報が不十分な場合に適応を検討する．

1) ブラッシング細胞診, 経乳頭的生検

胆管・膵管狭窄の鑑別診断, 胆管癌・膵癌の確定診断など．

2) IDUS

乳頭部癌・胆管癌の進展度診断, 膵管内乳頭腫瘍 (intraductal papillary mucinous neoplasm of the pancreas : IPMN) における壁在結節・主膵管内進展などの診断, 微小総胆管結石の診断など．進展度については胆管・膵管の長軸に沿った水平方向進展ならびに深達度診断（壁深達度, 膵実質浸潤, 血管浸潤, リンパ節転移など）を含む．

3) POCS/POPS

胆管・膵管狭窄の鑑別診断, 胆管癌・IPMNの水平方向進展度診断など．また, 巨大結石や合流部結石（confluence stone）など通常の採石バスケットや機械的砕石具で治療困難な胆管結

石に対して，電気水圧衝撃波（electrohydraulic lithotripsy：EHL）やレーザーを用いて治療することもできる．

4 手技の実際

十二指腸下行脚まで内視鏡を挿入して乳頭を正面視した後，造影チューブを胆管あるいは膵管に挿入し，造影剤を注入する．狭窄・拡張といった口径変化，壁の性状，陰影欠損，透亮像，造影剤の pooling，分枝所見などから診断を行う．

また，総胆管結石であれば，引き続き内視鏡的乳頭括約筋切開術（endoscopic sphincterotomy：EST）や内視鏡的乳頭バルーン拡張術（endoscopic papillary balloon dilation：EPBD）を行って結石を除去することができ，胆管狭窄による閉塞性黄疸であれば，ドレナージチューブ留置を行うことができる〔内視鏡的胆道ドレナージ術（endoscopic biliary drainage：EBD）〕．

造影のみでは診断が困難な場合には，必要に応じてブラッシング細胞診や生検，さらに，IDUS や POCS/POPS を行うこともできる．（IDUS については Part 1 §1-3）B 参照）．なお，POCS/POPS を行う際には，乳頭処置（EST や乳頭形成術など）の既往や IPMN などで開口部が開大していないかぎり，EST を付加する必要がある．

5 コツ

細胞診用ブラシ，生検鉗子ともにガイドワイヤーで誘導できるものが扱いやすい．また，ブラッシング細胞診と生検を併用することにより診断能の向上が期待できる．

細径超音波プローブや細径内視鏡は破損しやすいため愛護的に扱い，挿入の際には親スコープ（十二指腸内視鏡）の起上レバーはできるだけ使用せず，アップアングルをうまく使って挿入する．

6 合併症予防と対策

ERCP を応用した検査手技は難易度が高いため，熟練した術

者によってのみ行われるべきである．

検査に際しては，血管ルートを確保して補液を行うとともに，膵炎予防のためのタンパク分解酵素阻害剤の投与を検査前より行う．

胆管精査を目的とする場合，膵管への処置具の誤挿入は膵炎の発生リスクを高めるため，ガイドワイヤーで誘導できる処置具の使用が勧められる．

POCS は生理食塩水を胆管内に注入しながらの観察となるが，胆管内圧の上昇により腹痛や除脈・血圧低下（迷走神経反射）が起こることがあるため，生食は 2～3 mL ずつゆっくりと 10 mL シリンジで注入し，良好な視野が得られるまで吸引・注入を繰り返す．この際，被験者の表情・体動・バイタルに十分注意を払い，過剰な注入を行わないようにする．また，除脈や血圧低下が起こった場合には硫酸アトロピン（アトロピン®）を 1A（0.5mg）血管ルートの側管から注入する．

> **Memo さまざまな経乳頭的生検法**
>
> 経乳頭的な生検法には，通常の上部消化管検査用の生検鉗子を使用して透視下に生検する方法（図 2），ガイドワイヤー誘導下に特殊なイントロデューサーを用いて生検する方法（図 3），POCS 下に生検を行う方法（図 4）がある．
>
> 通常の生検鉗子による生検は，最も手軽にでき，また鉗子が大きいため最も多くの量の検体を採取できるが，狭窄や大きな隆起を伴わない平坦な胆管病変，あるいは肝内胆管病変に対しては，アプローチが難しいことが多い．こうした症例においては，ガイドワイヤー誘導下に Howell Biliary Introducer（図 3）を用いることにより，目的とする部位へのアプローチがより容易となる．また，この introducer では生検鉗子が側孔から斜めにでるため，通常接線方向となる非狭窄部の胆管壁に対しても生検が可能である．POCS 下の生検は直視下生検であるため，正確な狙撃生検が行える最も期待される方法であるが，現時点ではその操作性はまだ満足のいくレベルで

はなく，生検鉗子が小さく採取検体量も少ないため，今後の改良が望まれる．

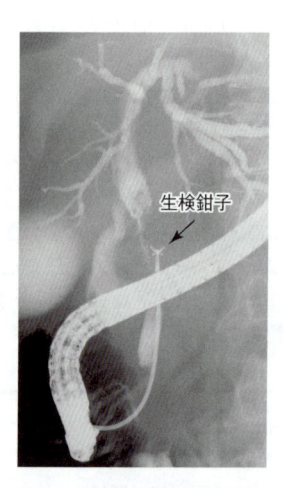

図2 ◆通常の生検鉗子を用いた透視下生検

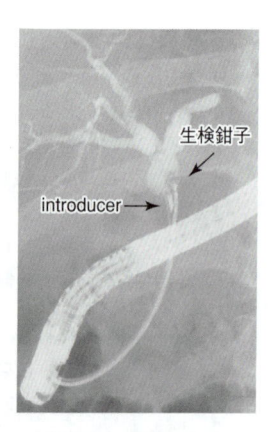

図3 ◆Howell Biliary Introducer（クック）を用いた生検

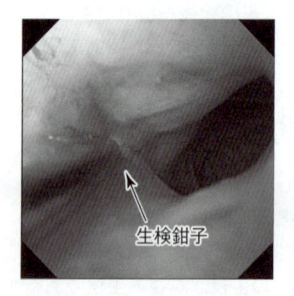

図4 ◆POCS下生検
（→巻頭カラー写真4参照）
CHF-B260：オリンパス使用

文献

1) 日本消化器内視鏡学会卒後教育委員会 編:「消化器内視鏡ガイドライン 第2版」:医学書院, 2002
2) 胆道癌診療ガイドライン作成出版委員会 編:「エビデンスに基づいた胆道癌診療ガイドライン 第1版」:医学図書出版, 2007
3) 日本膵臓学会膵癌診療ガイドライン作成小委員会 編:「科学的根拠に基づく膵癌診療ガイドライン 2006年版」:金原出版, 2006

(安田一朗)

B. 総胆管結石治療
(EST, EPBD, 除去術・破砕術)

ポイント

1. 偶発症を発生させることなく安全に EST を施行するには，ある程度の手技の熟練を要する
2. EPBD の手技自体は容易であるが，切石自体は EST よりも高度の技術を要する
3. バスケット嵌頓を避けるため，10mm 以上の結石はあらかじめ胆管内で破砕しておく
4. 膵管造影は術後急性膵炎の危険因子であり，不必要な膵管造影は極力避ける
5. EST 後出血や穿孔の高い症例に対しては，熟練した術者が EST を施行するか，別の治療法（EPBD，胆管ステント留置）を考慮する

1 総論

1) EST

内視鏡的乳頭括約筋切開術（endoscopic sphincterotomy：EST）は，文字通り十二指腸乳頭括約筋を電気メスで切開して乳頭を拡げる手技である．1974 年に Classen，Kawai らにより臨床報告が出されたが，導入当初は開腹手術が総胆管結石の第一選択の治療法であり，胆摘術後の遺残結石や高齢者などの限られた症例が対象であった．しかし内視鏡手技の向上や各種処置具の開発・改良により，現在では開腹手術にかわる総胆管結石に対する世界的な標準治療法になっている．

2) EPBD

一方，内視鏡的乳頭バルーン拡張術（endoscopic papillary balloon dilation：EPBD）は，1983 年に Staritz により開発された乳頭を切開せずにバルーンで拡げる手技である．術後の急性膵炎の頻度が高いとの懸念から 1980 年代はほとんど行われる

ことがなかったが，1994年のMcMathunaの報告以降，主に日本を中心にESTに代わりうる総胆管結石の治療法として行われている．

3) 特徴

EST，EPBDにはそれぞれ以下に示すような特徴があり，効率よく安全にEST，EPBDにて切石を行うにはこうした特徴を熟知していなければならない．主な特徴は以下の通りである．

- ESTを安全に行うにはある程度の技術の習熟を要するのに対して，EPBDはバルーンで乳頭を拡張するだけの単純な手技であり誰でも同じように施行できる．
- EST後の乳頭開口部は比較的広いため切開後の胆管へのアプローチが容易で1 cm程度の結石ならばそのまま取り出すことができるが，EPBD後の乳頭はEST後にくらべて狭いため切石自体はESTよりも手間がかかり高度の技術を要する．
- EST後に特有の早期偶発症として出血や穿孔があるが，EPBDでは出血や穿孔の心配はほとんどない．急性膵炎はEST，EPBDどちらでも発症しうるが，その頻度は同等かEPBDで多い可能性がある．
- EST後の乳頭機能は高度に低下あるいは廃絶するのに対して，EPBD後の乳頭機能はある程度温存される．術後の乳頭機能は後期偶発症（結石再発や急性胆嚢炎）を考慮する際に重要なポイントである．

2 適応

経十二指腸乳頭的アプローチが可能なすべての総胆管結石が内視鏡的治療の適応となりうる．総胆管結石の多くは何らかの症状を有し，無症状例は10％程度とされる．例え症状がなくても，将来的に致死的な急性閉塞性化膿性胆管炎や重症急性膵炎を発症する危険性があるため，すべての総胆管結石が診断された時点ですみやかに治療することが原則である．しかし，特に無症状例に対しては，治療の必要性と各施設での治療成功率や起こりうる偶発症を患者およびその家族に十分に説明し承諾を得たうえで，治療が行われなければならない．

ESTとEPBDのどちらが優れた治療法なのかは1990年代後半から学会などで議論になっており，まだ完全には決着がつい

表1 ◆ EST, EPBD の特徴

	EST	EPBD
若年者	△	◯*1
少数小結石	◯	◯
多数大結石	◎	△
落下結石*2	△	◯
原発結石	◎	△
傍乳頭憩室	△	◎
BillrothⅡ法再建胃	△	◎
出血傾向（肝硬変など）	×	◎
抗血小板・抗凝固薬	×	◯*3
急性膵炎急性期	◯	△*4
急性膵炎の既往	◯	◯
肝腫瘍に対するラジオ波焼灼療法を予定	×*5	◎

◎：最適，◯：適する，△：やや適さない，×：控えた方がよい
* 1 術後膵炎の危険性が高い可能性がある
* 2 内視鏡的に総胆管結石を切石後に有石胆嚢を摘出した場合，結石再発の頻度がESTよりもEPBDで低い可能性がある
* 3 抗血小板・抗凝固薬を投与中でも安全にEPBDが施行できるという十分なデータはなく，できる限り休薬すべきである
* 4 急性膵炎急性期でも安全にEPBDにて切石できるという少数例の報告もあるが，その安全性ついては十分に確立されていない
* 5 EST後の乳頭機能廃絶により焼灼部位に逆行性感染（肝膿瘍）を起こす危険性がある

ていない．EST と EPBD のランダム化比較試験の結果（有効性と安全性）も報告によりさまざまである．しかし EST と EPBD の特性やこれまでの報告結果をふまえて，どのような総胆管結石に対して EST あるいは EPBD を施行したらよいのかを決定する一助として表1にまとめた．

3 手技の実際

1) 胆管造影〜パピロトミーナイフ，乳頭拡張用バルーン挿入

- ERCP の基本手技である胆管の選択的造影と深挿管（deep cannulation）の技術が身に付いていることが，EST，EPBD を行う際の大前提である．
- 膵管造影は EST，EPBD 後膵炎の危険因子であるため，不必要

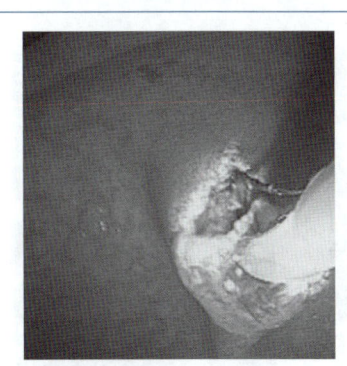

図1 ◆ EST
EST ナイフはあまり張らずに、先端 1/4 〜 1/3 部分で乳頭 11 〜 12 時方向を切開する

な膵管造影は極力避ける.

- 胆管造影で結石が確認されたら、ガイドワイヤーを肝内胆管まで進め、これに被せてパピロトミーナイフ、乳頭拡張用バルーンを乳頭に挿入する.
- バルーンの挿入の際、スコープの鉗子起上装置でバルーンを破損することがあるので、なるべく起上装置は使用せずにスコープのアップアングルで挿入するように心がける.

2) EST

- 切開を開始する前に再度、乳頭をよく観察して乳頭開口部、はちまきひだ、口側隆起、そして胆管の走行を確認する.
- ナイフをゆっくりと張り乳頭の 11 から 12 時方向（胆管方向）に向けるようにして、ナイフの先端 1/4 から 1/3 の部分で切開を開始する（図1）.
- 高周波電源装置は切開電流を使用し、間欠的に切開をしていく. 一気に切開をしようとすると切開スピードが加速して切開しすぎてしまい（zipper phenomenon）、出血や穿孔を起こす危険性がある. 切開・凝固を自動的に制御する endocut system を有する高周波電源装置を使用することで、比較的安全に切開することができる.
- 切開範囲は中切開（はちまきひだと口側隆起の中間までの切開）を行っている施設が多い. 大切開では出血、穿孔の危険が、小切開では膵炎の危険が増す.

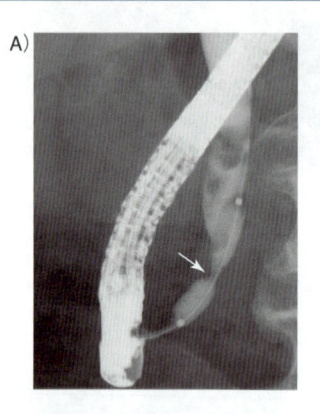

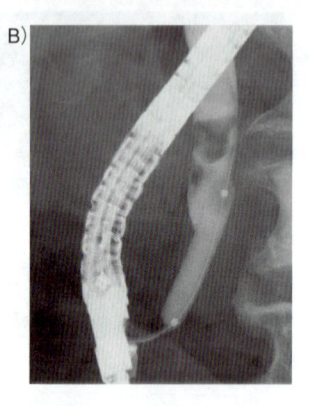

図2 ◆ EPBD

A）希釈した造影剤でゆっくりとバルーンを拡張すると，バルーンのノッチ（矢印）が確認できる．B）バルーンのノッチが切れるまで加圧し，ノッチが切れてから15秒間拡張してからバルーンを減圧する

3）EPBD

- 一般に径8 mmの乳頭拡張用バルーンが使用されることが多い．胆管径が細い症例では乳頭や胆管損傷を防ぐため6 mmや4 mm径のバルーンを使用する．
- 内視鏡画面と透視画面で確認しながら生食で1：1に希釈した造影剤でバルーンをゆっくりと拡張する．空気での拡張は，バルーンにできたピンホールに気づくのに遅れて思わぬ事故につながるので避ける．
- 標準的なEPBDの方法は確立されていないが，最近では低圧で短時間の拡張を行う施設が多い．当院では，以前は一律，8気圧で2分間の拡張を行っていたが，現在では拡張圧はバルーンのノッチが切れるまで（約4気圧）で，拡張時間はノッチが切れてから15秒間としている（図2）．

4）切石術

切石術の基本手技自体はEST，EPBD両者で大差はないが，安全かつ確実に切石するためには以下の点に留意する．

- バスケット嵌頓を防ぐため，大結石（短径10mm以上）は細かく破砕してからバスケット，バルーンカテーテルで取り出す．

バスケット嵌頓は注意すれば防げる偶発症であり，破砕に迷ったならば手間を惜しまず破砕すべきである．

- バスケット嵌頓に対応できるように，エンドトリプターとペンチは検査室に常備しておく．
- 切石処置具（バスケット，バルーンカテーテル）の選択的胆管挿入を心がける．特に，EPBD後には処置具が膵管に誤挿入しやすいので注意する．ガイドワイヤー誘導式処置具を使用することで，膵管の誤挿入はある程度防止できる．
- 透視画面で視認できる結石はなるべくバスケットカテーテルで除去する．
- 結石が複数個ある場合には，一度に多くの結石を掴まないように注意し，乳頭に近い結石から取り出すのが原則である．
- 結石を把持したバスケットは，なるべく胆管の長軸方向に乳頭から出すようにする（スコープを時計回りに軽くねじりながら，下十二指腸角方向に進めると，胆管の軸方向に結石を取り出すことができる）．これは乳頭に負担をかけず確実に切石するための必須の手技である．
- ESTと異なりEPBDでは小結石片の自然排石は期待できない．管腔内超音波（IDUS）で遺残結石の有無を評価することが重要である．

5）結石破砕術

現在，日常臨床で行われている結石破砕術は，機械的結石破砕術（EML），電気水圧衝撃波結石破砕術（EHL），体外衝撃波結石破砕術（ESWL）がある．一部の施設でレーザー破砕術も行われているが，装置が高価なこともあり，あまり普及していない．

- EMLは最も簡便な結石破砕術である．バスケットワイヤーで把持できる結石がEMLの適応となる．しかし巨大結石や積み上げ結石などはEMLバスケットでは掴むことができず，EHLやESWLにてある程度砕く必要がある．
- EHLは胆道鏡下に電極プローブを結石に当てて，電気水圧波で破砕する手技である．すなわち2人の術者が必要でEMLにくらべ煩雑である．EML困難例に対して行われることが多い．
- ESWLの装置がある施設は限られているが，EML，EHLでは砕くことができないような結石には有用な破砕術である．ESWLで破砕するためにはX線透視画面で結石を確認しなけ

ればならないので，あらかじめ ENBD チューブを留置しなければならないことが多い．

- ESWL 単独でも結石の完全消失は可能であるが，結石の細片化が必要であり入院期間が長期化することが懸念される．ESWL である程度破砕できたら，EML や EHL に移行することが多い．

4 偶発症予防と対策

1）急性膵炎

- 膵炎予防として術前から十分量の膵酵素阻害剤を投与する．
- 膵管造影は極力避け，EST/EPBD 後でも処置具の胆管への選択的挿入を心がける．
- 頻回の膵管造影，カニュレーション困難例，precut 施行例では予防的膵管ステント留置を考慮する．膵管ステントは侵襲的な手技であり，ステント留置が不成功に終わった場合には ERCP 後膵炎発症の危険が逆に高まる．膵管ステント留置は膵管インターベンションに精通した術者が行うべきである．
- 膵炎を完全に予防するのは不可能で，早期に診断し適切に治療することが重要である．ERCP 3～4 時間後に血清アミラーゼを測定し，膵炎が疑われた時点ですみやかに膵炎に準じた治療を行う．

2）出血

- 経験の浅い術者は EST 後出血の危険が高いといわれている．
- EST の手技中あるいは手技当日だけでなく，数日後に出血することがあることを念頭に置く
- 出血の危険が高い手技（大切開，乳頭 1～2 時方向の切開，zipper cut）を避ける．
- 血小板数< 50,000/μL，PT > 1.2 INR は EST 後出血の危険性が高く，血小板輸血や凍結血漿の投与などで術前に補正する．
- EST 後出血の高危険群（肝硬変，腎不全，抗血小板／抗凝固治療中，Billroth II 再建胃など）に対しては別の治療法（EPBD，胆管ステント留置）を考慮する．

3）穿孔（EST 後）

- 大切開，乳頭 1～2 時方向の切開，zipper cut を避ける．
- 乳頭憩室や Billroth II 再建胃などの EST 困難例は穿孔を起こす危険性があり，このような症例に対しては熟練者が EST を

施行すべきである．
- 手技中に穿孔に気づいた場合には，胆道減圧のためにすみやかに ENBD チューブを留置してその手技を中止する．
- 穿孔が起きても絶食や胃管の挿入，抗生物質投与で軽快することもある．しかし穿孔の診断がついた時点から外科医と密に連絡を取り，外科的治療について検討する．

4）胆道感染症

- 急性胆管炎急性期の内視鏡的切石は感染症を助長する危険性があるため，胆道ドレナージなどで炎症が改善してから切石を試みる．
- 術前より抗生剤を投与する．
- 結石を残して手技を終了する際には，胆管ステントあるいは ENBD チューブを留置して終了する．
- 総胆管結石を内視鏡的に切石後，有石胆嚢を放置した場合の急性胆嚢炎の頻度は EST よりも EPBD で低いと報告されている（EPBD 後の乳頭機能温存の関与が示唆される）．
- 肝内胆管の狭窄と肝内結石を合併した症例に対して EST を施行すると，（特に肝内結石を治療しなかった場合）逆行性感染により致死的な肝膿瘍を起こす危険性がある．
- 肝腫瘍に対してラジオ波焼灼療法を予定している症例に対しては EST の施行を避ける．EST 後の乳頭機能廃絶による腸液の胆管内逆流により焼灼部位が膿瘍化する危険性がある．

> **Memo** **EPLBD（endoscopic papillary large balloon dilation）**
>
> 従来，大結石（特に径15mm 以上）をそのまま取り出すためには大切開を行わなければならず，出血や穿孔の危険がある．また小〜中切開，EPBD では破砕術が必要で，完全切石までに複数回の手技を要することがある．近年，そのような症例に対して，乳頭を小切開後に消化管拡張用バルーン（径12 〜 20mm）で拡張する手技（EPLBD）が一部の専門施設で行われている（図 3）．EST や EPBD では結石破砕を要するような症例でも，EPLBD で乳頭を拡げれば多くの症例で破砕をすることなく1回の手技で完全切石可能で，また安全性に関して

もESTやEPBDと同等かそれ以上と報告されている[1,2]．**EPLBD**の適応（下部胆管が細い症例では穿孔を起こす危険がある）や標準的手技，長期予後は明らかではなくさらなる検討が必要であるが，今後，大結石に対する第一選択の内視鏡的治療法となる可能性がある．

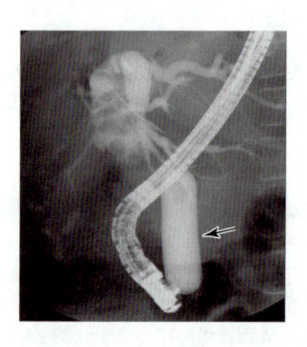

図3 ◆ EPLBD
乳頭を小切開後，消化管拡張用バルーン（径15mm）で拡張する（矢印）

文献

1) Attasaranya, S. et al.: Gastrointest Endosc., 67: 1046-1052, 2008
2) Minami, A. et al.: World J. Gastroenterol., 13: 2179-2182, 2007
3) Freeman, M. L et al.: N. Engl. J. Med., 335: 909-918, 1996
4) Fujita, N. et al.: Gastrointest Endosc., 57: 151-155, 2003
5) Baron, T. H. et al.: Am. J. Gastroenterol., 99: 1455-1460, 2004
6) Tsujino, T. et al. Clin. Gastroenterol. Hepatol., 5: 130-137, 2007

（辻野　武）

C. 内視鏡的胆道ドレナージ術

ポイント

1. 胆・膵内視鏡治療のなかで最も施行件数の多いのが内視鏡的胆道ドレナージ術(endoscopic biliary drainage：EBD)である
2. EBDには、外瘻法と内瘻法がある．さらに最近では、胆嚢ドレナージも可能となった
3. ステント留置に際しては、原疾患、病態、治療方針によってステント選択が異なる
4. 狭窄部の通過には、術者のスコープ操作が重要となり、乳頭とスコープの距離・角度を調節し、カテーテル、ガイドワイヤー操作と協調させる必要がある
5. ステントやENBDチューブの挿入は、スコープを乳頭に近接させアップアングルと鉗子起上を併用してスコープで押し込むイメージで行う
6. 胃切除術後、膵頭十二指腸術後例に対しても、内視鏡治療が可能となってきている

1 胆道ドレナージの概要

　ドレナージ法には、外瘻法である内視鏡的経鼻胆道ドレナージ術(endoscopic naso-biliary drainage：ENBD, 図1A)と内瘻法の内視鏡的胆管ステント留置術(endoscopic biliary stenting)がある(図1B)[1]．さらに、内視鏡的経鼻胆嚢ドレナージ術(endoscopic naso-gallbladder drainage：ENGBD)が普及してきている[2]．ステントには、プラスチックステント(PS)、金属ステント(MS)、covered MS (CMS)がある[3]．ENBDチューブには、先端の形状によりα型、逆α型、ピッグテール型がある．

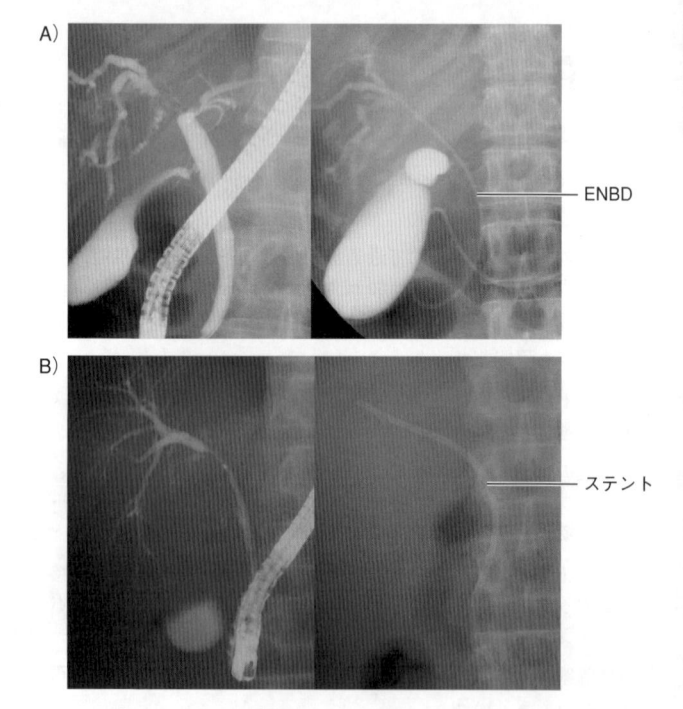

図1 ◆ 胆道ドレナージ法
A) 外瘻法：内視鏡的経鼻胆道ドレナージ．B) 内瘻法：内視鏡的胆管ステント留置を行う

2 目的

胆管炎・胆嚢炎に対するドレナージ[1) 2)]，閉塞性黄疸の改善，結石治療後の胆管炎予防，胆道癌の外科手術前の減黄，切除不能悪性胆道狭窄の内瘻術[3)]，良性胆管狭窄の拡張のほか，詳細な胆管・胆嚢造影や細胞診にも応用される．

3 適応

適応は，急性胆管炎[1)]，閉塞性黄疸を呈する例であり，胆管結石，良性胆管狭窄，胆管癌，胆嚢癌，乳頭部癌のほか膵癌，肝

癌，リンパ節転移による悪性胆道疾患，急性胆囊炎[2]，など多くの疾患が対象となる．

以前は，胃切除術後のBillroth Ⅱ法再建，Roux-en Y再建例に対する内視鏡治療は困難とされてきたが，前者には直視鏡，斜視鏡の使用，後者には大腸内視鏡のほか，ダブルバルーン内視鏡やシングルバルーン内視鏡の使用により対処可能となり，同様に，膵頭十二指腸切除術後例に対しても実施可能となってきている．

ただし，内視鏡的アプローチが困難な場合には経皮経肝的アプローチあるいは外科的処置を選択する．

4 手技の実際

1）EBD

① ERCにて胆管情報を得る．② ガイドワイヤーを肝内胆管まで誘導する．③ カテーテルを抜去し，ステント留置の場合は，ガイドワイヤーにステントを沿わせて，プッシャーカテーテルにて押し込む．ENBDの場合は，ガイドワイヤーに沿わせて誘導する．

8Fr以上のPSを挿入する場合，乳頭をまたいでMSあるいはCMSを留置する場合には，内視鏡的乳頭括約筋切開術（endoscopic sphincterotomy：EST）を施行しておく必要があるが，7Fr以下のステント，ENBDの留置，主膵管狭窄・閉塞がみられる膵癌の胆管狭窄例に対するMS，CMS留置に際しては，ESTは必ずしも必須ではない．

2）ENGBD（図2）

ERCの胆管造影で胆囊管分岐位置，分岐形態の情報を得る．その手順は次の通りである．

① ラジフォーカスガイドワイヤーにて胆囊管を探り，カテーテルを胆囊管に誘導する（図2A）．

② ガイドワイヤーにて胆囊管通過を図り，胆囊内に挿入した後，カテーテルを誘導する（図2B）．

③ 吸引した後に造影で胆囊内であることを確認し，exchange用ガイドワイヤー（ボストン：ジャグワイヤー，ハイドラワイヤー，オリンパス：レボウェーブなど）に交換（図

2C).

④ 5Fr あるいは 6Fr の ENBD チューブを留置する（図 2D）.

A) ガイドワイヤーで胆嚢管を探る
B) ガイドワイヤーとカテーテルを胆嚢内に進める
C) ガイドワイヤーを交換する
D) ENBDチューブを胆嚢内に留置する

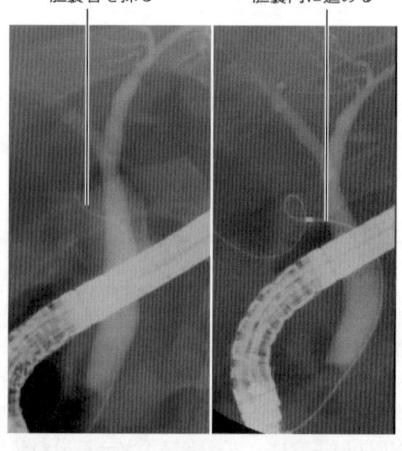

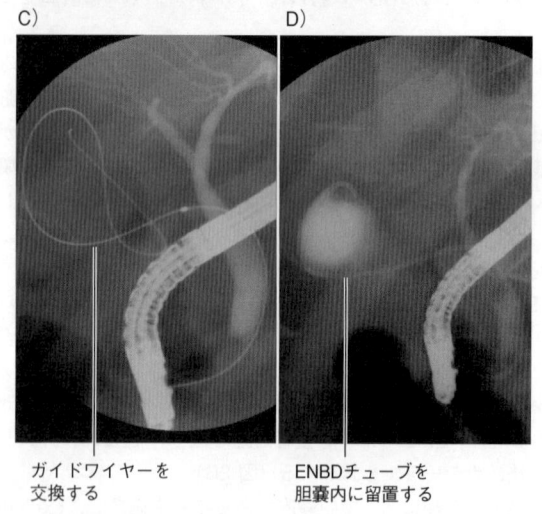

図 2 ◆ ENGBD の手技

A) 肝門部胆管狭窄
B) ガイドワイヤーの先端で探る
C) ガイドワイヤー先端を反転させて進める

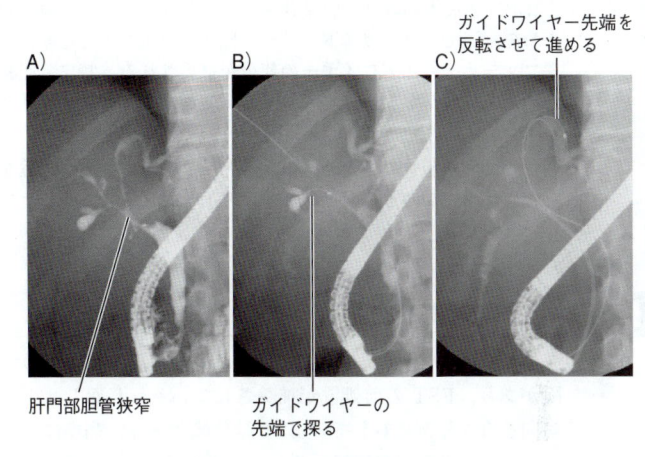

図3 ◆ ガイドワイヤーを選択的に挿入するコツ

5 コツ

- 造影しながらガイドワイヤー操作の可能なカテーテル（MTW：1ルーメン，ボストン：タンデムなど）を用いる．
- ガイドワイヤーを選択的に目的部位に挿入させるには，手元でガイドワイヤーの先端の向きを回転させる方法とガイドワイヤー先端を反転させた状態で進める方法があり，狭窄部の通過には後者が有効である（図3）．
- ガイドワイヤーの狭窄部通過，選択的挿入には，カテーテルとガイドワイヤーの協調操作が重要となり，術者はカテーテルの出し入れだけでなく，スコープ本体でカテーテル先端の向きを調節し，助手がガイドワイヤーの出し入れ，回転を行い，これを協調させる．
- カテーテルの向きの調節，ガイドワイヤー操作は，X線モニターと内視鏡モニターの両方を注視して行う．
- ステント，ENBDチューブの挿入は，スコープを乳頭に近接させる動きとアップアングル，鉗子起上装置を用い，スコープで押し込むようにする．
- 左・右肝管への2本のステント留置に際しては，先にガイドワイヤーを左・右肝管に挿入しておく．

- ENGBD の成否の鍵は，胆囊管へのガイドワイヤーの誘導と胆囊管の通過であり，ガイドワイヤー操作がポイントとなり，ラジフォーカスガイドワイヤーの使用が推奨される．特に，胆囊管通過には，ラジフォーカスの先端部を反転させた状態で進めるようにする．
- 選択的に肝内胆管や胆囊管へのガイドワイヤーの誘導が困難な場合には，先端向きの調節が可能なスイングチップカテーテル（オリンパス）を使用する．

6 合併症予防と対策

- ステントや ENBD チューブの留置により，膵管口閉塞の危険があり，EST の前処置が推奨されている．しかし，出血傾向を有する例に対しての EST は危険があり，病態によっては non-EST での細経ステントや ENBD チューブ留置を選択する．
- ステント選択に際しては，ステント閉塞時の対処法を考慮する必要があり，PS，CMS は抜去可能であるが，MS は抜去できないことを認識しておく．
- ENGBD の手技成功率は 60 ～ 90 ％であるが，熟練を要する[2]．また，本手技に特有の偶発症として胆囊管損傷があるため，無理な操作は慎み，不成功の場合には他の手法に移行する．

> **Memo** 胆道ドレナージに関して知っておくべき事項
>
> ・急性胆管炎に対しては，日本では ENBD が好まれ，欧米ではステント留置術を選択する傾向がある．その理由としては，医療制度の違いのほか，日本では胆汁の状態や排泄量の把握，洗浄や胆管炎改善後の造影が可能であることから ENBD が推奨されている．しかし，ENBD は患者にとって負担があり，今後，ステント留置術と ENBD の治療成績の比較検討が必要である．
> ・切除不能悪性胆道狭窄に対する胆管ステント留置術については，中・下部胆管狭窄には CMS が第一選択となってきているが，肝門部から肝内胆管狭窄に対する

> ステント選択についての統一した見解は得られていない.
> ・胆嚢ドレナージには,経皮経肝胆嚢ドレナージ術(percutaneous transhepatic gallbladder drainage:PTGBD),経皮経肝胆嚢吸引穿刺術(percutaneous transhepatic gallbladder aspiration:PTGBA)があるが,最近では① 抗凝固薬・抗血小板薬服用例が増加している,② 胆嚢癌が併存した場合の経皮的処置では播種(dissemination)の危険がある,③ 胆管炎と胆嚢炎の重複例に対し一期的に治療が可能,などの理由からENGBDが普及してきている.

文献

1) 急性胆道炎の診療ガイドライン作成出版委員会 編:「科学的根拠に基づく急性胆管炎・胆嚢炎の診療ガイドライン 第1版」:医学図書出版,2005
2) 浦田孝広,真口宏介 ほか:「急性胆嚢炎に対する内視鏡的経鼻胆嚢ドレナージ(ENGBD)の有用性と問題点」,胆道,21:145-152,2007
3) Isayama, H. et al.: Gut., 53:729-734, 2004

(真口宏介)

D. 膵疾患に対する内視鏡治療

ポイント

① 画像診断にて病態を正確に把握し，内視鏡治療の適応の有無を判定し，治療内容を決定させる

② ステント留置の適応か否か迷う場合には，いったん経鼻膵管ドレナージとし，効果を確認した後にステントに交換する

③ 膵管は胆管にくらべ細く，多数の分枝を有するため，膵管ステント留置により閉塞性膵炎を発生させる危険があること，ステントは数カ月で閉塞することを認識しておく

④ 初回膵管ステント留置には，7Frステントの1～2カ月間留置が妥当である

⑤ 主乳頭からの処置が困難な場合には，副乳頭を利用する

⑥ 囊胞内ドレナージに用いる経鼻膵管ドレナージには，5Frまたは6Frを用い，主膵管のドレナージ不良に気を付ける

1 内視鏡治療の概要

　主体は，経乳頭的な内視鏡的膵管ステント留置術（endoscopic pancreatic stenting：EPS），内視鏡的経鼻膵管ドレナージ術（endoscopic pancreatic naso-pancreatic drainage：ENPD）であるが，内視鏡的膵管口切開術（endoscopic pancreatic sphincterotomy：EPST）や副乳頭切開術がある．

　このほか，経消化管的治療として内視鏡下と超音波内視鏡下穿刺術（endoscopic ultrasound-guided fine needle aspiration：EUS-FNA）を応用した仮性囊胞ドレナージ術，EUS下膵管ドレナージ術，EUS下腹腔神経叢ブロック，などがある（表1）．

2 目的

　EPSの主な目的は，主膵管狭窄の解除と膵液のドレナージ，

表 1 ◆膵疾患に対する内視鏡治療法

経乳頭的	経消化管的
・内視鏡的膵管ステント留置術 （endoscopic pancreatic stenting：EPS）	・内視鏡的膵嚢胞ドレナージ術 （endoscopic cyst enterostomy：ECES）
・内視鏡的経鼻膵管ドレナージ術 （endoscopic naso-pancreatic drainage：ENPD）	・EUS下膵管ドレナージ術
・内視鏡的膵管口切開術	・EUS下腹腔神経叢ブロック
・内視鏡的副乳頭切開術	

膵石破砕片の排石促進である[1]～[3]．これに加えて，最近ではERCP関連手技の偶発症である膵炎予防対策に一時的なEPSが行われている[4]．

仮性嚢胞に対しては，尾側膵液のドレナージとしてEPSあるいはENPDの留置，嚢胞内ドレナージとしてENPD，経消化管アプローチによるステント留置，経鼻嚢胞ドレナージがある．

3 適応

EPSの適応は，症状を有する主膵管狭窄を伴う慢性膵炎，主膵管内膵石例のほか，仮性嚢胞形成例，膵管癒合不全，ERCP後膵炎予防などである．

仮性嚢胞の治療適応は，症状を有する，増大する，感染徴候がある，などである．主膵管狭窄を伴う場合はEPSまたはENPD，感染を伴う場合は嚢胞内ドレナージを選択する．

4 手技の実際

1) EPS（図1）

ERPにて膵管情報を得る（図1A，B）．ガイドワイヤーにて狭窄部の通過を図り（図1C），ガイドワイヤーに沿わせてカテーテルの深部挿入を行う（図1D）．造影にて尾側膵管情報を得て，膵管ステントの留置すべき位置，必要なステントの長さを確定させる．カテーテルを抜去後，ガイドワイヤーに沿わせて

造影圧を高めると尾側膵管が摘出されてくる

A) B) C) ガイドワイヤー

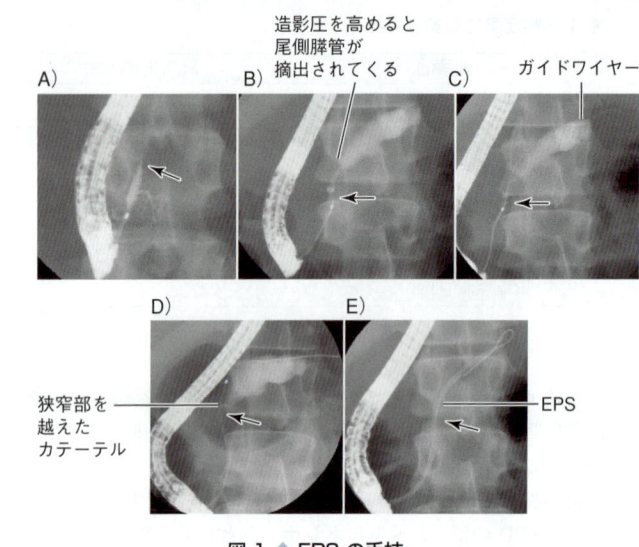

D) 狭窄部を越えたカテーテル E) EPS

図 1 ◆ EPS の手技

ステントを誘導し，留置する（図 1E）．

2) 囊胞ドレナージ（図 2）

ERP にて，囊胞と交通する部位を確認し（図 2A），ガイドワイヤーを囊胞内に挿入する（図 2B）．ガイドワイヤーを十分に囊胞内に挿入し，カテーテルを誘導する．吸引にて囊胞内容液を確認しカテーテルを抜去後，ガイドワイヤーに沿わせて ENPD チューブを誘導し，囊胞内に留置する（図 2C, D）．

5 コツ

1) EPS

- 造影しながらガイドワイヤー操作の可能なカテーテルを用いる．
- 狭窄部のガイドワイヤーの通過には，カテーテルとワイヤーの協調操作が重要となる．術者は，カテーテルの出し入れだけでなく，スコープ本体でカテーテル先端の向きを調節し，助手がワイヤーの出し入れ，回転を行い，これを協調させる．
- カテーテルの向きの調節，ガイドワイヤーの操作は，X 線モニ

A) 膵管と交通のある嚢胞　　B) 嚢胞内にガイドワイヤー挿入

C)　　　　　　　　　　　　D)

ENPDチューブを誘導

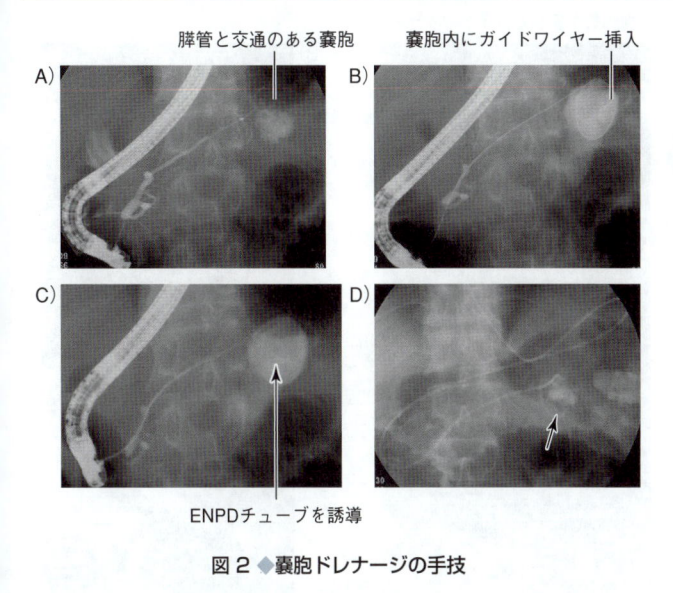

図2 ◆ 嚢胞ドレナージの手技

ターと内視鏡モニターの両方を注視して行う．

- ガイドワイヤーが狭窄部を通過した後，必ず造影用カテーテルで狭窄部を越え，狭窄の程度と尾側膵管情報を得る．
- 狭窄が高度の場合には，いったん5Frのステントを留置し，数日後に7Frに交換する．
- 膵管には屈曲を伴うことが多く，主乳頭からのアプローチが困難な場合には副乳頭を利用する．副乳頭へのカニュレーションが困難な場合には，主乳頭からガイドワイヤーを副乳頭へ誘導し（図3A），十二指腸まで出して，スコープの同じチャンネルからバスケットカテーテルまたは鉗子にて受け取り（図3B），ワイヤーに沿わせてカテーテルを副乳頭から挿管するrendezvous法が有効である（図3C）．その後は，ガイドワイヤーを副乳頭から膵管深部に挿入し，ステントを留置する（図3D）．

2）嚢胞ドレナージ

- 嚢胞内へのENPDチューブの挿入が困難なときには，交通部位を越えた主膵管内にENPDチューブの留置やEPSの留置が有効な場合がある．

124 Part1 §3. 胆膵疾患に対するインターベンション

A) 副膵管を通したガイドワイヤー

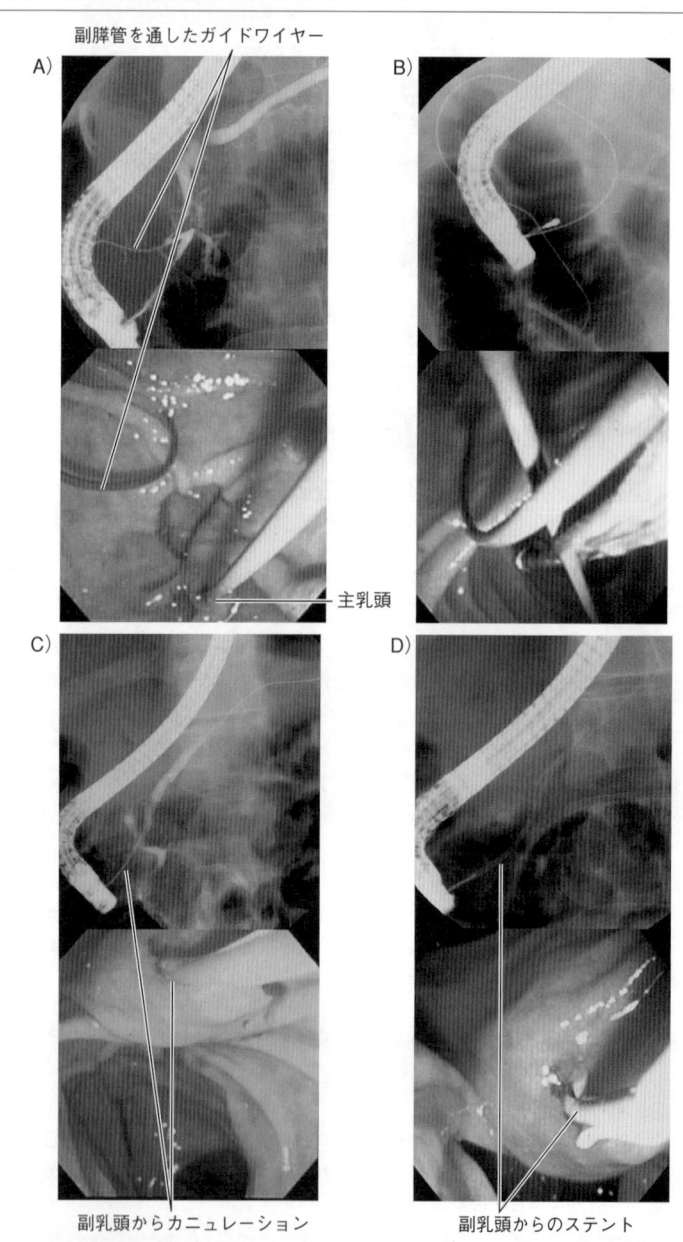

B)

主乳頭

C) 副乳頭からカニュレーション

D) 副乳頭からのステント

図3 ◆ 主乳頭からのアプローチが困難な場合の工夫 (→巻頭カラー写真7参照)

6 合併症予防と対策

- 膵管に用いるガイドワイヤーは，先端が柔軟なものを選択し，分枝内への誤挿入，膵管穿孔に注意する必要があり，ラジフォーカスガイドワイヤー（テルモ）が適する．ただし，ステント留置時には，exchange 用ガイドワイヤーに交換するのがよい．
- EPS 後の閉塞性膵炎を考慮し，初回から太径ステントは用いず，また長期間留置を避ける．
- EPS の留置に際しては，押し込み過ぎると迷入させてしまう危険があり注意する．もし，迷入した場合には，ステント抜去用鉗子で把持するか，ガイドワイヤーを挿入し，それに沿わせて乳頭拡張用バルーンを誘導し，乳頭拡張後に，ステントの横で軽度に拡張させてステントと一緒に引き出す．
- ERCP 後膵炎は最も危険な偶発症であり，治療後の状態観察，血液検査の実施は必須であり，膵炎の発症がみられれば早期治療を開始する．ステント留置後の場合には，ステント閉塞の可能性もあり，抜去または経鼻膵管ドレナージへの変更を考慮する．

> **Memo　EPS に関して知っておくべき事項**
>
> ・主膵管狭窄を有する慢性膵炎に対する EPS の適応は，膵頭部または体部狭窄例であり，尾部狭窄例は適応とならない．
> ・主膵管狭窄が強く，7Fr の EPS 留置で効果が得られない場合には，太径ステントへの交換や複数本留置を考慮する[3]．
> ・主膵管狭窄を有する慢性膵炎に対する EPS の長期成績では，再治療率 18 ～ 32 %，手術移行率 10 ～ 26 %であり，内視鏡治療の限界を認識しておく必要がある[1)2)]．
> ・ERCP 後膵炎予防に自然脱落型膵管ステントが注目されている[4]．ただし，留置位置が悪いとすぐに脱落する場合があること，EPS を留置しようとして不成功に終わった場合には重症化させることがある[5] 点に注意する．

- ERCP後膵炎の危険群に対するEPSの効果および危険因子の解明について多施設共同でのランダム化比較試験が進行中である．

文献

1) Binmoeller, K. et al.: Endoscopy, 27：638-644, 1995
2) Rosch, T. et al.: Endoscopy, 34：765-771, 2002
3) Costamagna, G. et al.: Endoscopy, 38：254-259, 2006
4) Sofuni, A. et al.: Clin. Gastroenterol. Hepatol., 5：1339-1346, 2007
5) Freeman, M. L. et al.: Gastrointest. Endosc., 59：8-14, 2004

（真口宏介）

日常臨床のポイント

5. 非切除悪性胆道閉塞に対するステント選択のポイント

非切除悪性胆道閉塞症例に対しては，低侵襲な手技と，閉塞率が低く合併症が少ないステントが求められる．内視鏡治療は低侵襲でありチューブフリーにできるので理想的である．肝門部胆管閉塞と中下部胆管閉塞は違う病態と考えられ，違う戦略が必要である．

1）肝門部閉塞

開存期間の長い UMS を使用するべきであるが，ステント閉塞時の対処を考えて施設ごとに選択すればよい．また，両葉ドレナージ（複数本挿入）がよいという報告もあるが片葉（一本挿入）との間にランダム化比較試験にて有意差を認めておらず，片葉ドレナージで十分である．しかし，非ドレナージ領域に胆管炎を起こすこともあるので，前もってそのような場合の対処は考えておく．

- 開存期間：UMS ＞プラスチックステント
- Re-intervention の容易さ：UMS ＜プラスチックステント
- 複数本留置のやりやすいステントとして下記があげられる
  ① **Niti-S stent, Y-type**（肝門部用，Taewoong 社製，センチュリーメディカル社販売）
  ② **ZEO stent**（日本ゼオン社製）
  ③ **Zilver Stent**（クック社製，ウィルソン-ヒラタ社販売）

2）中下部胆管閉塞

現在最も開存期間が長く，合併症も抜去可能な CMS が第一選択である．UMS の網目の間隙から腫瘍が浸潤する Tumor ingrowth が閉塞の主原因であったので，これを予防するために開発されたのが CMS である．CMS と UMS を比較したランダム化比較試験にて，CMS の方が開存期間が長かった．ステント閉塞以外の合併症が増加する傾向にあるので，そのハイリスク群を熟知し，予防に努める．この点に関しては日常臨床のポイント 6 を参照されたい．CMS のもう 1 つの利点は抜去可能ということである．開存期間が CMS と UMS で差がないとする報告

もあるが，そうであっても抜去可能なゆえに CMS を選択するべきであると，われわれは考えている．

文献
1) Wagner, H. J. et al.: Endoscopy, 25 : 213-218, 1993
2) De Palma, G. D. et al.: Gastrointest. Endosc., 53 : 547-553, 2001
3) Chang, W. H. et al.: Gastrointest. Endosc., 47 : 354-362, 1998
4) Bowling, T. E. et al.: Gut., 39 : 852-855, 1996
5) Isayama, H.: Gut., 53 : 729-734, 2004
6) 伊佐山 浩通 ほか:「内視鏡的胆管ステントの適応と限界」, 27 : 267-274, 2006
7) Isayama, H.: Clin. Gastroenterol. Hepatol., 4 : 1148-1153, 2006

（伊佐山 浩通）

6. 胆道ステント合併症の予防と対策

1) 胆嚢炎
- UMS (uncovered metallic stent) でも CMS (covered metallic stent) でも胆嚢炎は発症する．
- CMS のほうが発症率は高い（CMS：約 5 %, UMS：約 3 %）．
- 胆嚢管合流部の総胆管に癌浸潤がある症例がハイリスク．（CMS：約 20 %, UMS：約 10 %）[1,2]．
- 胆嚢管合流部の癌浸潤の有無は，胆管造影時に胆嚢内圧が高く胆嚢が全く造影されない症例をしばしば経験するため管腔内超音波 (IDUS) と MRCP を参考とする．
- 治療は経皮的に胆嚢を穿刺し感染胆汁を吸引する一回穿刺法 (GB one-puncture) をまず試み，改善がみられなければドレナージチューブを留置する．

2) 膵炎
- UMS を乳頭直上に留置したときに起こる．下端を十二指腸に出したほうが安全．ステント下端での膵管圧迫が原因．

- CMS の下端を十二指腸に出し,膵管口を閉塞した場合に起こる.
- 主膵管閉塞のない症例がハイリスク.膵癌主膵管閉塞例はローリスク[1].
- 乳頭括約筋切開術(EST)を施行すれば防止できる.
- 治療は保存的治療.症状が強い例では抜去する.

3) 逸脱

- 迷入(proximal or inward migration),逸脱(distal or outward migration)がある.
- 迷入は covered Wallstent で多い[3].shortening が原因.迷入症例の特徴は,① 狭窄部が乳頭に近い,② 屈曲が高度,③ EMS 挿入時に十二指腸に出した EMS 下端が full expand していない,というものであった.
- 下端を 10 ~ 12mm くらい十二指腸に出す.狭窄部を pre-dilatation.EST.できる限り狭窄部を EMS 中央近くに位置させて,両端を十分に full expand させておく.
- ステント交換または stent-in-stent で対処(ステントを追加挿入).
- 逸脱に関しては,狭窄がゆるくなった症例で起こると考えられ,もともと不要であるとか,抗腫瘍療法が奏功した症例などで起こりやすい.ComVi stent の発症率が低い.
- tumor overgrowth を防止するためには,なるべく長いステントを挿入することである.また,中下部胆管閉塞では,乳頭部側の overgrowth が多いので,下端を乳頭から出すことが重要である.

4) 胆管 kink

- 屈曲の強い症例で(膵癌で多い),留置後に直線化したステントの上端または下端で起こる.
- axial force(まっすぐになる力)が強いステントでは,なるべく長いステントを入れて,胆管走行に沿わせるのが重要である.
- axial force の弱いステントとして,下記ステントがあげられる.
  ① **ComVi stent(CMS:Taewoong 社製,センチュリーメディカル社販売)**
  ② **Viable biliary stent(CMS:ゴアテックス社製)**
  ③ **ZEO stent(UMS:日本ゼオン社製)**
  ④ **Zilver Stent(UMS:クック社製,ウィルソン-ヒラタ社販売)**

5) 逆行性感染，食物残渣による閉塞

- 腸液・食残による．
- 腸管内圧が高くなるような症例（乳頭よりも遠位腸管の狭窄や，癌性腹膜炎）で多くみられる．
- 便秘や糖尿病，麻薬の使用なども原因になりうるので排便コントロールが重要である．
- 繰り返す場合は PTBD へ変更する．

文献

1) 伊佐山 浩通ほか：「内視鏡的胆管ステントの適応と限界」, 27, 267-274, 2006
2) Isayama, H. et al.: Clin. Gastroenterol. Hepatol., 4 : 1148-1153, 2006
3) Nakai, Y. et al.: Gastrointest Endosc. : 62, 742-748, 2005

(伊佐山 浩通)

7. ステント閉塞時の対応

ステント閉塞時の対応のポイントとして，以下の3点があげられる．

- 閉塞時は胆管炎合併が多く緊急ドレナージが必要
- 患者と救急対応スタッフの教育が重要
- 閉塞後の初回ドレナージ時にはドレナージのみにとどめる

ステント閉塞時には多くの場合胆管炎を伴っており，緊急ドレナージが必要となることが多い．担癌状態や高齢など全身状態が不良な症例では処置の遅れは致死的となりうる．そのため患者教育が重要であり，発熱時には至急来院することを伝える．スタッフにも「朝まで様子をみる」ことのないよう周知しておく必要がある．また外来で定期的に血液検査を行い，胆道系酵素が上昇傾向であれば早目の交換や再ドレナージを考慮する．

胆管炎がある状態でクリーニングや造影を行うと胆管静脈逆流（cholangio-venous reflux）のために，菌血症が増悪し感染が遷延する．CT などでステント閉塞を確認したら緊急ドレナージ時

には造影は最小限に留め，チューブ留置のみとする方が安全である．留置するチューブは，洗浄可能な ENBD が better であると考えている．**閉塞時には胆管内にかなりの量の胆泥や食残が貯留しており，それらをなるべく除去することが次に挿入するステントの開存期間を延長する鍵である．**

感染が落ち着いたら再度ステント留置を行う．現在，悪性胆道閉塞に対する減黄術に広く用いられている金属ステント（self-expandable metallic stent：EMS）はプラスチックステントより開存期間が長いが，それでも UMS（uncovered EMS）の 20〜40％，CMS（covered EMS）の 20〜30％は再閉塞をきたす．UMS と CMS では閉塞原因と対処方法が異なり，わけて考える必要がある．

① Uncovered EMS

- 金属メッシュが胆管壁に埋没し基本的には抜去不能であるため，ステントの中に新しいステント（プラスチックもしくは金属）の留置（"stent in stent"）を行う．
- 閉塞原因のほとんどが tumor ingrowth であるため，肝外胆管に留置したステントの閉塞であれば CMS の stent in stent が有効．プラスチックステントで十分とする報告もある．UMS では再び tumor ingrowth で短期に閉塞する．
- 肝門部〜肝内胆管へ腫瘍が進展して閉塞した場合は UMS を追加すると再々閉塞時のインターベンションが困難となるため，当科ではプラスチックステントを用いている．

② Covered EMS

- 閉塞原因は胆泥や食残，tumor overgrowth など多岐にわたる．
- 胆泥や食残のクリーニングのみでは再々閉塞までの期間が短い．
- **CMS は抜去できることが最大の特徴であり，CMS の交換が可能である．**
- 胆泥による閉塞の場合，クリーニングでは bacterial biofilm（感染によりステント上に形成される．胆泥形成の原因）を除去できないので，CMS の交換が勧められる．

（外川　修）

8. ERCP後偶発症への対策と予防

ERCPは胆膵疾患の精査・治療に必須の内視鏡的手技である．しかしERCPは内視鏡関連手技のなかでも最も侵襲度の高い手技の1つであり，ERCP後にはさまざまな偶発症が起こりえる．偶発性の判定基準については表1にまとめた．そのなかでも遭遇する機会が比較的多い急性膵炎と出血に対する対策と予防について概説する．

1) 急性膵炎

最も多いERCP後の偶発症であり，その頻度は2～10％程度とされている．膵炎の多くは2，3日の絶食で軽快する軽症であるが，重症化し死亡する例も報告されている．その予防と対策は，① ERCP後膵炎の高危険群の把握，② 薬剤による膵炎予防，③ 膵管ステントによる膵炎予防，に大別される．

① ERCP後膵炎の高危険群

これまでの報告から，ERCP後膵炎の危険因子は患者因子と手技的因子に分けられる．

- 患者因子：若年者，女性，黄疸なし，ERCP後膵炎の既往，乳頭機能不全など．
- 手技的因子：膵管造影，カニュレーション困難，precut，内視鏡的乳頭バルーン拡張術（EPBD）など．

これらの危険因子を複数有する患者では膵炎発症の危険はさらに高まるとされている[2]．ERCP後膵炎発症の危険性が高い患者に対しては，診断目的のERCPを安易に施行せずに非侵襲的なEUSやMRCPを施行してから，ERCPの必要性を十分に説明したうえで施行しなければならない．

② 薬剤による膵炎予防

さまざまな薬剤によるERCP後膵炎予防の比較試験が実施されているが，多施設比較試験でその有用性が示されたのは膵酵素阻害剤であるカベキサートメシル酸塩（エフオーワイ®）とウリナスタチン（ミラクリッド®）のみである[3]．膵炎予防効果を発揮するためには，比較的高用量の膵酵素阻害剤（カベキサートメシル酸 1 g，ウリナスタチン 15万単位）をERCP前から投与しなければならないとされている．

表1 ◆ERCP後偶発症の判定基準 [1]

	軽症	中等症	重症
出血	Hb低下(3 g以内)	4単位以内の輸血	5単位以上の輸血 血管造影,手術などのインターベンションを要するもの
穿孔	3日以内に軽快する軽度のfluidsの流出	4日から10日の保存的治療を要すもの	11日以上の治療期間 経皮的治療,手術などのインターベンションを要するもの
膵炎	治療後24時間以上続く腹痛で血清アミラーゼ値が正常上限の3倍以上 3日以内の絶食	4日から10日の絶食を要すもの	11日以上の絶食期間 出血性膵炎 壊死性膵炎 仮性囊胞 経皮的治療,手術などのインターベンションを要するもの
胆管炎	38℃を超える発熱で48時間以内に軽快するもの	敗血症で4日以上の絶食を要すもの 内視鏡的,経皮的インターベンションを要するもの	敗血症性ショック 手術を要すもの
バスケット陥頓	内視鏡的に解除可能なもの	経皮的インターベンションを要すもの	手術を要すもの

③ 膵管ステント

前述のERCP後膵炎の高危険群に対しての予防効果が示されている.薬剤予防にくらべて侵襲的な予防法であり,また膵管ステント留置を試みて不成功に終わった場合には重症の膵炎発症の危険が高いとされている.膵管インターベンションに精通した術者が施行すべきである.

2) 出血

内視鏡的乳頭括約筋切開術(EST)に特有の偶発症であり,その頻度は1〜2%程度とされる.出血はEST直後〜当日だけではなく,数日してから起きる可能性があることを念頭に置く.ERCP後膵炎と同様に,さまざまな危険因子が報告されている.

- 患者因子:肝硬変,腎不全(血液透析),抗血小板・抗凝固治療,Billroth Ⅱ法再建胃,傍乳頭憩室など.
- 手技的因子:術者の経験数,zipper cutなど

出血を回避するためには術前に補正可能なものは補正をしておく（抗血小板剤の中止，血小板輸血，凍結血漿投与など）．また EST 後出血の危険が高いと思われる症例に対しては他手技（EPBD，胆管ステント留置など）の施行も考慮する．

文献
1） Cotton, P. B. et al. : Gastrointest Endosc, 37 : 383-393, 1991
2） Freeman, M. L. et al. : N. Engl. J. Med., 335 : 909-918, 1996
3） Tsujino, T. et al. : JOP, 8（Suppl 4）: 509-517, 2007

（辻野　武）

A. PTCD・経皮的内瘻術

PTCDのポイント
1. CT, MRCPなどで病態を事前に評価し，治療戦略に沿った穿刺部位を決定する
2. 目標胆管が4〜5 mm以上ではone step法，それ以下ではtwo step法を行うとよい
3. 必ず逸脱防止機構のついた留置カテーテルを使用する

経皮的内瘻術のポイント
1. ステントの特性（短縮率など）を事前に十分熟知しておく
2. 留置前の狭窄部長などの正確な計測が重要である

1 総論

PTCDは経乳頭的（内視鏡的）治療の著しい進歩によって，件数は激減している．しかし内視鏡的アプローチが不可能な症例や適切でない症例も存在するため，直接胆管にアプローチする確立した方法として今なお不可欠な手段である．誘導法に関しては，胆道造影下穿刺法と超音波映像下穿刺法とがあるが，本稿では現在一般的な手法である後者について述べる．

2 目的

PTCDは胆管減圧のため，ないしはPTCS（截石やアブレーション）のアクセスルート造設のために行われる．

3 適応

1) 適応
① 経乳頭的アプローチ困難例（消化管の再建術後や十二指腸狭窄など）
② 肝内胆管に結石や狭窄を有する例（特に2次分枝より上流）
③ 合流部結石（confluence stone）など総胆管大結石例
④ PTCS 施行例

2) 禁忌
① 著明な出血傾向
② 大量腹水貯留例

ただし，これらは絶対的なものではない．例えば，消化管再建症例でも ERCP は困難であるが可能な場合が多い．さらに最近ではダブルバルーン小腸鏡などの有用性も報告されている．十分なスコープや処置具の備えがあれば経乳頭的治療も可能な場合がある．したがってこれらはあくまで目安であり，施設や患者の状況に応じて適宜選択すべきである．

4 手技の実際

目標胆管が 4～5 mm 以上では one step 法，それ以下では two step 法を行うとよい

1) one step 法

① 前準備

① X 線透視室にて行う．② 静脈確保を行い，あらかじめ十分な補液を行っておく．③ 背臥位とし，バイタルサインモニターを装着する．呼吸制止下に穿刺するため，前投薬としては鎮痛剤〔塩酸ブプレノルフィン（レペタン®）0.2～0.3 mg など〕のみ使用し鎮静剤の使用は極力避ける（穿刺成功後には使用する）．

② 穿刺ルート決定

左肝内胆管（主として B^3 または B^2）または右肝内胆管（主として B^8 または B^5）からのアプローチがあるが（図1），治療戦略に沿った穿刺ルートを選択する．いずれでもよい場合には，腹壁から近く操作しやすく，呼吸性移動による逸脱が起きにく

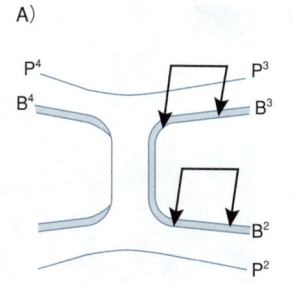

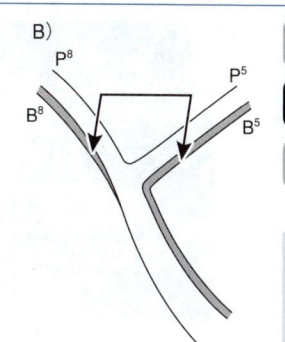

図1 ◆ 主に用いる穿刺点（矢印の範囲内）
A）左肝内胆管．B）右肝内胆管（前区域枝）

い左肝内胆管を第一選択とする．

③ 局所麻酔
穿刺部位が確定したら覆布を掛け，清潔野を確保する．その後十分な量で皮下から腹膜まで局所麻酔を行う．

④ 穿刺
18G 針で穿刺する．

⑤ ガイドワイヤー挿入
穿刺針の内針を抜去し 0.035 インチガイドワイヤーを挿入する．

⑥ 瘻孔拡張
留置カテーテルと同径までダイレーターにより瘻孔を拡張する．

⑦ 留置カテーテル挿入
ガイドワイヤーに沿わせてカテーテルを挿入する．十分に胆汁を吸引した後に胆管造影を行いカテーテルの位置を確認して終了する

⑧ 固定

2）two step 法（one step 法と異なる④，⑤のみ示す）（図2）

④ 穿刺
21G で穿刺する．

⑤ ガイドワイヤー挿入
穿刺されたら 0.018 インチワイヤーを挿入する．この細径ワイヤーが十分胆管内に挿入されたら，次に穿刺針を抜去し拡張カテーテルを挿入する．拡張カテーテルは二重構造と三重構造の

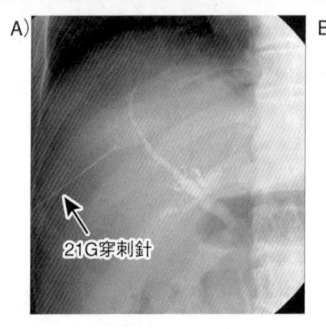

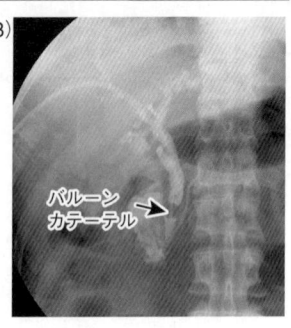

図2 ◆左肝内結石例に対するPTCD

A) 胆管拡張がないため two step 法で穿刺. B) ドレナージカテーテルを留置した

2種類があるが,後者の方が使いやすい(図3). 0.035インチワイヤーが胆管内に挿入できたところで, 0.018インチワイヤーとカテーテルは抜去する. あとは one step 法と同様である.

5 コツ

① 適切な器具を選択し,その特性を十分に熟知する.
② 事前に MRCP などで閉塞部を評価し,治療戦略に沿った穿刺ルートを決定する. 特に肝門部狭窄例では重要である.
③ 十分量の麻酔を行う. 不十分な麻酔は患者にとって苦痛なだけでなく,体動が大きくなったり呼吸制止が困難となったりして安全な手技が行い難くなる.
④ 通常の呼吸の範囲内で穿刺する.
⑤ two step 法では細径針でしなりやすいので,プローブに必要以上の力を加えない.
⑥ ガイドワイヤーがうまく誘導できないときは5~7 Fr のシーキングカテーテルを使う. 狭窄部通過にも有用である(図4).
⑦ ダイレーターやカテーテル挿入が困難なときは,硬いインターベンション用ワイヤーへ交換する.

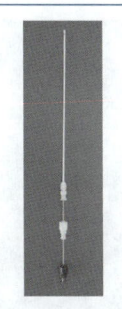

図3◆拡張カテーテル
22G 金属針＋4F スタイレット＋6F カテーテルの三重構造となっている

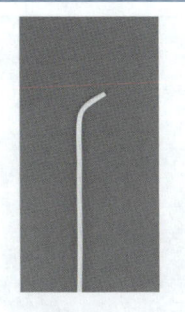

図4◆ホッケー型シーキングカテーテル

6 合併症予防と対策

1) ショック
　胆道内圧の上昇に伴って発生する迷走神経反射や感染胆汁の血管内逆流によって生じるエンドトキシンショックなどがある．PTCD 前に十分な輸液や硫酸アトロピン（アトロピン硫酸塩注 0.5 mg「タナベ®」）の投与を行う．通常ドレナージが成功すれば改善する．

2) 胆道出血
　日常臨床のポイント 9 を参照

3) カテーテル逸脱
① ストレートカテーテルは用いず，必ず糸付きピッグテールやバルーンなどの逸脱防止機構の付いたカテーテルを使う．
② 深吸気での穿刺は避け，通常の呼吸の範囲内で穿刺する．
③ 右側胸ルートの場合は硬めの留置カテーテルが逸脱予防に有用．
④ 逸脱しても瘻孔形成後であればシーキングカテーテルなどで瘻孔を探ることができる．瘻孔形成前では通常再穿刺を要する．

4) 胸膜炎
① 経胸腔的留置となる右側胸ルートで生じる．
② 直ちに胸腔ドレナージを行い排液する．再発することはほとんどない．

5) 敗血症
① 感染例では初回の造影はなるべく最小限にとどめることが重

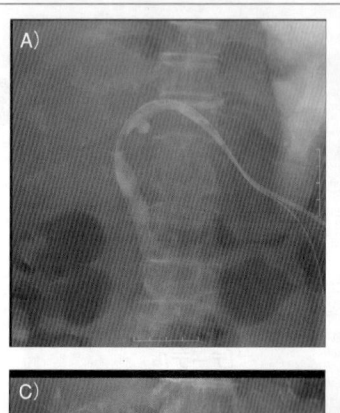

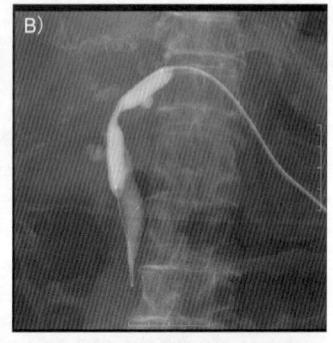

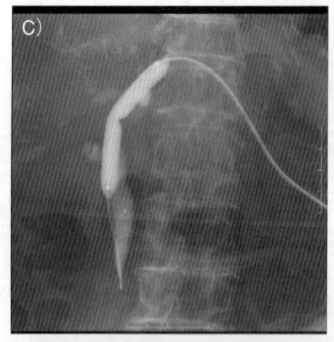

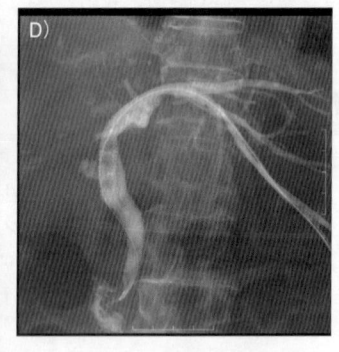

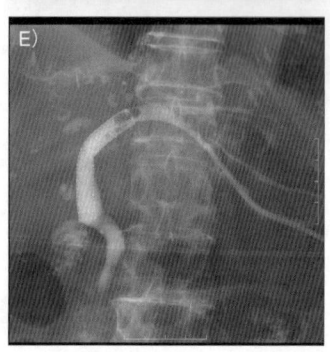

図5 ◆ 肝門部胆管癌症例に対する BEMS 留置

A) 左 B^3 から PTCD が留置されている.ガイドワイヤーで狭窄部を通過する.B) インフレーターでバルーンカテーテルを拡張する.ほぼステントのほぼ中央が狭窄のためくびれを形成している.C) バルーンに加圧することで,徐々にくびれが小さくなる.D) ほぼ目的径まで拡張し,デリバリーシステムを抜去しているところ.E) ステントは適正な位置に留置され,狭窄部は十分に拡張している

要である.
② 確実なドレナージ効果を確認し,抗生物質やショックに対する治療を付加する.

7 経皮的内瘻術

内外瘻もあるが本稿では内瘻についてのみ述べる.現在では使用される大半が金属ステントである.SEMS (self-expandable metallic stent) と BEMS (balloon expandable metallic stent) とがある

1) 手技 (図5)
① 胆管造影
② ガイドワイヤーによる狭窄部通過
   親水性ワイヤーとシーキングカテーテルを用いて狭窄部を通過する.
③ 狭窄部長計測
④ デリバリーシステム挿入
⑤ ステント展開
   SEMS ではアウターシースを引き戻すことで,BEMS ではインフレーターでバルーンを加圧することで展開する.
⑥ ドレナージカテーテル留置
   デリバリーシステム抜去後に,細径のドレナージカテーテルを挿入する.再度造影を行いステントの位置を確認して終了する.
⑦ ドレナージカテーテル抜去
   留置直後は外瘻とするが,その後数日間クランプする.その後も問題なければカテーテルは抜去する.

2) コツ
① ステントの特性(短縮率など)を事前に十分熟知しておく.
② 狭窄部長だけでなく,狭窄部の肝側端から肝門部までの距離,狭窄部の十二指腸端から乳頭までの距離もあわせて計測しておく.
③ ガイドワイヤーやカテーテルの端部が狭窄部を移動する距離を体外で計測し,正確な距離を計測する.
④ ステントの視認性向上のため,胆管造影は1/2くらいに薄め

表1 ◆ 合併症の予防と対策

ステント閉塞	tumor ingrowthや過形成による閉塞の予防策としてはカバードステントを使用することで,またtumor overgrowthに対しては狭窄長に対して十分な長さのステントを選択する.これらによって閉塞した場合には,ステントの追加留置ないしアプレーションを行う.食物残渣や胆泥による閉塞の場合にはバルーンカテーテルでステント内を清掃する.
ステント逸脱	カバードステントでは起こりやすい.柔軟性が高く胆管の解剖にフィットするステントを選択するとよい.逸脱した際には追加留置する.
胆嚢炎	胆嚢管近傍に癌組織が及んでいる場合にきたしやすい.有効な予防策はあまりないが,通常起こってもPTGBAなどで比較的容易に対処しうる.PTGBAで再発する場合にはPTGBDを行う.
膵炎	ステント下端が膵乳頭近傍かわずかに肝側になるように留置され,膵管が圧排されたときに起こりやすいため,ステント下端は乳頭部から十分肝側に離すか(下部胆管に十分な長さの非狭窄部がある場合),十二指腸内に突出させるとよい.
胆管炎	早期と後期とがある.前者の場合,肝門部胆管癌症例などでは内瘻化する予定のない肝内胆管を造影しないことや,外瘻チューブは確実に留置することで予防する.非ドレナージ胆管に胆管炎をきたした場合には,さらにその区域枝にPTCDが必要となる場合もある.後期の胆管炎はほとんどが胆管閉塞であり,閉塞に対する対処を行う.
肝膿瘍	胆管炎とほぼ同様である.膿瘍に対して経皮的なドレナージが必要となる場合もある.

た造影剤で行う.

3) 合併症の予防と対策

PTCD によるもの以外では表1のような合併症がある.項目だけ列記する.

文献

1) Takada, T. et al.: Hapatogastroenterology, 42: 317-322, 1995
2) 西村一宣 ほか:「クリニカルパスを考える― PTBD へのパス法の導入―」,胆と膵,24: 185-188, 2003
3) 玉田喜一 ほか:「PTBD 穿刺とその教育」,胆道,20: 486-498, 2006
4) 斉藤博哉:「経皮経肝的ルートからの IVR」,胆道,20: 499-507, 2006

(前谷 容)

B. 経皮胆嚢ドレナージ術
(PTGBD と PTGBA)

ポイント

1. 急性胆嚢炎に対する胆嚢減圧治療法であり、すみやかな効果が期待できる
2. ガイドライン上は、初期治療に反応しない緊急手術適応例に対して何らかの理由により緊急手術が行えない症例が適応とされている
3. 両者は一長一短があるが、PTGBA では効果が一時的で再度行う必要がある場合がある
4. いずれも肝床部を通るような穿刺を心がける

1 総論

経皮経肝胆嚢ドレナージ術 (percutaneous transhepatic gallbladder drainage : PTGBD), 経皮経肝胆嚢穿刺吸引術 (percutaneous transhepatic gallbladder aspiration : PTGBA) は、主として急性胆嚢炎に対する胆嚢減圧術として行われている。いずれも有効性が示されており、急性胆管炎・胆嚢炎の診療ガイドラインではそれぞれ推奨度 B, C となっている。両者の特徴を表1に示す。この両者の比較に関してはまだ十分なエビデンスはないが、Chopra らの後ろ向き比較研究[1]では両者の治療効果は同等だが、PTGBD で偶発症発生が多かったと報告している。一方、Ito らの前向きランダム化比較試験[2]では偶発症発生は同等だが、有効率は PTGBD の方が高率であったと報告している。しかし、PTGBA は繰り返し行うことが可能であり、Tsutsui らの報告[3]でも初回の治療に反応しない症例であっても2回以上行うことで効果が期待できることが示されている。

表1 ◆ PTGBD と PTGBA との比較

	PTGBD	PTGBA
手技	やや難の場合あり	容易
X線透視	必要	不要
カテーテル留置	あり	なし
効果	優	良（但，繰り返し行える）
コスト	高い	低い

2 目的

PTGBD と PTGBA はいずれも急性胆嚢炎に対する減圧処置として行われる．現在はそれ以外の目的で行われることはほとんどない．

3 適応

ガイドライン上では，急性胆嚢炎症例のうち絶食，輸液，鎮痛剤，抗生物質の投与による初期治療に反応せず，緊急手術が推奨される例において，ハイリスク症例や施設の問題などで緊急手術が行えない症例がドレナージ術の適応とされている．PTGBD，PTGBA のいずれでも胆汁吸引により迅速な疼痛除去効果，炎症改善効果が期待できる．

4 手技の実際

1) PTGBD（図1, 2）

① 前準備

Part 1 §3-2) A 参照

② 穿刺ルート決定

穿刺ルートは肝臓を介したルートとし，可能な限り肝床部を経由するように努める．しかし実際には，肝床部は頸部に近い体部に存在することが多いとされているが超音波映像下に部位を同定することは困難である．

③ 局所麻酔

穿刺部位が確定したら覆布を掛け，清潔野を確保する．その

後，皮下から腹膜まで十分な量を用いて局所麻酔を行う．

④ **穿刺**（図1A）

18G針にて穿刺する．

⑤ **ガイドワイヤー挿入**（図1B，C）

通常0.035インチ程度のスプリングワイヤーを使用するが，親水性ワイヤーを用いてもよい．なるべく底部で大きくループを描くように，胆嚢内に長く挿入する．

⑥ **ダイレーターによる瘻孔拡張**（図1D）

次に，ドレナージカテーテルと同径までダイレーターで瘻孔を拡張する．

⑦ **留置カテーテル挿入**（図1E）

通常7〜10Frで，固定糸式ピッグテールもしくはバルーンなどの逸脱防止機構付のカテーテルを選択する．少量の造影剤を注入し腹腔内への造影剤の漏出がないことを確認して終了する．

⑧ **固定**

⑨ **術後管理**

非常に粘稠性の高い場合以外では洗浄は不要である．多くはすみやかに炎症反応の低下などが期待できるが，効果の乏しい場合にはUS，CTなどで肝膿瘍の形成などがないか調べる．結石が頸部に嵌頓した状態が続くと胆汁排液がみられないことがあるが，適宜再造影などを行い逸脱や閉塞がないかチェックする．

⑩ **器具のオプション**

金属針とドレナージカテーテルが一体となったカテーテル（5〜12Fr，Dawson-Mueller Drainage Catheter，クック社製）を使用すれば，X線透視室へ移動できないような超重症例などでもベッドサイドでPTGBDが可能である．

2) PTGBA（図3）

手技的にはPTGBDの「④ 穿刺」で完結する．可能な限り肝床部経由となるように穿刺することはPTGBDと同様である．穿刺後は超音波映像下に胆嚢が縮小していくことを確認し，十分虚脱したら穿刺針を抜去して終了する．穿刺針は穿刺部からの胆汁漏出を最小限にするために，21G程度の細径針を用いることが多い．PTGBA後に炎症反応の低下が乏しいときは再度

図1 ◆ PTGBD の手技

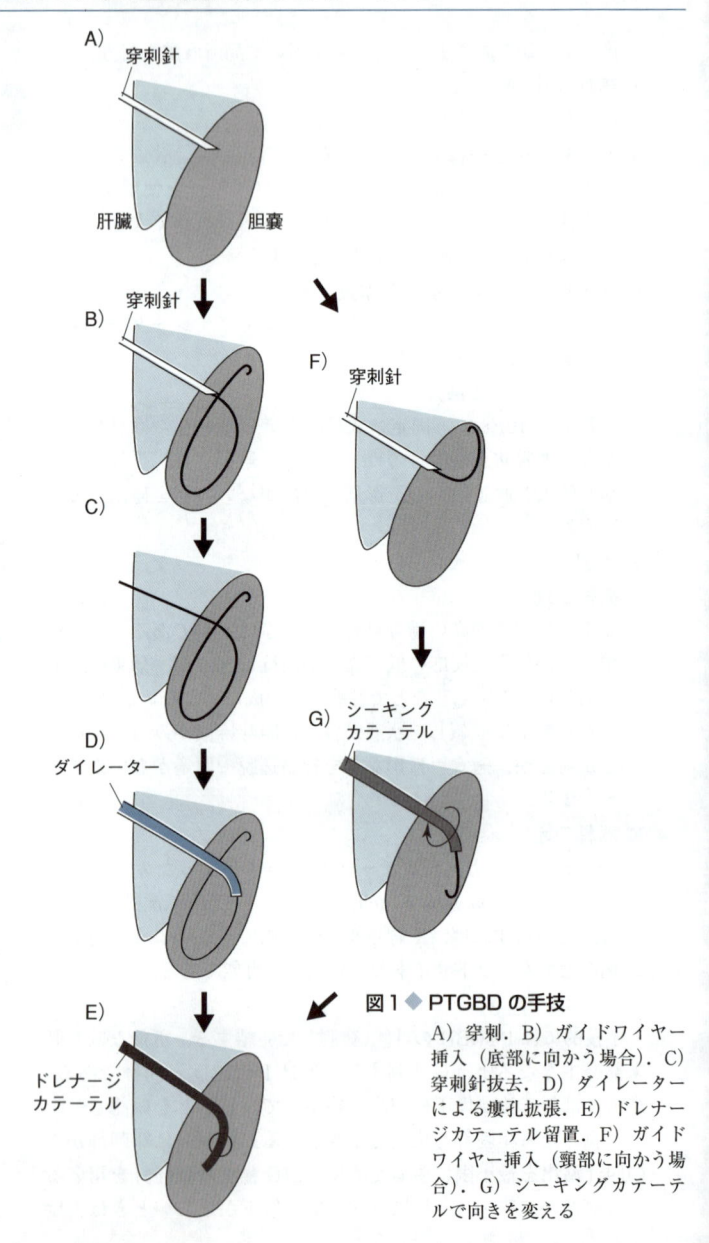

A) 穿刺. B) ガイドワイヤー挿入（底部に向かう場合）. C) 穿刺針抜去. D) ダイレーターによる瘻孔拡張. E) ドレナージカテーテル留置. F) ガイドワイヤー挿入（頸部に向かう場合）. G) シーキングカテーテルで向きを変える

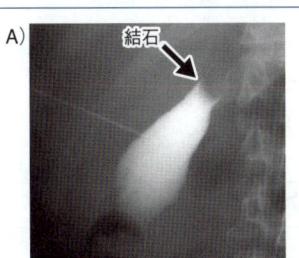

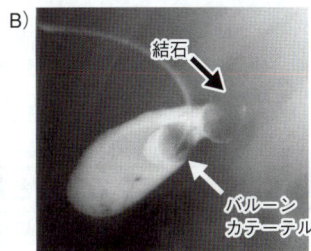

図2 ◆ PTGBD
A) 穿刺.B) ドレナージカテーテル留置

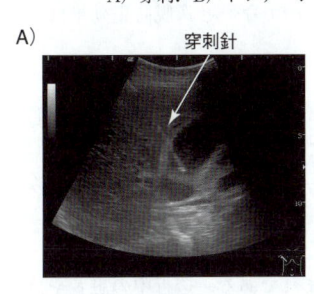

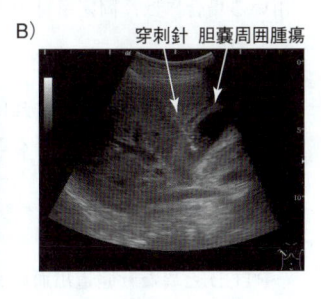

図3 ◆ PTGBA
A) 穿刺直後.肝床側に胆嚢周囲膿瘍がある.B) 吸引中.胆嚢内容が減少しつつある

施行する.

5 PTGBD のコツ

① 穿刺ルートはなるべく胆嚢壁に垂直に近い角度となるよう穿刺する.その後の拡張などの操作がしやすくなる.
② 十分な麻酔を行う〔Part 1 §3-2) A 参照〕.
③ ガイドワイヤーが頸部に向かい底部側に向かわない場合には,シーキングカテーテル〔Part 1 §3-2) A 参照〕により向きを変更する(図 1F, G).
④ 肝床部を経由していない場合には,胆嚢が内側に偏移するだけでダイレーターが胆嚢壁を通過できない場合があり,このときはダイレーターを無理に押し込むと胆嚢からガイドワイヤーが抜けてしまう危険性もある.肝床部を経由していない場合には,① ダイレーターをいったん細径のものに変更した

り，② シーキングカテーテルの胆囊内挿入が可能であれば，それを使ってガイドワイヤーを硬いインターベンショナル・ワイヤーへ変更したりして対処する．

6 PTGBDの合併症予防と対策

1）カテーテル逸脱

PTCDと同様でありバルーンやピッグテールなどの逸脱防止機構付のカテーテルを使う．ただしピッグテールカテーテルを用いる場合には，固定糸付のものでないと逸脱防止効果は不完全である．

2）腹膜炎

確実なドレナージが行えれば，カテーテル挿入時に漏出した程度の胆汁では腹膜炎になることはない．しかしなるべく漏出が少なくなるようダイレーターで瘻孔を拡張した後は，すみやかに留置カテーテルを挿入する．

3）出血

PTCDと異なり胆道出血はまれである．透析中の患者や抗凝固剤を使用中の場合には，軽度の出血をみることがあるが通常自然に止血する．

文献

1) Chopra, S. et al.: Am. J. Roentgenol, 176: 1025-1031, 2001
2) Ito, K. et al.: Am. J. Roentgenol, 183: 193-196, 2004
3) Tsutsui, K. et al.: J. Gastroenterol, 42: 583-588, 2007
4) 急性胆道炎の診療ガイドライン作成出版委員会 編：「急性胆囊炎―胆囊ドレナージ法―」，科学的根拠に基づく急性胆管炎・胆囊炎の診療ガイドライン 第1版：143-149：医学図書出版，2005
5) 伊藤 啓 ほか：「急性胆囊炎に対する経皮的ドレナージ術 胆道・膵疾患のインターベンション治療（藤田直孝 編）」：184-189，メジカルビュー，2004
6) 前谷 容 ほか：「PTCCSによる治療．胆道の閉塞性疾患（有山 襄 編）」：230-232，文光堂，1994

（前谷 容）

日常臨床のポイント

9. 経皮的インターベンションの合併症の予防と対策（胆道出血）

　経皮的治療での合併症のほとんどが PTCD に起因するものである．なかでも最も問題となるものは出血である．胆道出血は胆管穿刺経路に血管が介在する場合がほとんどである．超音波映像下で穿刺をすることで比較的認識しやすい静脈を避けることはほぼ可能であり，仮に損傷してもよほど太い血管でない限り瘻孔の形成を待つことで止血が可能となることが多い．一方，動脈損傷の防止手段はなるべく上流側で穿刺することくらいである．

　左胆管と右胆管とを比較した報告[1]では左側のほうがやや多いものの統計学的な差はなかったとされ，出血しにくい部位をあらかじめ選択することは困難である．しかし，動脈損傷は血管造影を行い，損傷した肝動脈を塞栓すれば確実な止血が得られることがわかっている．通常の穿刺ルートであれば肝動脈区域枝の損傷であり，超選択的に塞栓術を行うことで，黄疸肝でも肝機能への影響は軽微である．むしろ保存的治療を続け hemobilia でドレナージ不良になる方がはるかに危険である．

　問題は動脈性か静脈性かの鑑別であるが，判断が難しい場合には，瘻孔内での造影が有用である．動脈出血でも太径カテーテルによる圧迫止血は期待できるが効果は一時的であり，瘻孔が形成する約1週間後でも出血が続くようであれば，動脈性出血と断定されなくても血管造影を躊躇せずに行う意義はある．

　血管造影時の注意点としては，カテーテルにより圧迫止血されている場合があるので，造影剤の血管外漏出（extravasation）が認められない場合でも，PTCD カテーテルを抜去（ガイドワイヤーのみ残す）して再度血管造影を行うことが重要である．ときに損傷部に仮性動脈瘤を形成している場合もあるが，同様に塞栓療法で治療が可能である（図 1, 2）．胆道出血に対する予防と対策を熟知しておくことで，PTCD をより安全に行うことが可能となる．

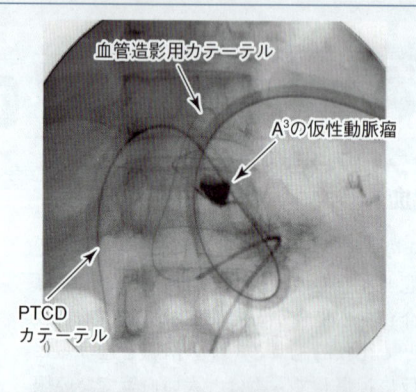

図1 ◆ 左肝動脈造影で仮性動脈瘤所見がある

（血管造影用カテーテル／A^3の仮性動脈瘤／PTCDカテーテル）

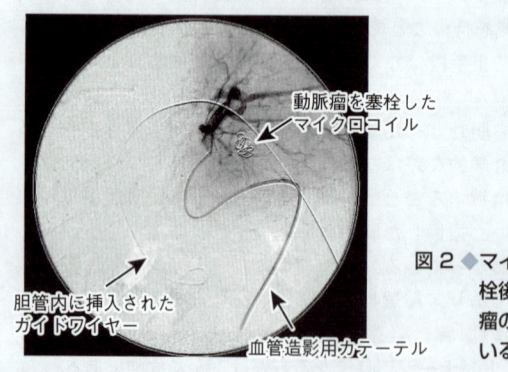

図2 ◆ マイクロコイルで塞栓後の造影では動脈瘤の血流は消失している

（動脈瘤を塞栓したマイクロコイル／胆管内に挿入されたガイドワイヤー／血管造影用カテーテル）

文献

1) Rivera-Sanfeliz, G. M. et al.：Cardiovasc. Intervent, Radiol, 27：137-139, 2004

（前谷　容）

10. 内瘻と外瘻の使い分け

1) 良性疾患の場合

　胆管ドレナージが必要な良性疾患はそのほとんどが総胆管結石による急性胆管炎である．軽症の場合，一期的に EST（endoscopic sphincterotomy）や EPBD（endoscopic papillary balloondilation）を行い結石除去を図るが，血小板減少を伴うなど播種性血管内凝固症候群（DIC）を合併した重症例にはまずドレナージを考える．

結石症例は胆管拡張も軽度であり経皮的アプローチは適さず，いうまでもなく出血のリスクのない経乳頭的ドレナージ，しかも外瘻法である ENBD（endoscopic naso-biliary drainage）を選択する．ステント療法ももちろん effective ではあるが，患者の症状および血液検査所見が改善不良の場合ステント閉塞でドレナージが効いていないのではないかという疑心暗鬼に陥ることがある．この点で，確実に胆汁が体外にドレナージされているのをリアルタイムで知りうることのできる ENBD が推奨される．

ただ，超高齢あるいは寝たきり状態などの内視鏡を挿入することさえ憚られるような患者においては，1回の内視鏡挿入で対処でき自己抜去されることのないステント療法が最適の方法といえよう．胆管炎改善後もそのままステントを留置することにより結石の嵌頓が防止される．

2）悪性疾患の場合

つい数年前まで膵癌や胆管癌などによる悪性閉塞性黄疸に対しては，まず ENBD や PTCD（percutaneous transhepatic cholangio drainage）などの外瘻術を行い，この後血管造影により手術の可否を判断し，手術不能の患者には減黄を図った後，二期的に内瘻術を施していた．

しかし，近年 MDCT の登場により血管造影をしなくても腫瘍の血管浸潤がわかるようになってきた．また MRCP（magnetic resonance cholangiopancreatography）の解像能の向上により直接胆管造影に近い明瞭な胆管像が得られるようになった．すなわち，手術適応か否かの判断がつくようになったのみならず，適切な胆管ドレナージを選択できるようになってきた．したがって，手術可能例には確実な減黄のためにこれまで通り外瘻術がなされることが多く，手術不能例には一期的に行える経乳頭的内瘻術が QOL の面からも第一選択であろう．

（中津敏明，藤森崇行）

3) EUS-FNA と Interventional EUS

ポイント

❶ EUS-FNA は，EUS が有する優れた病変の存在診断能や質的診断能に加え，病理学的な診断も同時に施行可能な有用な検査法である

❷ EUS-FNA の技術を応用した癌性疼痛に対する腹腔神経叢ブロック，膵嚢胞ドレナージ，膵癌への薬液注入，経消化管的胆管ドレナージなどの Interventional な手技が最近では臨床応用されている

1 総論

　超音波内視鏡検査（endoscopic ultrasonography：EUS）は，1980 年代のはじめに臨床応用された．現在まで胆膵疾患のみならず消化管疾患にも有用性が広く認められている．一方，EUS による診断は空間分解能の優れた画像診断法ではあるが，超音波画像のパターン認識を基本としており質的診断には一定の限界がある．この限界を克服する新しい診断方法として，1992 年に超音波内視鏡下穿刺吸引法（EUS-guided fine needle aspiration：EUS-FNA）が開発され，臨床応用された．これにより病変の存在診断のみならず質的診断が可能となり，その後 EUS-FNA の有用性は広く認識され，わが国においても次第に普及していった．また本法は，腹腔神経叢ブロックや膵嚢胞ドレナージ，膵癌への薬液注入など種々の内視鏡治療にも応用されており，これらの診断的穿刺と治療的穿刺を合わせて Interventional EUS として包括的に呼称されている．

2 目的

　EUS-FNA は EUS により到達可能な消化管周囲の病変で，安全かつ容易に実施可能と判断される病変が対象である．わが国

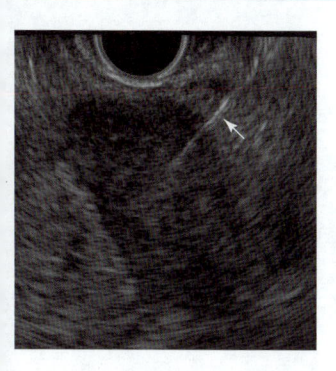

図1 ◆膵腫瘍穿刺時の超音波内視鏡画像
腫瘍内に穿刺針が観察される(矢印)

の施行により今後の治療方針の決定に有用な情報が得られると判断されるときに行うべきである.

3 適応

現時点での EUS-FNA の適応は,① 腫瘤性病変の鑑別診断,② 癌の進展度診断,③ 化学/放射線療法施行前の組織学的確証,などである.

その適応病変は,① 膵・膵周囲腫瘤性病変,② 消化管粘膜下腫瘍,③ 後縦隔腫瘤性病変・腫大リンパ節,④ 消化管周囲腫大リンパ節,⑤ 微量腹水・胸水,⑥ 通常の内視鏡下生検では診断困難な消化管の上皮性腫瘍,⑦ 診断困難な消化管吻合部病変,⑧ 副腎病変(褐色細胞腫に注意),⑨ 肝左葉の占拠性病変,⑩ 経大腸的観察が可能な骨盤腔内腫瘤などである.

肝胆膵領域となると主としては,①,④,⑤,⑨が適応病変ということになる[1)2)].

4 手技の実際

① はじめに EUS を病変近傍の消化管まで挿入し,標的病変を超音波画像に可能なかぎり最大径で描出する.
② 穿刺針を内視鏡鉗子口に通し,固定してから内針をゆっくり進め,外筒先端から病変最深部までの距離を測定し,穿刺針のストッパーを固定する.同時に穿刺経路に血管が介

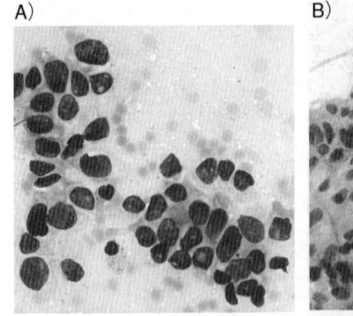

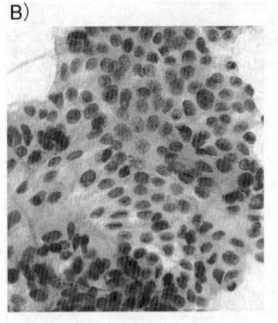

図2 ◆ 細胞診（→巻頭カラー写真8参照）
  A) Diff-Quick 染色，B) パパニコロー染色

 在していないかをカラードプラを用いて確認する．
③ 穿刺針先端の視認性の向上のために，スタイレットを5 mm 程度引き抜いておく．明瞭な超音波画像を得るためスコープに持続吸引をかけて消化管壁とスコープ先端を密着させる．
④ 超音波画像で穿刺針を確認しながら穿刺する（図1）．
⑤ 穿刺後，コンタミネーションを防ぐため，あらかじめ引いていたスタイレットを押し込む．次に助手はスタイレットを抜き，陰圧をかけてあるシリンジを装着する．
⑥ リアルタイムに超音波画像で確認しながら，腫瘍内で穿刺針を10〜20回前後させる．
⑦ シリンジの陰圧を解除し，穿刺針を外筒内に引き戻しスコープより抜去する．
⑧ 助手はスタイレットを用いて穿刺針内の検体を時計皿に押し出す．原則として生理食塩水や空気は用いない．
⑨ 可能であれば同席した病理医，細胞検査士が検体を扱い，プレパラート上に検体を載せスメアを引き，迅速細胞診（Diff-Quick 染色など）用とする．もう1枚はアルコール固定後にパパニコロー染色用とする（図2）．
⑩ 1回目の検体で細胞診の診断が可能であれば，2回目の検体は組織診用としてホルマリン瓶に回収し提出する．

⑪ 検体不十分な場合は5回までを上限として再穿刺を行う．十分な検体が得られたなら内視鏡観察下に出血がないことを確認し終了する．

5 コツ

1）対象病変描出のコツ

コンベックスによる EUS では，特に胆膵領域の描出において胃・十二指腸球部・十二指腸下降脚からの観察では病変の見え方が大きく異なる．穿刺経路を一部位に固執せず，超音波解剖を十分考慮して最良の穿刺経路（腫瘤との間に介在血管がない，腫瘤が 6〜7 時方向に描出できる，腫瘤との距離が近いなど）を選ぶことが重要である．

2）穿刺針選択のコツ

穿刺対象により穿刺針の太さや形状を適宜，選択することが重要である．対象が硬い場合や可動性が大きい場合には自動穿刺針，免疫染色などのために組織片が必要な場合には 19G tru-cut 針，穿刺する際に鉗子起上を使用する必要がある場合には 25G 針を使用するとよい．

3）穿刺時のコツ

持続吸引をかけ腸管に超音波プローブを密着させ，良好な画像を得ることが重要である．穿刺後は可能であれば鉗子起上を用いて腫瘤内で穿刺方向を変えるとよい．針を病変内で前後に動かす際には，針を前進させるときには可能な限り早いスピードで，引く場合にはゆっくりと動かすようにする．この際に，穿刺針をコントロールするハンドルと穿刺長を決定するストッパーの間で「コーンコーン」と大きな音を立てるように針を早いスピードで動かすと良好な検体が採取されることが多い（Door-knocking method）．

4）検体取り扱いのコツ

確実な検体採取は正診率の向上に大きく寄与する．状況が許せば可能な限り on-site に迅速細胞診を行い，検体材料の適否と，可能なら迅速診断を行う．on-site が困難な場合は術者が細胞検査室に検体を持参する．免疫染色が必要な場合は組織標本を作製するためのセルブロックを作製すると診断能が向上する．

6 合併症予防と対策

EUS-FNA 全体としての偶発症は2%以下であり非常に安全な手技と評価される．偶発症の内訳は，膵炎，出血，感染，播腫などである．

穿刺自体による穿孔の報告はない．嚢胞の穿刺は出血や感染の合併率がやや高い．播種に関してはこれまでに世界で3例の播種の報告（needle tract seeding：2例，腹膜播腫：1例）があるのみである．偶発症の予防として，出血傾向，病変の描出が困難な症例，穿刺ライン上に血管が介在する症例，播種の危険性が高いと判断される症例（膵粘液性嚢胞性腫瘍），EUS-FNA の結果が治療方針に十分関与しないと考えられる症例は適応を慎重に考慮し実施する．

文献

1) 山雄健次 ほか：「超音波ガイド下穿刺術ガイドライン」，消化器内視鏡ガイドライン 第2版（日本消化器内視鏡学会卒後教育委員会 編）：327-336, 医学書院, 2002
2) 神津照雄 ほか：「超音波ガイド下穿刺術ガイドライン」，消化器内視鏡ガイドライン 第3版（日本消化器内視鏡学会卒後教育委員会 編）：170-187, 医学書院, 2006

（高木忠之，山雄健次，入澤篤志）

日常臨床のポイント

11. Interventional EUS の最新情報

1) 総論

EUS-FNA の手技が確立され，Interventional EUS による治療がさまざまな疾患に対して応用されるようになった．今までに報告されている Interventional EUS を用いた治療としては，① EUS 下穿刺術を用いて，直接病変に対して薬液などを注入する治療法（EUS-fine needle injection：EUS-FNI），②特殊デバイスによる穿刺やステントの留置といった治療法，に大別できる．

① で病変部に注入される薬剤としては，物理化学的なものとして抗癌剤やエタノールなど，分子生物学的なものとして各種遺伝子，また免疫学細胞的方法として免疫担当細胞などが報告されている．癌性疼痛に対する腹腔神経叢融解術は，わが国でもかなり施行されている．② としては，膵仮性囊胞ドレナージ術，減黄処置としての経消化管的胆道ドレナージ術が当てはまる．癌治療のための特殊なデバイスの穿刺としては，ラジオ波焼灼治療，光線力学的治療，組織内照射用微小線源などがある[1) 4)]．これらは，現在普及しているものもあるが，今後の新たな治療の可能性を感じさせる魅力的な方法でもある．詳細を（表 1）に示す．

2) 各論

わが国で行われている Interventional EUS としては，腹腔神経叢ブロック，膵仮性囊胞ドレナージ術，経消化管的胆管ドレナージ術，癌免疫療法などがあげられる．

① 腹腔神経叢ブロック

膵癌による癌性疼痛のコントロールに行われる（痛みの出現のより早い時期に施行した方がより効果的である）．疼痛緩和は約 2 カ月持続することが多い．EUS にて大動脈と腹腔動脈分岐部直上または左右 2 カ所に 0.25 ％ブピバカイン（マーカイン®）10mL と無水エタノール 20mL を注入する．偶発症は，一過性の疼痛，血圧低下，下痢，膿瘍などである．

表1 ◆これまでに報告されている Interventional EUS

治療手技分類	治療内容
EUS-FNI(薬液注入)	
物理化学的治療	腹腔神経叢ブロック
	アカラシアに対するボツリヌス毒素局中療法
	食道静脈瘤硬化療法
	乳糜胸に対する胸管穿刺硬化療法
	正常膵組織へのエタノール局注
	嚢胞性膵腫瘍へのエタノール局注
	インスリノーマへのエタノール局注
	膵癌への抗癌剤(ゲル化パクリタキセル)局注
分子生物学的治療	化学放射線療法のネオアジュバントとしての膵癌への遺伝子(TNFerade)注入
	膵癌への腫瘍融解ウイルス(ONYX-015)注入による遺伝子治療
免疫細胞学的治療	膵癌への活性化リンパ球注入による免疫療法
	膵癌への樹状細胞局注による免疫療法
	膵癌患者への免疫賦活作用(GM-CSF遺伝子)
特殊デバイスの穿刺・留置・ドレナージ	
	正常膵組織のラジオ波による焼灼
	正常膵組織に対する光線力学的治療
	膵癌への微小照射線源の埋め込み
	膵仮性嚢胞ドレナージ
	経消化管的胆管ドレナージ術
	経消化管的膵管ドレナージ術
	経直腸的骨盤膿瘍ドレナージ術

(文献4より改編)

② 膵仮性嚢胞ドレナージ術

嚢胞出現から6週間が経過し,径6 cm 以上のものが一応の適応とされるが詳細は Part 3 § 2-14)を参照.EUS のガイド下に嚢胞に穿刺するため,内視鏡的ドレナージと異なり消化管内腔に膨隆を呈さない症例でも可能である.しかし,貯留嚢胞(retention cyst)のような炎症を伴わず胃壁との癒着のない症例には注意が必要である.偶発症は,出血,感染,消化管穿孔,膿瘍液の漏出,膵炎などである.

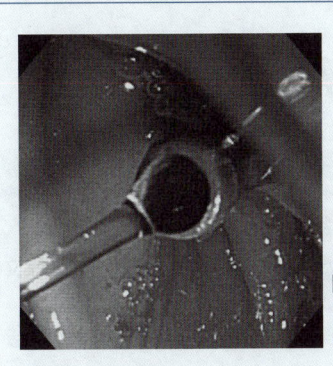

図 1 ◆経消化管的胆道ドレナージ
経十二指腸的にステントを胆管に留置した

③ 経消化管的胆道ドレナージ

現時点では十二指腸狭窄などにより経乳頭的アプローチの困難な症例や，ERC 困難例，肝内胆管の拡張を伴わない PTBD 困難症例が適応となる．一期的な内瘻術であり QOL が保たれることや，腫瘍部を介さないためステント開存期間が長いなどの長所がある（図1）．その他にランデブーテクニックを用いた方法もある．偶発症として，出血，感染，胆汁漏，胆汁性腹膜炎，一過性気腹症などである[2]．

④ 免疫療法

抗癌剤治療抵抗性の膵癌症例に対して，免疫作用を利用した活性化リンパ球療法や樹状細胞療法などの臨床試験が行われている．従来は腫瘍特異抗原を認識する CTL（cytotoxic T-lymphocyte）を誘導するためには組織が必要であったが，Interventional EUS を利用することにより直接腫瘍内に活性化リンパ球や樹状細胞を注入できるようになり腫瘍内での免疫応答を喚起できるようになった[3]．今後のさらなる発展が期待される．

文献

1) Chang, K. J.: Endoscopy., 38 : 88-93, 2006
2) Kenji, Y. et al.: Endoscopy., 40 : 340-342, 2008
3) Irisawa, A. et al.: Pancreas, 35 : 189-190, 2007
4) 入澤篤志 ほか：肝胆膵画像，10，2008

（高木忠之，山雄健次，入澤篤志）

4）内視鏡的乳頭切除術

ポイント
1. 内視鏡的乳頭切除術はいまだ適応，治療手技などすべてが確立した治療法ではない
2. 現状では，胆膵管内進展を伴わない腺腫例を適応とするのが妥当である
3. 十分なインフォームドコンセントのもとに実施せねばならない
4. 切除に際しては，切開電流を用いた一括切除を基本とする
5. 切除直後の止血術と，膵炎予防の膵管ステンティングが合併症対策として重要である

1 総論

内視鏡的十二指腸乳頭切除術は，わが国では当初進行乳頭部癌に対する姑息的治療として報告され，その後良性腫瘍に対する根治術として一般に認められつつある治療法である．

実際には，根治術の対象となる疾患頻度が比較的低いこともあり，本治療法は適応，治療手技のすべてにおいていまだ確立したものではない．

2 目的

乳頭部腫瘍に対しては，従来から外科的治療が一般的であり，ときにはやや過大侵襲と考えられることもある．一方で，内視鏡的治療において，胆膵管の存在する乳頭部は合併症などの安全面から，他の消化管病変とは一線を画して扱われてきた背景があり，近年になってようやくその安全性と臨床的有用性が認められつつある．

内視鏡的乳頭切除術は，内視鏡的切除可能な範囲内にとどまる乳頭部腫瘍に対して，外科的治療にかわって，内視鏡的に根

3 適応

 一般に,胆膵管内進展を伴わない腺腫を適応とすれば異論はないといえるが,腺腫内癌レベルまでは同意が得られることが多い.

 理論上,内視鏡的には最大でも十二指腸固有筋層貫通部の乳頭部胆膵管レベルの深さまでしか切除できないため,腫瘍の進展はそれより十二指腸側にとどまることが必要条件である.ただし,それらを術前診断することは必ずしも容易ではなく,十分に診断できる能力を備えておく必要がある〔Part1 § 1-3) B, Part3 § 2-11) を参照〕.診断的切除という考え方もあるが,リスクを伴う手技でもあるため安易に実施するのは避けたい.

4 手技の実際

 切除に際しては十二指腸スコープを用い,スネアリングは口側から肛門側方向へ行う.

 切除は切開電流を用いて一括切除を基本とする.混合波や凝固波を用いると,膵炎発症のリスクが高くなり,標本上の切除断端の評価も困難となりやすい.

 深い十分な切除が得られると,露出した筋層から高頻度に出血を認める.術後処置として,状況に応じた止血術と,必要に応じた胆膵管ステンティングを行い終了する(図1〜3).

5 コツ

 切除の深さの加減は,スネアをかける大きさと押さえつける力に依存する.見下ろしでスネアの先端を肛側に向ける方法もあるが,押さえつける力が伝わりにくく,十分なスネアリングが困難である.深い切除を得るためには必要最小限の径の硬めのスネアを用いるのがよい[1].また,胆管内に挿入したバルーンカテーテルを引っぱりながらスネアリングする方法もあるが[2],その際には視野の確保に注意を要す.

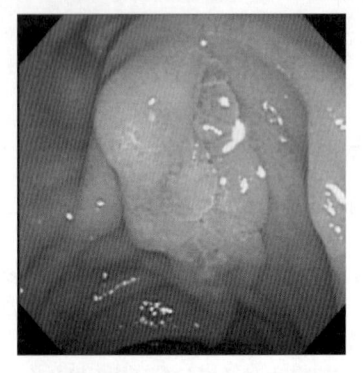

図1 ◆術前内視鏡像（→巻頭カラー写真10参照）
軽度腫大した十二指腸主乳頭部には，やや褪色調の上皮性変化を認め，内視鏡的に腺腫レベルの所見である

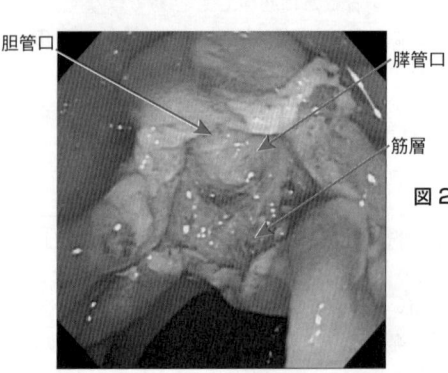

胆管口 — 膵管口
筋層

図2 ◆内視鏡的切除直後の内視鏡像（→巻頭カラー写真11参照）
出血は認めないが肛側寄りには筋層が露出し，口側寄りには胆膵管口を認める

切除標本の回収は必ずしも容易ではなく，胆道結石除去用のバスケットカテーテルを用いると最も回収しやすい．場合によっては，スコープを直視鏡に交換する方が早くて確実なこともある．

6 合併症予防と対策

出血に対しては，通常の消化管出血と同様に対処する．軽度の出血は焼灼術や高張ナトリウムエピネフリン液（HSE）の局注により止血し得ることが多いが，拍動性の出血には，クリッピングがよい．

膵炎予防のための膵管ステンティングは有用であるが[3]，副乳

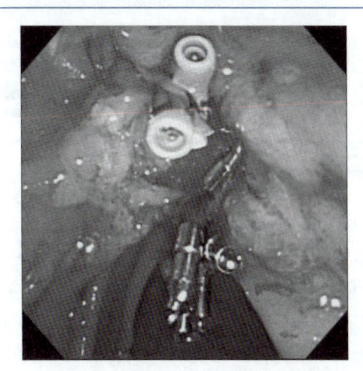

図3 ◆ クリッピング後の内視鏡像（→巻頭カラー写真12参照）
筋層からの出血に対して，クリッピングにより止血されている．また胆膵管内にチューブステントが留置されている

頭機能良好例では必ずしも必要でない．ただし，出血例では止血術により膵管口や胆管口を損傷してしまう危険も考慮してステンティングを行っておく方が安全である．

> **Memo 局注の是非**
>
> 内視鏡的乳頭切除術に際しては，生理食塩水などの局注はほとんど用いない．これは他の消化管病変と異なり，病変が十分に持ち上がらずに周囲粘膜のみが持ち上がり，かえって手技を困難にすることと，深い切除を得るためには局注を用いない方がよいためである．

文献

1) Itoh, A. et al.: Endoscopic Diagnosis and Resection Therapy of the Tumor of the Major Duodenal Papilla.「New Challenges in Gastrointestinal Endoscopy」: 403-414: Springer, 2008
2) Aiura, K. et al.: Gastrointest. Endosc., 57: 743-747, 2003
3) Harewood, G. C. et al.: Gastrointest. Endosc., 62: 367-370, 2005

（伊藤彰浩，後藤秀実）

日常臨床のポイント

12. 乳頭部病変診断のコツ

1) 内視鏡的乳頭切除術の適応病変の発見

　内視鏡的切除の適応となる病変は，腺腫または腺腫内癌レベルの病変であり，それらの多くは胆膵管に対して影響を及ぼしていない病変である．すなわち，胆管拡張や膵管拡張を伴わず，腹痛や黄疸などを認めない無症状例が大部分を占める．したがって，内視鏡的切除適応病変は，検診 UGI，上部消化管内視鏡検査施行時，他部位精査の ERCP 施行時など，偶然に発見される例がほとんどである．逆に症状を伴う場合は，すでに進行癌，あるいは胆膵管内へ広範囲に進展する病変であることが多く，いずれも内視鏡的切除術の対象となる可能性は低い．

　より多くの適応病変を発見するためには，日常臨床において，上部消化管内視鏡検査施行時に，積極的に十二指腸下行脚まで挿入して乳頭部を意識的に観察することが最も重要である．

2) 直視鏡を用いた十二指腸乳頭部の観察

　ルーチンの上部消化管内視鏡検査に際しては，比較的多くの内視鏡医が乳頭部の観察を試みているものと推測される．ただし，十二指腸スコープを用いれば乳頭部は確実に正面視できて，病変の有無を診断し得るが，直視鏡では，乳頭部を観察することは必ずしも容易ではなく，実際には観察困難例も存在する．通常 ERCP 施行時は，スコープをストレッチすることで乳頭部を正面にとらえるため，直視鏡でも同様の操作で乳頭部を観察しようとすることが少なくないように思われる．しかしながら，スコープの観察方向や長さの違いから，むしろ直視鏡ではストレッチしない方が乳頭部を観察しやすいことが多いのを知っておきたい．

　通常，スコープのダウン-アップアングル操作と時計方向への軸回転にて十二指腸球部をこえて下行脚へスコープを挿入する．スコープが下行脚へ入り，十二指腸内腔を観察できる状態にすると9時あるいは10時方向に乳頭部の肛側の小帯が観察されることが多い（図1）．その位置から，小帯の口側が観察でき

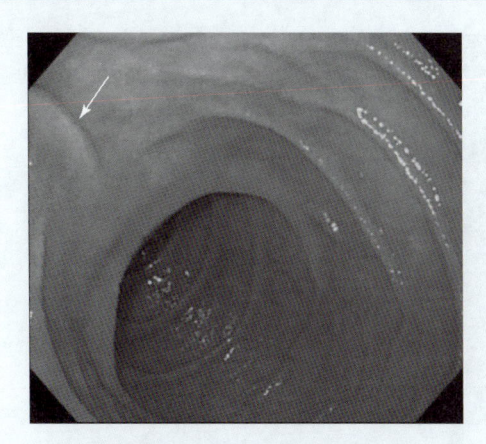

図1 ◆ 直視鏡による十二指腸下行脚内視鏡像

(→巻頭カラー写真13参照)

下行脚へ挿入し,十二指腸内腔がよく観察できる状態にすると,10時方向に小帯(矢印)が観察される

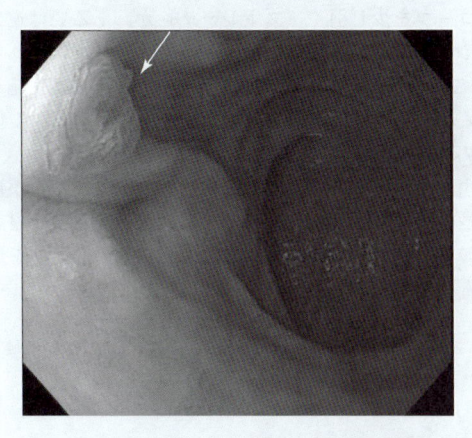

図2 ◆ 直視鏡による十二指腸乳頭部内視鏡像 (正常例)(→巻頭カラー写真14参照)

スコープのわずかな出し入れにより,小帯の口側に連続する乳頭部(矢印)が観察される.乳頭部に異常を認めない

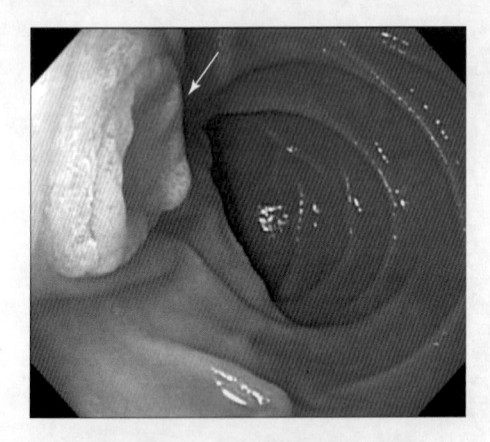

図3 ◆直視鏡による十二指腸乳頭部内視鏡像
(腺腫例) (→巻頭カラー写真15参照)
直視鏡によるルーチン検査で,乳頭部は褪色調の上皮性変化を伴って腫大し,腺腫レベルの病変と診断できる

るよう,スコープを少し引く(ストレッチ)か,あるいは逆に押す(プッシュ)ことで乳頭部が小帯に連続して観察される(図2, 3).この状態は,スコープは胃内でたわみ,ERCP施行時に準じた表現をすれば,プッシュの状態となっている.このため直視鏡の先端はどちらかといえば,乳頭側へ向きやすく,ストレッチするとかえって乳頭部対側へ向きやすくなるのが理解できる.長軸方向に長く走行する小帯は比較的簡単に観察されることが多く,小帯をメルクマールとして口側の乳頭部を観察するのが確実な方法である.

(伊藤彰浩,後藤秀実)

Part 2

化学療法の実際

肝
胆
膵

1）膵癌に対する化学療法

> **ポイント**
> ❶ 遠隔転移例の標準治療は塩酸ゲムシタビンによる化学療法である
> ❷ 局所進行例の標準治療は放射線化学療法であったが，近年は塩酸ゲムシタビンによる化学療法も広く行われている
> ❸ 塩酸ゲムシタビン・S-1の併用療法は，高い抗腫瘍効果を認め期待される治療法であり，現在国内で塩酸ゲムシタビン単独療法とのランダム化比較試験が進行中である

1 総論

膵癌に対する化学療法としては，1997年Burrisらによって，塩酸ゲムシタビン（ジェムザール®）がフルオロウラシル（5-FU®）と比較して，有意に生存を延長，また臨床症状を改善したことが示され[1]，塩酸ゲムシタビンが標準療法として広く使用されている．しかし，塩酸ゲムシタビンの治療効果は十分とはいえず切除不能膵癌の予後は依然不良である．

その後，海外で多くの臨床試験が行われたが，塩酸ゲムシタビンとエルロチニブ（タルセバ®）あるいはカペシタビン（ゼローダ®）の併用療法が塩酸ゲムシタビン単独療法より生存をわずかに延長することが報告されたのみである．しかし費用対効果の問題もあり，標準治療となるには至っていない．

国内では2006年に保険適応となったS-1（ティーエスワン®）が，単独療法，塩酸ゲムシタビンとの併用療法において良好な成績が報告され期待されている薬剤である．

2 標準治療とその成績

1）遠隔転移例
- 遠隔転移例の標準療法は塩酸ゲムシタビンである．塩酸ゲム

シタビンの奏効率は 10 % 前後と高くないが，フルオロウラシルとの比較試験において症状緩和効果を約 20 % に認め，また生存期間もフルオロウラシル療法の 4.4 カ月と比較して 5.7 カ月と有意に良好な成績が示された．

- 塩酸ゲムシタビンは，4 週 1 コースで 1,000 mg/m^2 を day1, 8, 15 に 30 分で投与するのが標準投与法である．
- 塩酸ゲムシタビンの治療成績を大きく上回る治療法はいまだにない．

2) 局所進行例

- 局所進行例の標準療法は，フルオロウラシルを用いた放射線化学療法あるいは塩酸ゲムシタビンである．
  フルオロウラシルとの併用による放射線化学療法では，生存期間が 10 カ月前後であり，標準治療とされていた．
- 塩酸ゲムシタビンによる全身化学療法でも同等の治療成績が近年示されており，副作用が少ないこと，外来治療が可能であることから，局所進行例に対しても全身化学療法が広く行われるようになっている．

3) 治療期間

- 全身化学療法の治療期間は決められておらず，病状が明らかに進行するまで継続する．
- 治療効果判定は RECIST (response evaluation criteria in solid tumors) が使用されることが多い．

4) 二次治療

- 塩酸ゲムシタビンが無効となった後の二次治療は確立していない．
- 国内では S-1 療法が行われることが多く，二次治療としての奏効率は 14.1 %，生存期間は 4.5 カ月と報告されている．
- S-1 は，80 mg/m^2 を 4 週間内服，2 週間休薬の 6 週 1 コースが標準投与法である．
- 腫瘍進行により二次治療導入に失敗する症例も多く，当科における二次治療 S-1 導入率は 60 % 程度である．予後改善には CT だけでなく，CA19-9 など腫瘍マーカーによる早期の治療効果判定により，適切な時期の二次治療導入が重要である．

3 薬剤選択のポイント

- 現時点での遠隔転移例に対する標準治療は塩酸ゲムシタビン単独療法である．
- 局所進行例については，フルオロウラシルによる放射線化学療法と塩酸ゲムシタビンによる全身化学療法は同等の成績が得られており，コンセンサスが得られていない．
- 国内では 2006 年に S-1 が保険適応となり，S-1 単独療法，塩酸ゲムシタビン・S-1 の併用療法が期待され，日常臨床でも広く使用されるようになっている．しかし現在塩酸ゲムシタビン単独療法との比較試験の結果は，現時点での標準治療は依然塩酸ゲムシタビン単独療法であることに変わりはない．
- S-1 の導入により当科における進行膵癌の化学療法施行例の生存期間は，9.5 カ月から 13.3 カ月まで延長を認めている（図1）．

4 併用療法レジメン

- 塩酸ゲムシタビンが標準療法とされて以降，多くの塩酸ゲムシタビン単独療法と塩酸ゲムシタビンと他の抗癌剤・分子標的薬を用いた併用療法の比較試験が行われているが，これまでに塩酸ゲムシタビン単独療法を凌駕する治療法は開発されていない．
- 海外で行われた臨床試験でもカペシタビンとの併用療法，エルロチニブとの併用療法で延命効果をわずかに認めるのみである．
- メタアナリシスではシスプラチン（ランダ®）やオキサリプラチン（エルプラット®）などのプラチナ製剤と塩酸ゲムシタビンの併用療法も生存期間の延長をもたらすと報告されている[2)3)]．
- わが国では塩酸ゲムシタビン・S-1 の併用療法が期待されており，第 1 相・第 2 相臨床試験の報告では，奏効率は 33.3 ～ 48.0 %，生存期間は 7.6 ～ 12.5 カ月と良好な成績が報告されており[4)]，現在第 3 相試験が行われている．

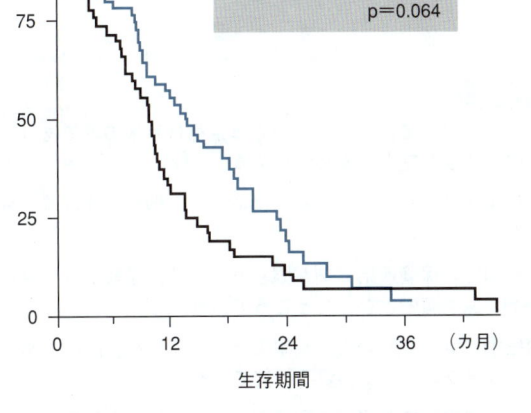

図1 ◆ S-1導入前後での進行膵癌の生存曲線

凡例: S-1導入後 13.3カ月／S-1導入前 9.5カ月／p＝0.064

- 当科では，塩酸ゲムシタビン・S-1併用療法は，4週1コースで，塩酸ゲムシタビン 1,000 mg/m^2 を day1, 15 に投与，S-1 80 mg/m^2 を day1-14 内服というスケジュールで行っており，奏効率31.3％，無増悪生存期間10.0カ月，生存期間20.4カ月と良好な成績を得ている．
- PS（performance status）がいい症例では塩酸ゲムシタビン・S-1の併用療法も選択枝となるが，副作用には十分な注意が必要である．

文献

1) Burris, H. A., 3rd et al.： J. Clin. Oncol., 15 ： 2403-2413, 1997
2) Moore, M. J. et al.： J. Clin. Oncol., 25 ： 1960-1966, 2007
3) Sultana, A. et al.： J. Clin. Oncol., 25 ： 2607-2615, 2007
4) Nakamura, K. et al.： Br. J. Cancer, 94 ： 1575-1579, 2006

（中井陽介）

2）胆道癌に対する化学療法

ポイント

① 胆道癌に対して治癒を期待できる治療は手術のみであり，常にその可能性を追求する必要がある

② 進行胆道癌に対する化学療法において，標準治療は確立されていない

③ わが国では保険適応薬剤が限られている．塩酸ゲムシタビンとS-1が保険適応となったところである

④ 治療中に黄疸や胆管炎を高率に合併するため，高度な胆道ドレナージテクニックが必要不可欠である

⑤ 化学療法の知識と胆道マネージメントの技術の両方を兼ね備えた interventional oncologist が扱うべき領域である

1 総論

　胆道癌は胆嚢癌，胆管癌，乳頭部癌の総称である．わが国では肝内胆管癌は原発性肝癌に分類されるが，胆管上皮から発生した癌ということで，海外や国内の臨床試験では胆道癌に含めることも多い．胆道癌は癌の死亡原因の第6位であり，年間死亡数は約16,000人にのぼる．また年間死亡数と罹患者数がほぼ同数と推定され，きわめて予後不良な癌であることを示している．

　胆道癌に対してこれまで積極的に切除術が行われ，その進歩は目覚しいものであった．一方で薬物治療に関しては，黄疸や胆管炎などの胆道マネージメントの難しさや高度進行癌が多いなどの理由から，その開発は遅れていた．そのようななか，塩酸ゲムシタビン（GEM，ジェムザール®）などの新規薬剤の登場と胆道マネージメントの習熟もあり，2000年ごろより本領域でも積極的に化学療法が行われつつある．近年，大規模第3相試験も開始され，今後本領域が発展していくものと考えられる．それに伴い，多様な病態を伴う胆道癌に関して，部位別の検討

がされることが望まれる.

2 標準治療とその成績

　胆道癌における化学療法の延命効果はすでに証明されているものの,標準治療は確立されていない.近年複数の GEM 単剤の第2相試験が報告され,奏功率 20 〜 30％,生存期間中央値 8 〜 9 カ月とこれまでの成績より良好であり,第一選択治療となりつつある(表1).その他フッ化ピリミジン系製剤であるカペシタビン(ゼローダ®)や S-1 においても,GEM と同等の成績が報告されている.わが国で保険適応となった S-1(ティーエスワン®)は,単剤で奏功率 20 〜 30％,生存期間中央値 8.3 〜 9.4 カ月であった.分子標的薬については単剤での成績は芳しくなく,今後は併用療法の効果をみていく必要がある.

　2007 年に有効な薬剤を検索する目的で,104 の第2相試験(2,810 例)を集めた pooled analysis が海外にて行われた.その解析によると化学療法全体の治療成績は,奏功率 22.6％,無増悪生存期間 4.1 カ月,生存期間中央値 8.2 カ月.薬剤としては GEM とシスプラチン(CDDP,ランダ®)が有望な薬剤という結果であった.

3 薬剤選択のポイント

　現在,わが国で胆道癌に対して保険適応となっている薬剤は限られており,そのなかで有効性を示しているのは GEM と S-1 の 2 つである.GEM は 2006 年に,S-1 は 2007 年に保険適応となったばかりである.これまでのわれわれの検討では,フルオロウラシル(5-FU®)を中心とした従来の治療と比較して,GEM もしくは S-1 を導入することにより生存期間の延長を認めている(2007 年 JDDW にて発表).今後は GEM および S-1 をどのように使い分けしていくか検討していくことが必要となっている.

　そこで東京大学消化器内科およびその関連施設において切除不能進行胆道癌に対して GEM および S-1 で初回治療を行った計 78 例について検討した(東京大学消化器内科では 2005 年〜 2006 年にかけて S-1 で初回治療を行う方針をとっていた).

表1 ◆ 主な切除不能胆道癌に対する全身化学療法の成績

報告者	報告年	レジメン	症例数	奏功率(%)	生存期間中央値(月)
<単剤治療>					
Gallardo	2001	GEM	25	36	6.9
Okusaka	2006	GEM	40	17.5	7.6
Patt	2004	カペシタビン	26	19	GB 9.9 / CC 8.1
Ueno	2004	S-1	19	21	8.3
Furuse	2008	S-1	40	32.5	9.4
Androulakis	2006	オキサリプラチン	29	21	7
Alberts	2002	CPT-11	36	8	6.1
Philip	2006	エルロチニブ	42	8	7.5
<併用療法>					
Knox	2004	GEM+5-FU®	27	33	5.3
Alberts	2005	GEM+5-FU®+LV®	42	12	9.7
Knox	2005	GEM+カペシタビン	45	31	14.0
Thongprasert	2005	GEM+シスプラチン	40	28	8.4
Andre	2004	GEM+オキサリプラチン	33	33	15.4
Clark	2007	GEM+オキサリプラチン+ベバシズマブ	26	29	−
Nehls	2006	カペシタビン+オキサリプラチン	65	20	GB 5.2 / CC 12.8
Kim	2007	S-1+シスプラチン	51	30	8.7

GEM：gemcitabine, 5-FU®：5-fluorouracil®, LV®：leucovorin®, GB：gallbladder, CC：cholangiocarcinoma

GEM群は計58例. 年齢中央値67.5歳, 男/女 = 39/19, PS (perfomance status) 0/1/2/3 = 17/33/6/2, 胆嚢癌/肝内胆管癌/肝外胆管癌/乳頭部癌 = 30/17/11/0であった. 一方, S-1群は計20例. 年齢中央値66歳, 男/女 = 9/11, PS 0/1/2/3 = 7/11/2/0, 胆嚢癌/肝内胆管癌/肝外胆管癌/乳頭部癌 = 6/9/3/2であった. それぞれの生存期間中央値を比較してみると, GEM群/S-1群 = 7.6/8.0カ月（p = 0.54）と有意差は認めないもののわずかにS-1群で良好な結果であった（図1）. また二次治療導入率について, 2nd line S-1を導入する以前のGEM群症例と現在治療中の症例（計18例）を除いて検討したところ, GEM群/S-1群 = 28%/55%とS-1群で高い傾向にあった. そ

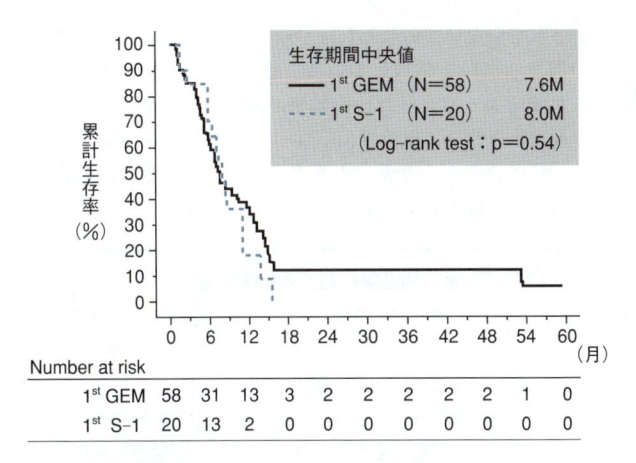

図1 ◆切除不能胆道癌に対する一次治療としてのGEMとS-1の比較

の理由としては，① GEMは投与しやすいため1次治療でPS不良症例も治療導入された，② S-1の方がGEMと比較して症状を伴う副作用が強い傾向にあるため，二次治療として導入しにくい，という2つの点が考えられる．そのため今後の前向きの検討が必要ではあるが，標準治療の定まっていない胆道癌においては初回治療にS-1を使用することも検討しうるかもしれない．

4 併用療法レジメン

最近の併用療法の報告では，GEMを基本薬剤とし，併用薬剤にシスプラチン（ランダ®）やオキサリプラチン（エルプラット®）などのプラチナ製剤，もしくはカペシタビンなどのフッ化ピリミジン系製剤を用いているものが多い．これらの治療成績は，奏功率30％前後，生存期間中央値5.2～15.4カ月と1年を越える報告も出てきている．

現在注目されている併用療法にGEM＋シスプラチン併用があり，現在大規模第3相試験が進行中である．わが国でも同様の第2相試験が行われ，その結果が待たれる．一方GEM＋S-1併用はこれまで少数例の検討に留まり，前向きの臨床試験は報

告されていない．われわれは2006年よりGEM + S-1併用療法の第2相試験を施行している．結果は後日発表予定であるが，これまでよりも良好な治療効果が得られる印象がある．その他今後はオキサリプラチン，CPT-11，タキサン系薬剤，さらには分子標的薬などより多くの薬剤を導入していき，進行胆道癌の長期生存を目指していくことが期待される．

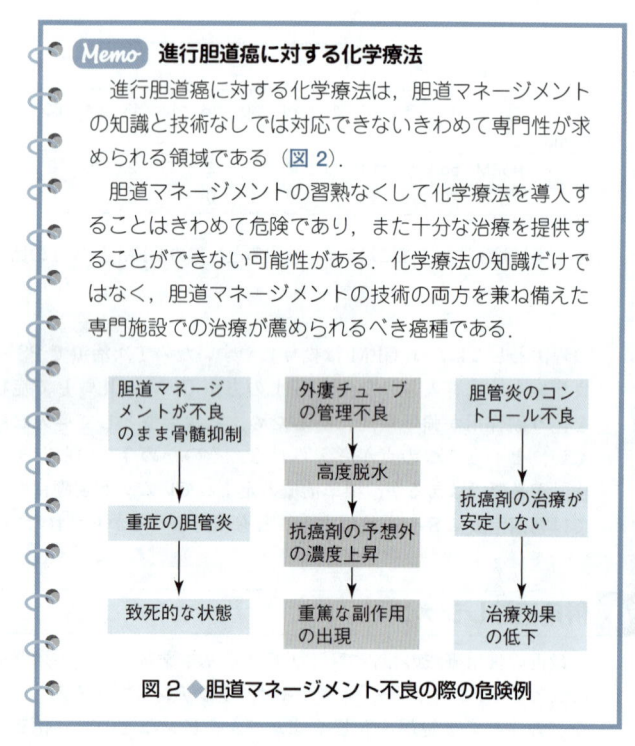

> **Memo 進行胆道癌に対する化学療法**
>
> 進行胆道癌に対する化学療法は，胆道マネージメントの知識と技術なしでは対応できないきわめて専門性が求められる領域である（図2）．
>
> 胆道マネージメントの習熟なくして化学療法を導入することはきわめて危険であり，また十分な治療を提供することができない可能性がある．化学療法の知識だけではなく，胆道マネージメントの技術の両方を兼ね備えた専門施設での治療が薦められるべき癌種である．
>
> 胆道マネージメントが不良のまま骨髄抑制 → 重症の胆管炎 → 致死的な状態
>
> 外瘻チューブの管理不良 → 高度脱水 → 抗癌剤の予想外の濃度上昇 → 重篤な副作用の出現
>
> 胆管炎のコントロール不良 → 抗癌剤の治療が安定しない → 治療効果の低下
>
> **図2 ◆ 胆道マネージメント不良の際の危険例**

文献

1) 胆道癌診療ガイドライン作成出版委員会 編：「エビデンスに基づいた胆道癌診療ガイドライン 第1版」：医学図書出版，2007
2) 永川宅和，萱原正都：「胆道癌登録成績が教える胆道癌の診断と治療のあり方」：金原出版，2005
3) Eckel, F. & Schmid, R. M.: Br. J. Cancer., 96 : 896-902, 2007

（佐々木 隆）

3) 肝細胞癌に対する化学療法

ポイント

1. 現時点では，エビデンスに基づいた標準的治療法が確立していない
2. 遠隔転移が存在する場合は，全身化学療法（UFT）が選択されることが多い
3. 門脈腫瘍浸潤例では動注化学療法（low-dose FP）が選択されることが多い
4. 今後，肝細胞癌に対する分子標的治療の開発が促進されると思われる

1 総論

　高危険群の囲い込みと診断技術，治療技術の進歩にもかかわらず，発見時すでに高度進行肝癌である症例や，また早期に発見しても異時性多中心性発癌によって，いずれ再発がコントロールできず高度進行癌となる症例が大部分である．実際，第17回全国原発性肝癌追跡調査報告によると再発治療はTAE 53％，局所療法24％，化学療法10％となっている．

　このように切除や局所療法，塞栓術の適応から逸脱した症例には化学療法が必要となる．わが国で保険収載されている薬剤はアルキル化剤（シクロホスファミド水和物），代謝拮抗薬（5-FU®，UFT®，シタラビン），抗生物質（ドキソルビシン，エピルビシン，ミトキサントロン，マイトマイシンC），白金製剤〔シスプラチン（動注）〕である．これらを動注化学療法，全身化学療法として単剤もしくは多剤併用で組合わせ治療されている．

　わが国では国民皆保険制度下で誰もが医療を受けられる環境にある．また感情論もあり，対症療法と抗癌剤のRCTが行われてこなかった．このため，エビデンスに基づいた標準的治療法が確立していない．

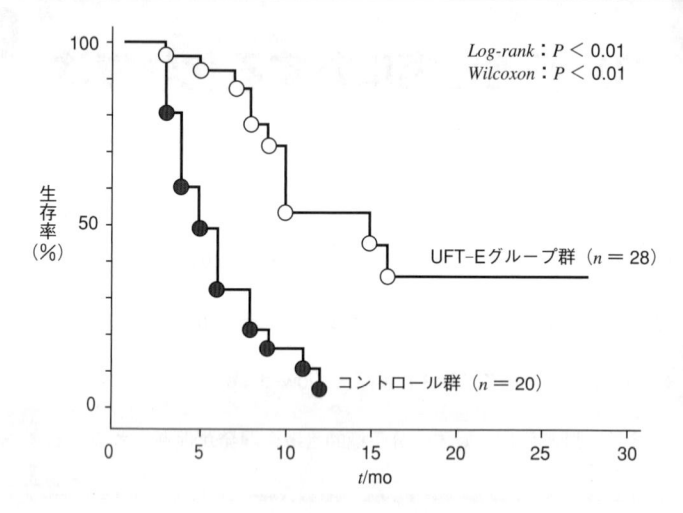

図1 ◆Stage Ⅳ-A 症例における UFT-E 群（28名）と対象療法群（20名）の生存曲線
文献1より

2 標準治療とその成績

　現在，標準的治療法は確立されていないが，内服では UFT® が使われることが多い．石川らは Stage Ⅳ-A 症例において UFT-E 群（28名）と対象療法群（20名）を比較検討した．UFT-E 群では MST 12.1 カ月対 6.2 カ月であり有意に生存期間を改善したと報告している[1]（図1）．

　さらに動注化学療法では low dose FP が用いられることが多い．安藤らは 48 例の門脈腫瘍浸潤を伴う進行肝細胞癌症例に low dose FP 療法を行った．奏効率は 48%，MST は 10.2 カ月であったと報告している[2]（図2）．われわれは，門脈腫瘍浸潤を伴う進行肝細胞癌患者に対して．インターフェロン併用 5-FU 動注化学療法を行った．治療 116 例と対象群 40 例を比較した結果，治療群の MST は 6.9 カ月であり対象群より有意に予後を改善した[3]（図3）．

　今後 Sorafenib が，標準的治療とされれば Sorafenib とわが国で行われてきた動注化学療法などの治療と比較検討することに

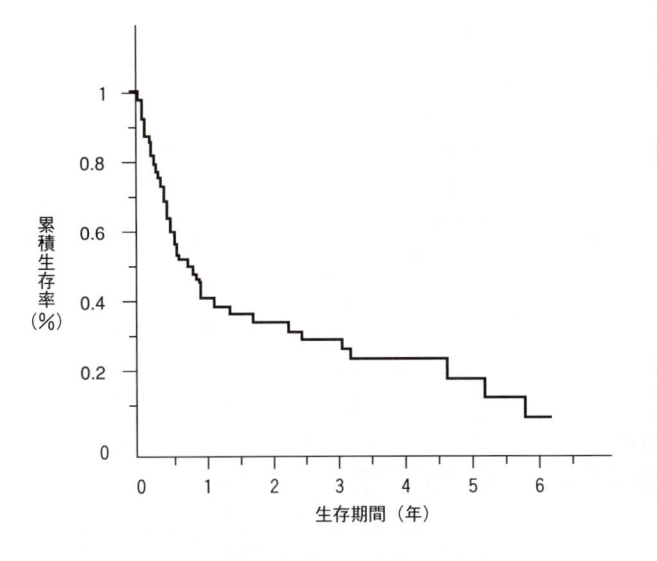

図2 ◆ 48例の門脈腫瘍浸潤を伴う進行肝細胞癌症例における low dose FP 療法の生存曲線
文献2より

よって，わが国における治療法の再評価と標準的治療法の確立ができると期待している．

3 薬剤選択のポイント

現時点では，標準的治療法は確立されていない．遠隔転移が存在する場合は全身化学療法（UFT®）が選択されることが多い．また門脈腫瘍浸潤例では動注化学療法（low-dose FP）が選択されることが多い．さらに遠隔転移のある症例に対してインターフェロンと S-1 の併用療法が有効であった症例が報告[4]された．現在，肝外病変を伴う進行肝細胞癌に対する S-1/インターフェロン α 併用化学療法の有効性第Ⅱ相ランダム化比較試験が多施設共同で展開中である．

近年，分子標的薬の開発が進み臨床試験の結果も報告[5]されている．Sorafenib は，Raf キナーゼとチロシンキナーゼ受容体

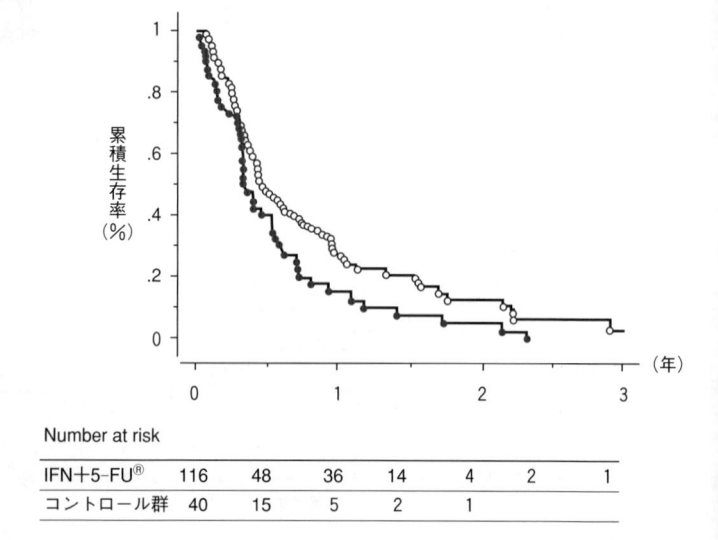

図3 ◆門脈腫瘍浸潤を伴う進行肝細胞癌患者におけるインターフェロン併用 5FU 動注化学療法. 治療群 116 例と対象群 40 例の生存曲線
文献3より

を標的とした multikinase 経口阻害薬である. 2007 年の American Society of Clinical Oncology で Llovet らは Sorafenib の phase III 試験(SHARP : sorafenib HCC assesment randomized protocol)の結果を発表した. 本試験は Child-Pugh A で, 組織学的に肝細胞癌と証明された, 少なくとも未治療病変を1つ以上有する患者を対象に, 主要評価項目を全生存期間と症状発現までの期間とし, Sorafenib を1回 400mg, 1日2回内服群 299 例とプラセボ群 303 例のランダム化比較試験である. 両群間で症状発現までの期間に有意な差を認めなかったが, Sorafenib 群の全生存期間の中央値は 46 週, プラセボ群は 34 週で, ハザード比 0.60, p 値 0.00058 と統計学的有意差を認めた. 有害事象は, 下痢が Sorafenib 群で 11%, プラセボ群では2%であった. また手足皮膚反応は, Sorafenib 群では8%であったが, プラセボ群では1%であった.

わが国でも Sorafenib の有効性と安全性が検討された. 27 例,

全例で PS = 0, Child-Pigh A 48％, B 52％, 前治療有 85％, Stage Ⅱ～Ⅲ 66％, Ⅳ 44％, PVTT 7％, Meta 26％という症例群に行った. 投与限界毒性は手足皮膚反応の1例のみであった. 27 例中 20 例で腫瘍効果判定が行われ, PR4％, SD 83％, PD 13％であった. MST は 15.6 カ月であったと報告されている[6]. 今後, 肝細胞癌に対する分子標的治療の開発が促進されると思われる.

文献

1) Ishikawa, T. et al.: Would J. Gastroenterol, 14 : 2797-2801, 2008
2) Ando, E. et al.: Cancer, 95 : 588-595, 2002
3) Obi, S. et al.: Cancer, 106 : 1990-1997, 2006
4) Nakamura, M. et al.: J. Gastroenterol., 41 : 1120-1125, 2006
5) Llovet, J. M. & Bruix, J.: J. Hepatology, 28 : S20-S37, 2008
6) Furuse, J. et al.: Cancer Sci., 99 : 159-165, 2007
7) 科学的根拠に基づく肝癌診療ガイドライン作成に関する研究班:「科学的根拠に基づく肝癌診療ガイドライン」: 95-110, 金原出版, 2005

(小尾 俊太郎)

日常臨床のポイント

13. 塩酸ゲムシタビン投与の実際

　塩酸ゲムシタビン（ジェムザール®，以下 GEM）は切除不能進行膵癌に対する標準的治療として位置付けられており，膵癌の診療において広く用いられる．

　GEM の具体的な投与法を図 1 に示す．通常 GEM 1,000 mg/m^2 を day1，8，15 に 30 分で点滴静注し，4 週を 1 コースとして繰り返す．なお，投与に際しては有害事象や患者の状態を十分把握し，投与継続の可否・減量などを判断する（図 2）．

　実際の臨床において頻度が高い有害事象は好中球減少・血小板減少などの血液毒性である．重篤な感染症や出血に至るケースは少ないが，胆管ステント留置後など感染のリスクを有する場合には十分な注意を払う必要がある．また重篤な有害事象として間質性肺炎が報告される．頻度は 1.4 ％程度だが，死亡例も報告されており十分な注意が必要である．危険因子としては呼吸器の基礎疾患（間質性肺炎，COPD，結核），胸部放射線治療歴，酸素療法の併用，高齢，喫煙などがあげられている．自覚症状として咳・発熱・息切れなどが出現した場合には間質性肺炎も念頭におき，診療にあたる必要がある．

〔須藤 研太郎，山口武人〕

1コース

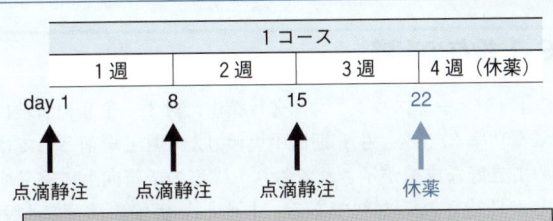

1週	2週	3週	4週（休薬）
day 1	8	15	22
↑	↑	↑	↑
点滴静注	点滴静注	点滴静注	休薬

投与例：千葉県がんセンター

① デキサメタゾン（デカドロン®）4 mg＋5-HT$_3$拮抗剤
　＋生理食塩液50mL
② GEM＋5％ブドウ糖液100mL（30分）
③ 生理食塩液50mL（ルートフラッシュ用）

図1 ◆ GEMの投与方法

GEM 1,000mg/m^2 を day1, 8, 15 に 30 分で点滴静注．day22 は休薬．4 週を1コースとして繰り返す

GEM投与

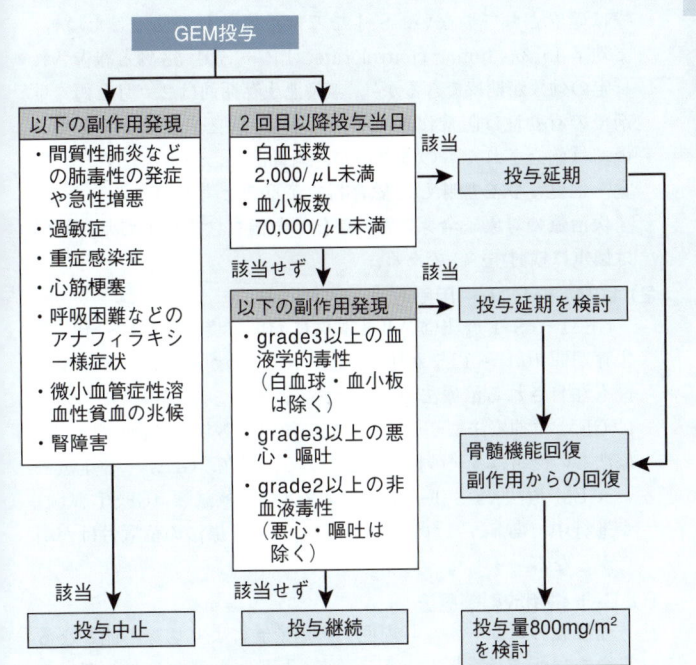

以下の副作用発現
- 間質性肺炎などの肺毒性の発症や急性増悪
- 過敏症
- 重症感染症
- 心筋梗塞
- 呼吸困難などのアナフィラキシー様症状
- 微小血管症性溶血性貧血の兆候
- 腎障害

→ 該当 → **投与中止**

2回目以降投与当日
- 白血球数 2,000/μL未満
- 血小板数 70,000/μL未満

→ 該当 → **投与延期**
→ 該当せず ↓

以下の副作用発現
- grade3以上の血液学的毒性（白血球・血小板は除く）
- grade3以上の悪心・嘔吐
- grade2以上の非血液毒性（悪心・嘔吐は除く）

→ 該当 → **投与延期を検討**
→ 該当せず → **投与継続**

骨髄機能回復 副作用からの回復 → **投与量800mg/m^2 を検討**

図2 ◆ 投与継続・延期・中止の基準
GEMZAR® ポケットガイドより

14. S-1 投与の実際

S-1（ティーエスワン®）は進行膵癌に対する第Ⅱ相試験において奏功率37.5％，生存期間中央値9.2カ月と単剤としてはきわめて良好な成績が示されており，膵癌の予後向上に寄与することが期待される薬剤である．しかし，実際の診療においてS-1をどのように使用するかについては確立されていない．

進行膵癌においてS-1を使用する状況としては，①GEM抵抗例の二次治療，②GEM＋S-1併用療法，③局所進行膵癌に対するS-1併用放射線療法，の3つの場合が想定される．いずれも確立されたものではなく臨床試験にて評価中であるが，以下におのおのについて概説する．

1）GEM抵抗例に対する二次治療

進行膵癌においてGEM投与中に増悪した場合，続く二次治療は確立されていない．S-1を二次治療として使用した場合，奏効率15％，tumor control rate（PR＋SD）58％と報告され一定の効果が期待できるが[1]，無増悪生存期間は2カ月と短く単剤での有効性は限られる．S-1への切り替えのタイミングについては確立されたものはないが，画像診断，腫瘍マーカー，自覚・他覚症状を加味した総合判断が重要と考えられる．なお，二次治療の対象は全身状態の悪化した例も含まれており，適応は慎重に検討すべきである．

2）GEM＋S-1併用療法

GEM＋S-1療法は第Ⅱ相試験において奏功率44～48％，生存期間10.1～12.5カ月と報告され[2]，わが国において，現在最も注目される治療法の1つである．一方，有害事象については GEM単独療法よりも頻度が高い傾向があり，総合的なGEM療法との優劣は今後の検討課題である．現在，GEM＋S-1療法 vs GEM療法 vs S-1療法のランダム化比較試験（GEST試験）が進行中であり，これによりGEM＋S-1療法の位置付けが明らかとなる．

3）S-1併用放射線療法

遠隔転移はないが，膵周囲への過進展により切除不能となる場合を局所進行膵癌という．従来，局所進行膵癌に対してはフ

ルオロウラシル（5-FU®）併用放射線療法が主たる役割を果たしてきた．しかし，その生存期間中央値は7～10カ月と十分ではない．また，フルオロウラシル持続静注に際してしばしば中心静脈カテーテルの留置が行われるが，合併症やQOLの点で改善の余地がある．S-1はフルオロウラシルと比較し単独で高い抗腫瘍効果を有し，経口剤であるというメリットをもつ．S-1と放射線治療の併用は現在第Ⅰ相試験が報告された段階であり[3]，臨床的評価は第Ⅱ相試験の結果に委ねられる．

文献

1) Morizane, C. et al.: Cancer Chemother. Pharmacol., in press, 2008
2) Nakamura, K. et al.: Br. J. Cancer, 94: 1575-1579, 2006
3) Sudo, K. et al.: Int. J. Radiat. Oncol. Biol. Phys., 67: 219-224, 2007

（須藤 研太郎，山口 武人）

15. 動注療法（インターフェロン＋5-FU）

門脈腫瘍浸潤を伴う進行肝細胞癌の予後は著しく不良であり，50％生存期間が約3カ月，1年生存は見込めなかった．Sakonらは，インターフェロンα併用5-FU動注化学療法で，これら門脈腫瘍浸潤を伴う高度進行肝癌8例を治療し，奏功率63％であったと報告した．早速，われわれは追試を行った．

Vp3, 4の門脈腫瘍浸潤を伴う肝癌116例に対しインターフェロン併用5-FU動注化学療法を施行した．これらの症例と対症療法を中心としたhistorical control群40例とで，累積生存率を比較した．その結果，インターフェロン併用5-FU動注化学療法は有意に生存率を改善した．特に，CR（complete response）群（16％）においては，1年生存率81％，2年生存率59％，PR（partial response）群（36％）においては，1年生存率43％，2年生存率18％であった．また重篤な副作用は認めず，コントロール可能な嘔気と食欲不振が主な副作用であった．われわれの症例はSakonらの症例と比較して，再発症例が多く肝

機能も低下した症例が多かったため、奏効率や生存率がやや低い傾向があったが、Sakonらの報告に近い有効性と安全性を証明できた．

その後ペグインターフェロンが導入され、天然型インターフェロン α と比較検討したが、奏効率や生存率に有意差を認めなかった．このため、現在は利便性を鑑みペグインターフェロンを併用して5-FU動注化学療法を施行している．2007年10月現在、374例のVp3, 4症例にインターフェロン併用5-FU動注化学療法を施行した．CR 54例（13%）、PR 110例（29%）、SD (stable) 47例（13%）、PD (progression) 163例（44%）であり、奏効率44%であった（図1）．374例全体の累積生存率は、6カ月50%、1年29%、2年13%、3年8%であった．治療効果別生存曲線を図2に示した．CRは1年91%、2年59%、PRは1年39%、2年10%と良好な成績であったが、PDでは1年生存率がわずかに8%であった．本療法の特徴は、奏功すれば必ず生存期間の得られることである．そこで予後予測因子および奏功予測を検討した．その結果、予後規定因子は、腹水（+）（ハザード比0.383, 95% CI 0.269-0.546, p<0.0001）、Vp4（ハザード比0.635, 95% CI 0.483-0.835, p=0.0011）、

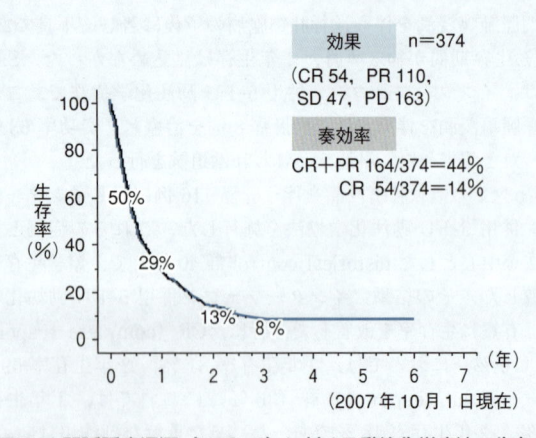

図1 ◆門脈腫瘍浸潤（Vp3, 4）に対する動注化学療法の生存曲線
CR：complete response, PR：partial response, SD：stable disease, PD：progression disease

治療効果別生存率 (n=374)

	0.5年	1年	2年
CR	100%	91%	59%
PR	70%	39%	10%
SD	34%	11%	
PD	25%	8%	3%

CR, n=54
PR, n=110
SD, n=46
PD, n=164

(2007年10月1日現在)

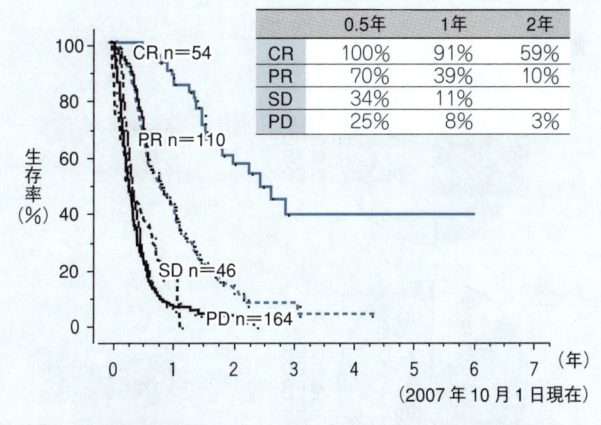

図2 ◆ 門脈腫瘍浸潤 (Vp3, 4) に対する動注化学療法効果別生存曲線

Alb>3.4(ハザード比 1.333, 95% CI 1.008-1.764, p=0.0438) であった. 効果予測因子は, 血小板数 <12.5万(ハザード比 1.896, 95% CI 1.165-3.084, p=0.01), 腹水 (－) (ハザード比 2.000, 95% CI 1.020-3.920, p=0.0436) であった. これらの結果より腹水 (－), Vp3, 血小板数 <12.5万の基準を満たす症例が, インターフェロン併用 5-FU 動注化学療法のよい適応と思われる. 実際この基準を満たした症例は 97/374 例 (26%) であったが, 奏効率 62%, MST (median survival time) は 9.4 カ月であったのに対して, 基準外の症例は奏効率 38%, MST 5.2 カ月と不良であった. 基準内の症例は有意に予後がよく, MST はほぼ2倍となった (図3, 4). PR で肝機能良好な症例は, その後, 残存病変を積極的に切除して予後のさらなる改善を図っている. また, 術後のアジュバントとしても良好な成績が報告[2]されている.

文献
1) Obi, S. et al.: Cancer, 106 : 1990-1997, 2006
2) Nagano, H. et al.: Hepatogastroenterology, 54 : 172-179, 2007

適応基準　転移・腹水なし，Vp3
　　　　　血小板数＜12.5万　　97/374例（26％）

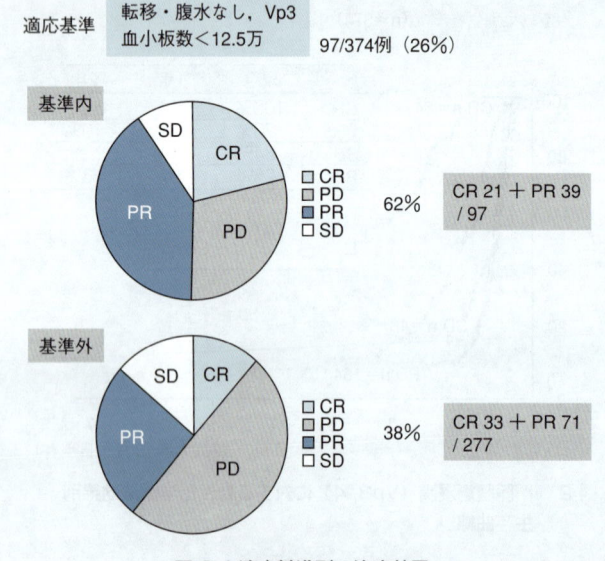

基準内

- CR
- PD
- PR
- SD

62％　CR 21 ＋ PR 39 / 97

基準外

- CR
- PD
- PR
- SD

38％　CR 33 ＋ PR 71 / 277

図3 ◆ 適応基準別の治療効果

適応基準　転移・腹水なし，Vp3
　　　　　血小板数＜12.5万　　97/374例

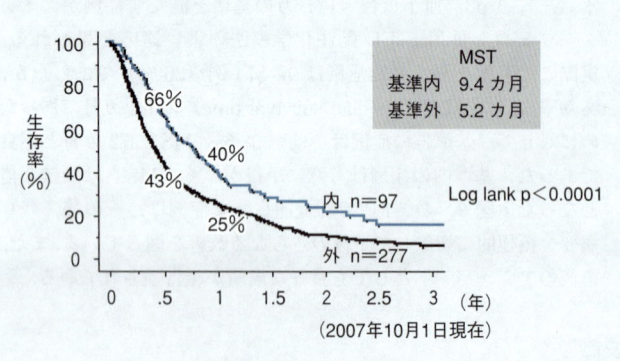

MST
基準内　9.4カ月
基準外　5.2カ月

内 n＝97
外 n＝277

Log lank p＜0.0001

（2007年10月1日現在）

図4 ◆ 適応基準別の生存曲線

（小尾 俊太郎）

16. 化学療法の実際（follow up，RECIST，副作用対策）

　切除不能胆道癌・膵癌に対して，近年保険適応となった塩酸ゲムシタビン・S-1を中心とした化学療法が広く行われている．その副作用は比較的軽度であり，通常外来通院で行われる．1～2週ごとの抗癌剤投与前に，血液検査での有害事象の確認とともに，診察にて身体所見をチェックする．

1）治療効果判定

　治療効果判定については，通常2コースごとにCT検査による画像評価を行うとともに，月1度腫瘍マーカーの測定を行う．腫瘍マーカーとしてはCA19-9が用いられることが多いが，同時にCEA，Dupan-2，Span-1も測定することにより，症例に応じてもっとも有効な腫瘍マーカーの経過を細かく観察する．

　画像評価は，病変の長径和の測定により効果を判定するRECISTが，比較的簡便であり，臨床試験のみならず日常臨床でも広く使用されている．ただし膵癌では，腫瘍周囲の炎症と腫瘍自体の鑑別が困難であり，腫瘍径の正確な測定が困難なこともあり，治療効果判定が遅れ，腫瘍の進行により全身状態が悪化し，2次治療が導入できない症例も少なからず認める．

　このような画像上の変化と比較して，腫瘍マーカーはより早期に変化する傾向があり，画像評価に腫瘍マーカーを組合わせることにより，早期の治療効果判定を行い治療無効の際に適切な時期に2次治療を導入することが，予後改善には重要である．CTで変化を認めないにもかかわらず，腫瘍マーカーの著明な上昇を認める場合には，早期のCT再検やPET検査による遠隔転移の評価などが有用なこともある．一方で，腫瘍マーカーは胆管炎・閉塞性黄疸などでも上昇することがあり，その判定には臨床経過とも十分照らし合わせる必要がある．

2）副作用対策

　副作用の判定基準にはCTCAEが用いられることが多く，grade 3以上の重篤な副作用を認めた場合は，原則休薬し，回復後に減量再開する．

　塩酸ゲムシタビンの副作用は，骨髄抑制を多く認めるが，重篤なものは少ない．導入時にアレルギー反応による皮疹を認めることがあり，初回投与時は入院で開始するなど，注意が必要

である．ゲムシタビン投与前にはカイトリル 3 mg など制吐剤とともに，デカドロン 8 mg など前投薬を行う．また間質性肺炎も頻度は少ないが重篤な副作用であり，投与前の胸部の評価とともに，外来通院中も息切れや咳嗽などを認めた場合は必ず胸部 X 線をチェックする．

一方で，S-1 は骨髄抑制のほか，下痢・口内炎などの粘膜障害の頻度が多い．止痢剤や口腔内含嗽などの対策を行う．また長期投与例では全身の色素沈着をほぼ全例に認め，投与開始前に十分な説明が必要である．一般に重篤な副作用は少ないが，近年は高齢者や合併症を有する症例が増加傾向にあり，思わぬ有害事象の出現もあるため，特に併用療法などを行う場合は，十分な注意が必要である．

（有住俊彦）

Part 3

消化器疾患の診断と治療のポイント

§ 1 肝疾患 192
§ 2 胆道・膵臓疾患 283

1）急性肝炎

診断のポイント

❶ 全身倦怠感，悪心・嘔吐，食欲不振，発熱，黄疸などの症状が現れ，血清トランスアミナーゼ，ビリルビンの上昇を認める
❷ 急性肝炎にはウイルス性肝炎，薬剤性肝炎，自己免疫性肝炎，アルコール性肝炎などがある
❸ 重症・劇症化を予知することが最も重要である

治療のポイント

❶ 急性肝炎は自然治癒傾向が強く，重症・劇症化，慢性化が懸念される例を除いて特殊な治療の必要はない
❷ B型急性肝炎で重症・劇症化，慢性化が懸念される場合，核酸アナログによる抗ウイルス療法が薦められる
❸ C型急性肝炎は高率に慢性化するが，早期のインターフェロン治療がきわめて効果的である

1 疾患の概念と病態

肝臓の急性炎症による病態である．急性肝炎の原因として，わが国では，A，B，C，E型の4種の肝炎ウイルス，EBウイルス，サイトメガロウイルスなどのウイルス，薬剤，自己免疫，アルコールなどがあげられる（表1）．急性肝炎では，ときに重症・劇症化，慢性化が認められる．

肝炎ウイルスによる急性肝炎では，ウイルスそのものによる細胞障害作用や免疫学的な機序により急激な肝細胞障害（壊死）をきたし，急性肝炎を発症する．

表1 ◆ わが国の急性肝炎の発症分布

(年)	A型(%)	B型(%)	C型(%)	非ABC型(%)
1980	30.6	38.2	11.1	20.1
1985	20.9	32.3	11.4	35.4
1990	65.8	13.7	4.9	15.5
1995	33.6	20.2	14.3	31.9
2000	17.2	39.1	9.2	34.5
2005	9.8	34.8	7.1	47.3

(厚生労働省研究班平成19年度研究報告書より)

2 診断

- 全身倦怠感，悪心・嘔吐，食欲不振，発熱，黄疸などの症状が現れるが，症状が全くないこともある．
- 血液検査では血清トランスアミナーゼの上昇，ビリルビンの上昇（直接型優位）を認める．
- 腹部超音波検査では，肝腫大，脾腫，胆嚢内腔の縮小や壁肥厚などを認める．重症例では肝内エコーが不均質となる．
- 肝生検は急性期には行わないことが多いが，肝細胞の水腫様腫大，風船化，好酸体，巣状壊死，炎症細胞浸潤などを認める．
- 重症・劇症化を予知することが重要である．プロトロンビン時間が40％を下回る場合には重症・劇症化のリスクが高い．

1）A型急性肝炎
- 診断はIgM-HA抗体による．
- 生牡蠣など貝類の摂取により感染する．
- 潜伏期間は2～6週間（平均30日）である．
- 約0.1％が劇症化する．劇症化は50歳以上の高齢者に多い．
- 急性腎不全を合併することがある．
- ワクチンがある．

2）B型急性肝炎
- 診断はHBs抗原，IgM-HBc抗体によるが，HBs抗原が早期に陰性化している症例がある．
- 成人では主として性交渉によって感染する．

- 潜伏期間は 4 〜 24 週間（1 〜 3 カ月が多い）である．
- 急性肝炎の 1 〜 2 ％が劇症化する．劇症化例ではプレコア変異株やコアプロモーター変異株が高率に認められる[1]．
- genotype A（測定は保険適応外）感染では慢性化することがある．
- 免疫グロブリン（HBIG），ワクチンが感染予防に有効である．

3）C 型急性肝炎
- 自覚症状は軽いか全くないことも多い．
- 診断は HCV 抗体，HCV-RNA，コア抗原による．HCV 抗体は感染初期には検出されないことがある．
- 感染経路は輸血（HCV 抗体検査導入後激減），入れ墨，覚醒剤の回し打ち，鍼治療などである．母児感染，性的感染は非常に少ない．
- 潜伏期間は 2 〜 16 週間（平均約 40 日）である．
- 高率（60 ％以上）に慢性化する．血清トランスアミナーゼが多峰性の変動を示し，異常値が続く場合，慢性化が疑われる．
- 血清トランスアミナーゼは 1,000 IU/L 以下が多い．ビリルビンが上昇しないことも多く，総ビリルビンが 5 mg/dL を越えることは少ない．
- 劇症化はきわめて稀である．

4）E 型急性肝炎
- 診断は IgM-HEV 抗体，HEV-RNA（ともに保険適応外）による．
- 豚，鹿，猪肉の生食により感染する（人獣共通感染症）．
- 潜伏期間は 3 〜 6 週間である．
- 妊婦に発症すると劇症化しやすい．

5）EB ウイルスによる急性肝炎
- 診断は IgM-EB VCA 抗体による．
- 伝染性単核球症の病態を呈する（脾腫，異型リンパ球の出現など）．

6）サイトメガロウイルスによる急性肝炎
- 診断は IgM-CMV 抗体による．
- 伝染性単核球症の病態を呈する．

7）薬剤性急性肝障害
- 薬剤服用歴が重要である．
- 薬物リンパ球刺激試験（保険適応外）が診断の参考になる．
- 白血球増多，好酸球増多，発疹，発熱などが認められる．

8) 自己免疫性肝炎
- 若年～中年女性に好発する.
- 抗核抗体陽性,2 g/dL 以上のγ-グロブリンなどが診断の参考になる.

9) アルコール性肝炎
- アルコール摂取歴が重要である.
- γ-GTP が上昇する.

3 治療

- 急性肝炎は自然治癒傾向が強く,重症・劇症化例,慢性化が懸念される例を除いて特殊な治療の必要はない.
- 治療の原則は入院・安静である.
- 食事療法として高タンパク・高カロリー食が推奨されるが,過剰な栄養によりかえって脂肪肝をきたすことがある.
- 食欲不振が強い際は,ブドウ糖,ビタミン剤などを含む補液を行う.
- 発病早期はプロトロンビン時間など血液凝固能を測定し,低下するようであれば劇症肝炎を念頭においた治療が必要である.
- 退院は自覚症状の改善,黄疸の消失(T-Bil 2 g/dL 以下),血清トランスアミナーゼ 100 IU/L 以下を目安とする.

1) B 型急性肝炎
- 重症・劇症化症例,genotype A で慢性化の懸念がある症例では,核酸アナログ内服が推奨される(保険適応外).
- 劇症化をおそれるあまり,早期にグリチルリチン製剤(強力ネオミノファーゲン C®)やステロイドを投与すると,慢性化する率が高くなる.

2) C 型急性肝炎
- 慢性肝炎への移行が疑われる症例においてはインターフェロン治療を行う(保険適応外).インターフェロン治療により,約 90 %の症例でウイルス駆除が可能である[2)3)].

3) 自己免疫性肝炎
- ステロイドが有効である.
- 通常,初期治療としてプレドニゾロン 30 ～ 40mg/日,重症例では 60mg/日を投与し,トランスアミナーゼの改善をみなが

ら慎重に減量する．
- 急性肝不全を呈する場合にはステロイドパルス療法を行う．
- ステロイドの効果不良例，減量困難例では，アザチオプリン50〜100mg/日を併用する．

> **Memo ウイルス性急性肝炎の分類**
>
> ウイルス性急性肝炎は散発性肝炎，流行性肝炎，輸血後肝炎に分類される．散発性肝炎にはすべてのウイルス性肝炎が含まれる．
>
> 流行性肝炎はA型・E型肝炎でみられる．輸血後肝炎は，HBs抗原のみならず，高力価HBc抗体をスクリーニングするようになりB型肝炎はほとんどなくなり，HCV抗体の導入後はC型肝炎もほとんどなくなった．
>
> 最近は核酸増幅検査（NAT）も導入され，さらに輸血後B型・C型肝炎の発生はなくなっている．

文献

1) Omata, M. et al.：N. Engl. J. Med., 324：1699-1704, 1991
2) Omata, M. et al.：Lancet, 338：914-915, 1991
3) Jaeckel, E. et al.：N. Engl. J. Med., 345：1452-1457, 2001

〔加藤直也〕

2) B型慢性肝炎

診断のポイント

❶ HBs抗原陽性，HBc抗体高力価陽性．急性肝炎と慢性肝炎の急性増悪とを区別する

❷ 炎症がなくても，どのstage（F分類）においても，発癌の可能性があることを常に念頭におき，画像や腫瘍マーカーをフォローする

治療のポイント

❶ 目標は持続的HBV-DNAの抑制とALTの正常化である．エンテカビル（バラクード®）はその強い効果と低い耐性株出現率（3年で3％）のため，第一選択となっている

❷ 核酸アナログ製剤は，投与中止により高率に肝炎の再燃がみられるため，中止基準はまだ確立されていない．また，長期使用による効果，人体への影響は不明である

1 疾患概念と病態

世界中で3億5,000万〜4億人のB型肝炎ウイルス（hepatitis B virus：HBV）感染者が存在し，その死亡者数は年間100万人を超える．わが国においては母子感染，または2歳未満までの幼少時感染にて免疫寛容となり，排除されずに慢性化する（図1）．120〜140万人の感染者が存在，肝細胞癌患者の10％以上を占める．

垂直感染が多い日本を含むアジアと，成人水平感染〔性行為感染症（sexual transmitted desease（STD）など〕が多い欧米とは様相が異なる．ウイルスは欧米では多くがgenotype A/D，アジアではB/C（日本は85％がgenotype C）であり，臨床経過もgenotypeによって異なることがわかってきた．これは，論文を読む際に注意すべき点である．わが国においては，透析・

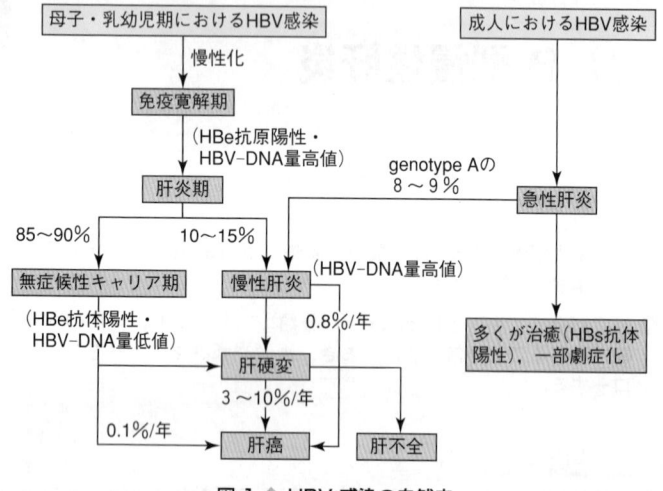

```
母子・乳幼児期におけるHBV感染          成人におけるHBV感染
           │                              │
         慢性化                            │
           ↓                              │
       免疫寛解期                          │
    (HBe抗原陽性・                         │
     HBV-DNA量高値)                        │
           ↓         genotype Aの          ↓
        肝炎期       8～9%              急性肝炎
        ↙    ↘ ─────────→                  │
   85～90%  10～15%                         │
      ↓       ↓   (HBV-DNA量高値)           │
 無症候性    慢性肝炎 ←──────               │
 キャリア期    │                            ↓
(HBe抗体陽性・ │ 0.8%/年              多くが治癒(HBs抗体
 HBV-DNA量低値)│                      陽性), 一部劇症化
      ↓       ↓
      └──→ 肝硬変
            3～10%/年
     0.1%/年  ↓
      └──→ 肝癌 ← 肝不全
```

図1 ◆ HBV 感染の自然史

血液疾患・担癌患者など免疫不全状態では, 成人感染後に慢性化することがある (図1). 西欧に多い genotype A は成人感染で8～9%の慢性化を認めるが, 近年わが国でも都市部を中心に STD として増加していることは留意すべきである[1].

HBV 持続感染による6カ月以上にわたる肝臓の炎症を慢性肝炎と定義するが, HBV 感染肝細胞を排除しようとする細胞障害性 T 細胞を中心とした宿主の免疫機構により肝炎が発症, 持続する.

通常, 青年期までは無症候 (HBe 抗原陽性, HBV-DNA 高値) で推移 (=免疫寛容期). その後肝炎を発症 (=肝炎期), 85～90%は e 抗原消失, HBV-DNA が減少し, 肝炎が沈静化する (=無症候性キャリア期). 10～15%は慢性肝炎へ移行 (HBe 抗原陽性または陰性で HBV-DNA 高値) する (図1). 肝炎鎮静化例でも一定の割合で発癌を認める.

2 診断

診断は HBs 抗原陽性, HBc 抗体高力価陽性である. 基本的に慢性肝炎では自覚症状はない. そのため健診で肝障害を指摘,

偶然発見されることが多い．初診で HBsAg 陽性肝炎患者を診た場合，それが急性肝炎なのか，慢性肝炎の急性増悪（= reactivation）なのかを鑑別しなければならない．これには，IgM-HBc 抗体が有用だが，慢性肝炎の急性増悪でも低力価陽性となることがあり注意を要する．IgG-HBc 抗体は急性肝炎では低力価である．

大切なのは家族歴（特に母親，同胞）．HBe 抗原陽性妊婦からの出生児で 85 〜 90 % に HBV 感染が成立する．1986 年から開始された B 型肝炎母子感染防止事業により，新規の HBV キャリアは，年間 300 〜 400 人（0.04 %）に減少した．HBV-DNA 高値の場合，母体内感染の可能性がある（4 %）．

血小板数，AST，ALT，γ-GTP，ALB，T. Bil，PT の測定は必須である．血小板数は（HCV 感染ほどではないが）現在の肝線維化の程度（F 分類）を，ALT は肝障害の進行具合を示す．近年，高感度 HBV-DNA 定量法〔TaqMan リアルタイム PCR 法（1.8 〜 8.8Log コピー/mL）〕が開発されている．DNA 量高値例は肝硬変，肝癌になりやすいことが報告されている[2) 3)]．

画像（腹部超音波，CT，MRI）では肝の大きさはさまざまである．進行例では脾腫，肝の萎縮，腹水がみられる．腹部超音波では C 型肝炎に比して，"目の粗い"肝臓を呈することが多い（図 2）．B 型慢性肝炎は肝障害の程度と発癌は比例しないので，肝癌の発生を常に念頭におき画像，腫瘍マーカーをみる．

3 治療

1) 治療目標

理想的には HBV の排除だが，実際にはウイルスが排除される可能性は非常に低い．以前は HBe 抗原から HBe 抗体へのセロコンバージョン（HBe 抗原陰性，HBe 抗体陽性化）が目標だったが，セロコンバージョン後もウイルス量の多いプレコア変異株症例も認められる．よって治療目標は，持続的 HBV-DNA の抑制と ALT の正常化となる[4)]．これにより肝不全，肝癌への進展を抑制する．HBV-DNA が 5.0log コピー/mL 以下では肝炎は沈静化する．

＊セロコンバージョン：HBe 抗原陰性，HBe 抗体陽性化

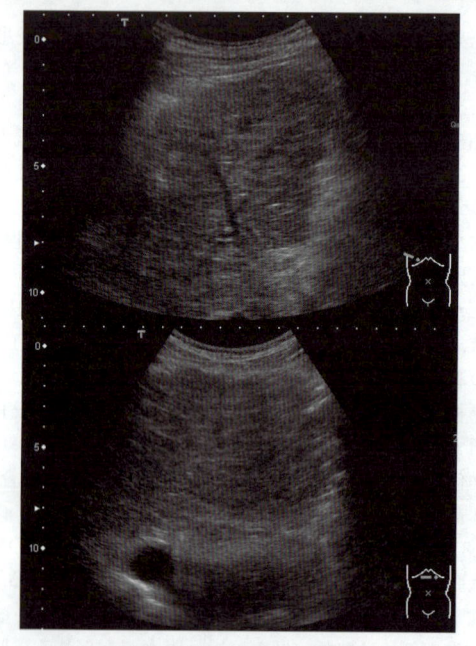

図2 ◆ B型肝炎患者の超音波像

　　　セロネガティブ：HBe抗原陰性化（セロコンバージョン含む）
2）治療対象
　ALT 30U/L以上の症例が治療対象となる．厚生労働省研究班より「B型肝炎の治療ガイドライン」が報告されている[5]．新規薬剤の開発，進歩により頻回に改正されるので，最新版を参考にされたい．

3）治療法
① 抗ウイルス療法
　ⅰ）IFN（interferon）
　　　若年者が対象となる．4～6カ月投与で25～40％にHBe抗原の持続陰性化が認められる．IFNによるHBe抗原陰性化は生命予後改善につながる．肝障害進行例（F3以上）では肝不全に注意．肝不全患者は禁忌．現在，PEG-IFN製剤（ペガシス®）の治験が進行中．

ii) 経口核酸アナログ製剤

HBV-DNA は，複製の際に RNA 中間体を介して逆転写される．よって，逆転写酵素阻害剤が有効．投与により HBV-DNA の増殖抑制，ALT 正常化，肝組織像やセロコンバージョン率の改善がある．肝硬変症例にも保険適用あり．エンテカビル（ETV，バラクルード®，0.5mg/日）はラミブジン（LAM，ゼフィックス®，100mg/日）よりも抗ウイルス作用が強く，肝線維化の改善効果が高く，耐性株出現率も低い（3年で3%）ため，第一選択となっている．LAM 耐性株には，さらなる耐性株出現頻度を考慮すると ETV に切り替えるよりもアデホビルピボキシル（ヘプセラ®，10mg/日）の併用がよい．LAM 耐性株出現前なら ETV への切り替えが推奨されている．治療中止により高率に肝炎の再燃，HBe 抗原再陽性化がみられるため，いつやめたらよいかの判断が難しい．また，長期使用による効果，人体への影響は不明である[6]．

HBcrAg（B 型肝炎ウイルスコア関連抗原）は 2008 年 4 月保険収載され，経口抗ウイルス薬治療中止の目安としての使用が期待されている．

② 肝庇護療法

ウルソデオキシコール酸（ウルソ®，600mg/日），グリチルリチン製剤（強力ネオミノファーゲン C®，40〜100mL/週 2〜5日）など．

③ 肝移植

経口核酸アナログ製剤と抗 HBs 人免疫グロブリン（ヘブスブリン® など，投与量は添付文書参照）併用により，HBV のコントロールが可能となったため HBV 症例も劇症肝炎や末期肝不全では移植のよい適応となった．

以前より化学療法による HBV 再活性化が問題とされていたが，特にリツキシマブ（リツキサン®）の導入後，HBs 抗体陽性患者であってもウイルス再増殖から劇症肝炎を発症することが報告され問題となってきている．化学療法開始前には既往を含めた HBV 感染を確認し（HBs 抗原・抗体，HBc 抗体），必要に応じて HBV のモニタリングをする．メタアナリシスで化学療法時の LAM 予防投与の有用性が示されている．

evidence 血清 HBV-DNA 量と HCC 発癌

目的：血清 HBV-DNA 量と HCC 発癌の関連を検証

対象：台湾，1991 〜 1992 年に登録された HBs 抗原陽性（HCV 陰性）の 3653 症例

方法：全症例の肝発癌を追跡した前向きコホート研究

結果：平均 11.4 年の観察期間中 164 人に肝癌を認めた．登録時のウイルス量が多い程発癌率が高く〔10 万人当たり 108 人/年（2.5log 未満）から，1,152 人/年（6.0log 以上）まで〕，HBe 抗原陰性・ALT 正常・肝硬変のない群でも顕著であった．またウイルス量高値持続群は最も癌のリスクが高かった

出典：文献 2

> **Memo 潜在的 HBV 感染（occult HBV infection）**
>
> HBV に感染後，HBs 抗原が消失した後も血液中に微量のウイルスが存在している状態．HBV 変異，さまざまなウイルス・宿主因子が，HBs 抗原検出不能となった後での HBV 持続感染に関与していると考えられる．核酸増幅検査（nucleic amplification testing：NAT）もすり抜け，輸血後 B 型肝炎の原因になり，その安全対策が課題となっている．高感度 HBc 抗体検査で検出可能だが，献血者の 20 ％で陽性となるため，導入は現実的ではない．

文献

1) Ozasa, A. et al.: Hepatology, 44：326-334, 2006
2) Chen, C. J. et al.: JAMA, 295：65-73, 2006
3) Iloeje, U. H. et al.: Gastroenterology, 130：678-686, 2006
4) Lok, A. S. et al.: Hepatology, 45：507-539, 2007
5) 厚生労働省 肝炎等克服緊急対策研究事業「肝硬変を含めたウイルス性肝疾患の治療の標準化に関する研究班」報告書（平成 19 年度）
6) Omata, M.: N. Engl. J. Med., 339：114-115, 1998

（五藤　忠）

3）C型慢性肝炎

診断のポイント

❶ HCV-RNA陽性．HCV抗体陽性例の70％でRNA陽性となる．基本的に慢性肝炎や肝硬変の初期までは，自覚症状はない

❷ 血小板数，AST，ALT，γ-GTP，ALB，T. Bil，PTを測定．血小板数は肝線維化の程度（F分類）を示し，18万/μLはF1，16万/μLはF2，13万/μLはF3，10万/μL以下はF4（＝肝硬変）である．ALTは肝障害の進行具合を示す

治療のポイント

❶ HCV-RNA陽性者は，基本的にすべて治療対象となりうる．年齢・生命予後・線維化進展度・発癌率・治療効果予測を加味してIFN適応を決定する

❷ 世界標準治療はウイルス量やセロタイプにかかわらず，PEG-IFN製剤とリバビリン（RBV，レベトール®）の併用である．ALT正常者でも肝線維化進展例が存在し，治療を考慮する．RBVの併用により，高い著効率が得られるようになった

1 疾患概念と病態

1989年に発見され，世界で1億7,000万人のC型肝炎ウイルス（hepatitis C virus：HCV）感染者が存在する．HCV感染はその自然史において，高率に肝硬変・肝癌を生じるため，治療対象となる．

わが国においては，200万人の感染者が存在，肝硬変患者の60％，肝癌患者の80％を占めている．輸血や血液製剤，さらには不適切な消毒下での医療行為，針治療などによる感染も多いものと推測されるが，NAT検査導入にて輸血後肝炎はほぼ制御された．また，ディスポーザル製品の使用により，医療が原因での感染はきわめてまれとなった．HCV感染はHBV感染とは異なり，成人感染でも70％で慢性化し，その場合に自然治癒

はほとんど期待できない．慢性化したC型肝炎は無症状でも確実に進行し，肝硬変・肝癌へと進展する．

HCV持続感染による6カ月以上にわたる肝臓の炎症を慢性肝炎と定義する．

2 診断

診断基準はHCV-RNA陽性である．基本的に慢性肝炎や肝硬変の初期までは，自覚症状はない．患者の約半数は健診や人間ドック，献血時，あるいは他の病気で療養中に偶然発見される．主な感染経路は輸血や血液製剤，汚染された注射針（麻薬や覚醒剤の乱用），入れ墨，医療従事者の針刺し事故など．母子間感染も存在する．また，原因不明も半数を占める．

1) ウイルス検査

スクリーニングとしてHCV抗体を測定し，陽性例にはウイルス本体である，HCV-RNA〔TaqManリアルタイムPCR法（1.2〜7.8LogIU/mL）〕を測定する．セロタイプはIFN (interferon) 治療対象者に測定する．わが国ではセロタイプ1 (≒ genotype 1b) が70％，2 (genotype 2a, 2b) が30％を占めるが，genotype 1b, 高ウイルス量は難治である．

2) 血小板数の測定

血小板数，AST，ALT，γ-GTP，ALB，T. Bil，PTの測定は必須である．血小板数は肝線維化の程度（F分類）を，ALTは肝障害の進行具合を示す．具体的には血小板数18万/μLがF1，16万/μLがF2，13万/μLがF3，10万/μL以下がF4（＝肝硬変）である[1]．80％の症例で一致する．感染時年齢などによってその後の進み具合は異なるが，感染後30年前後でF4に登りつめることがわかっている（0.1/年の線維化進展率）[2]（図1）．

3) 発癌予測

B型肝炎とは異なり，正常な肝機能や初期の慢性肝炎から，いきなり発癌することはまれであるが，進行度に応じて肝発癌が高まるため，その予防と早期発見に努めなければならない．F0/1からは0.5％/年，F2からは2％/年，F3からは5％/年，F4からは8％/年の発癌がある[3]．

① 自然史での線維化進展スピード 0.10/年

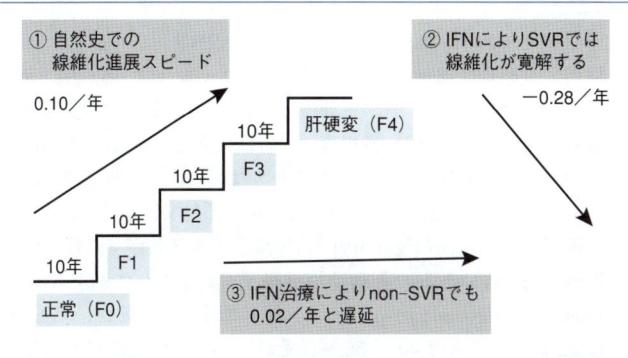

② IFNによりSVRでは線維化が寛解する －0.28/年

正常（F0） 10年 F1 10年 F2 10年 F3 10年 肝硬変（F4）

③ IFN治療によりnon-SVRでも0.02/年と遅延

図1 ◆自然史における，肝線維化の進展スピードとIFN治療の効果

3 治療

1）治療目標

目標は肝炎を沈静化させ，その結果として肝不全・肝癌への進展を防ぎ，生命予後を改善することである．"肝炎から肝癌へ"の長い一本道で，いかに進みを遅らせるか，途中で立ち止まらせるか，また，引き返せるかである．原因は HCV 感染であるため，ウイルスの駆除，すなわち IFN 療法が第一選択となる．無効または IFN 治療適応のない症例に対しては，肝炎の進行遅延（＝ ALT 低値）を目指す．

2）治療対象

ALT 30U/L を越える症例が治療対象となる．30U/L 以下でも血小板数 15 万/μL 未満では肝線維化進行例が多数存在するため，生検し F2A2 以上では IFN 治療を考慮する．年齢は，治療完遂を考慮すると 65 〜 70 歳くらいまでが対象となる．発癌率や余命を考慮して適応を決める．厚生労働省研究班より，保険診療を加味した「C 型肝炎の治療ガイドライン」が報告されている[4]．新規薬剤の開発，保険適用の拡大により頻回に改正されるので，最新版を参考にされたい．

3）治療法

① IFN 療法

唯一のウイルス駆除目的の治療である．わが国の保険診療では初回治療は高ウイルス量（5logIU/mL 超）には PEG-IFN 製

剤（ペガシス®，ペグイントロン®）とRBV（リバビリン）の併用（投与量は添付文書参照）が，低ウイルス量（5logIU/mL以下）には（PEG-）IFN単独療法（投与量は添付文書参照）となる．無効例にはRBV併用療法が可能である．世界の標準治療はウイルス量やセロタイプにかかわらず，初回治療よりPEG-IFN製剤とRBVの併用（投与量は添付文書参照）である．

併用療法の期間はgenotype 1b高ウイルス量が48週，それ以外は24週である．著効は治療終了24週後のウイルス消失（sustained virologic response：SVR）で定義されるが，SVR率は1b高ウイルスで40～50％，それ以外で70～90％である．

治療成績はHCV RNA量（低＞高），セロタイプ（2＞1型），年齢（若＞老），線維化進展度（低＞高）などに左右される．IFN単独療法時代はALT正常例での治療効果は高値例よりも劣っていたが，RBV併用療法では同等の著効率が得られている．

また，SVRが得られなくても，ALTの正常化は肝癌発生を遅らせるため[3]，SVR達成が困難な症例では，IFN少量長期で発癌の抑制を図る．現在，IFN製剤〔スミフェロン®，イントロンA®など（投与量は300～900万単位，週2～3回）〕は自己注射が可能となっている．

治療中はウイルス量をモニターする．genotype 1bではSVR率はウイルス早期消失例で高く，12週を超えてウイルス陽性の場合は低い．12週から24週でウイルスが陰性化した場合，通常の48週投与でのSVR率は低く，72週の投与が有用である（SVR率 18：38％）[5]．

IFNの副作用には重篤なものとして間質性肺炎，うつ病があげられる．その他発熱，血球減少，皮膚症状，脱毛，眼底出血，糖尿病の悪化，心臓病の悪化，甲状腺機能異常などがある．RBVの副作用としては貧血が重要となる．まれに頭蓋内出血を起こすことがあり，高齢・高血圧・糖尿病合併例ではリスクが高い．高齢者では全身倦怠感やうつ症状などの副作用も出現しやすく，治療が完遂できない割合が増える．

② 肝庇護療法

ウルソデオキシコール酸（ウルソ®）：

現在900mg/日までの投与が認められており，36％の血清トランスアミナーゼの低下が期待できる．

経口グリチルリチン製剤（グリチロン®）：

6錠/日の内服にて同じく20%のトランスアミナーゼの低下が期待できる．

静注用グリチルリチン製剤（強力ネオミノファーゲンC®）：

40〜100mlを週2〜5回静注する．より強力なトランスアミナーゼの低下が期待できる．偽アルドステロン作用による高血圧などに注意する．

③瀉血（と鉄制限食）

鉄の沈着は肝障害と関連がある．二価から三価の鉄イオンになるときに生じるフリーラジカルが肝細胞を傷害する．Hb 11g/dL以下，またはフェリチン10ng/mL以下を維持する．

すでに肝硬変がある程度進んだ段階以上では，肝庇護療法，瀉血などを行いながら肝癌の早期発見，早期治療を目指す．

evidence インターフェロン著効症例における肝線維化の改善

目的：肝線維化に対するIFN単独療法（2〜6カ月）の長期の効果を検証

対象：IFN投与487人と，対照としてIFN非投与の106人

方法：IFN前と，平均3.7年後のフォローアップの肝生検像を比較

結果：SVR群（n=183）では肝線維化（F stage）の改善率は－0.28/年であり（図1），炎症のグレードも改善していた．non-SVR群（n=304）では不変（0.02/年）であり，IFN非投与群（n=106）では0.1/年で悪化していた．

出典：文献2

文献

1) Ono, E. et al.: Hepatol. Res., 15 : 192-200, 1999
2) Shiratori, Y. et al.: Ann. Intern. Med., 132 : 517-524, 2000
3) Yoshida, H. et al.: Ann. Intern. Med., 131 : 174-181, 1999
4) 厚生労働省 肝炎等克服緊急対策研究事業「肝硬変を含めたウイ

ルス性肝疾患の治療の標準化に関する研究班」報告書（平成19年度）
5) Berg, T. et al.: Gastroenterology, 130 : 1086-1097, 2006

（五藤　忠）

日常臨床のポイント

17. 抗ウイルス療法の最前線

1) B型肝炎

わが国においては，35歳以下のB型慢性肝炎患者にはインターフェロン治療が推奨されている．また，35歳以上，あるいは肝線維化進展例では核酸アナログ製剤が推奨されている．現在，わが国で保険認可されている核酸アナログ製剤はラミブジン（LVD：ゼフィックス®），アデフォビル（ADV：ヘプセラ®），エンテカビル水和物（ETV：バラクルード®）の3剤である．通常のB型慢性肝炎の治療以外に，慢性肝炎急性増悪例の肝不全抑止，肝硬変や線維化進行慢性肝炎の肝不全や肝発癌の抑止，急性肝炎重症型や劇症肝炎の治療に広く投与され有効性が報告されている．

これら3剤の抗ウイルス効果は ETV > LVD > ADV，耐性ウイルス出現率は LVD > ADV > ETV，薬価は ADV > ETV > LVD で副作用はどれも軽微である．したがって，初回投与例への単剤投与であれば ETV が第1選択になると考えられる．LVD 耐性出現例に対しては，ETV に切り替えるよりも ADV を追加した方がその後の耐性出現率が低いので ADV が選択される．ETV 耐性出現時には ADV（わが国では LVD 併用）への切り替え，LVD + ADV に耐性出現時には ETV 1.0mg への切り替えか，ETV + テノフォビル（HIV 治療薬でB型肝炎には未承認），あるいはインターフェロンが検討される．

2) C型肝炎

慢性肝炎から肝硬変，肝癌へと進行するのは全体の30〜40％くらいと考えられているが，病気は進行性なのでインターフェロン治療ができる症例はできるだけ治療して，ウイルスの駆除を目指すのが基本的な考え方である．ALT 値正常例でも血小板数が15万/μL以下の場合は肝線維化が進展している可能性が高いので，できれば肝生検をして治療を検討する．また ALT 値が正常範囲内であっても30 IU/L以上であれば通常の慢性肝炎に準じて投与を検討する．

65歳以上の高齢者，特に女性では治療効果が低下するが，糖尿病，高血圧症などの合併症がない患者，肝線維化が中等度以上進行している場合には，副作用に注意しながら治療を検討する．

現在，ペグインターフェロンとリバビリン併用投与が標準的治療法で，1型高ウイルス例は48週，2型高ウイルス例は24週投与が行われている．1型では投与開始4週目にHCV-RNAアンプリコア定性検査で陰性の場合（RVR）はSVR率が約90%，投与12週までに陰性化（EVR）すれば50～70%期待できるが，12週陽性で24週陰性の場合は約20%に低下するので72週の長期投与が推奨されている．また，ペグインターフェロン，リバビリンの投与量は治療効果に大きく影響することから，標準投与量の80%以上を維持できるように細かな減量を心がけることも大事である．

（今関文夫，横須賀 收）

18. 発癌抑止という観点からみた抗ウイルス療法

C型慢性肝炎は自覚症状に乏しい疾患であり，抗ウイルス療法の目的は長期的な予後の改善，特に肝細胞癌発生の予防であろう．HCVによる肝発癌は肝線維化の進行に伴って加速度的に上昇するが，実際の発癌率と線維化ステージとの関係，また抗ウイルス療法による肝発癌抑止について調べるためにはコホート研究が必要である．多施設共同研究IHITは，全例肝生検を行った2,400人のインターフェロン治療群と490人の非治療群からなるコホート研究であり，1年あたりの肝発癌率は表1のように報告されている．インターフェロン単独療法時代の成績であるが，現在の併用療法においてもSVR（HCV持続陰性化）が得られた場合には同様の発癌抑止効果があると考えられる．

B型肝炎に対する抗ウイルス療法による肝発癌抑止についての大規模な研究はまだ発表されていないが，台湾のREVEAL-HBVによって血中HBV-DNA量が発癌と強く関連することが示され，HBVの増殖を強力に抑制する経口核酸アナログ製剤に

表1 ◆ 肝線維化と肝発癌率（C型）

肝線維化ステージ	年発癌率		
	非治療群	SVR	非SVR
F0／F1	0.45%	0.11%	0.07%
F2	1.99%	0.10%	0.78%
F3	5.34%	1.29%	2.20%
F4	7.88%	0.49%	5.32%

（文献1より）

表2 ◆ HBV-DNA量と肝発癌率（B型）

HBV-DNA（copies/mL）	年発癌率
<300	0.11%
300 - 9999	0.11%
10000 - 99999	0.30%
100000 - 999999	0.96%
≧1000000	1.15%

（文献2より）

よる肝発癌抑止が期待されている．REVEAL-HBV は1991年に開始された，HBs抗原陽性者3,653人を対象としたコホート研究であるが，HBV-DNA量別の1年あたりの肝発癌率は表2のように報告されている．

文献

1) Yoshida, H. et al.: Ann. Intern. Med., 131 : 174-181, 1999
2) Chen, C. J. et al.: JAMA, 295 : 65-73, 2006

（吉田晴彦）

19. 慢性肝疾患患者への食事・飲酒・生活指導

かつて慢性肝疾患患者には，肝細胞修復のため「高タンパク・高カロリー」の食事が必要といわれてきた．アルコール性肝硬変に対する食事療法として提唱された考えであるが，肝硬変に限らずすべての肝疾患に高タンパク・高カロリーが推奨された．しかし，飽食の時代となった現在では，むしろ過栄養が問題となっている．栄養の摂りすぎは，脂肪肝を誘発し，肝線維化を促進，癌の発生にも関与する．

1) 慢性肝炎

特別な食事制限，生活制限はない．適正なエネルギー (25～35kcal/kg/day) とバランスのよい食事が基本であり，タンパク質に関しては，肉類の摂りすぎを避け，大豆製品，魚類，鶏肉などから良質のタンパク質を必要量 (1.0～1.3/kg/day) 摂取する．これは肝疾患に限ったことではなく，一般にいわれる健康的な生活同様である．アルコールに関しては，QOLにも関することであり，患者の年齢，線維化の程度を考慮し指導するが，肝障害をきたさない量にとどめておくことはいうまでもない．

また，鉄の肝細胞内への過剰蓄積は，酸化ストレスの誘導から，炎症の悪化，発癌に関与すると考えられ，C型肝炎で除鉄療法が有効であることが報告されており，炎症が高度な症例では，鉄制限食の指導も重要である．

2) 肝硬変

代償期には慢性肝炎に準じた食事療法となるが，ビタミン類の欠乏予防，便秘予防のため，野菜，果物，海藻など食物繊維の多いものを積極的に摂取する．非代償期には，塩分制限 (3～7 g/day)，タンパク制限 (肝性脳症の状態に応じて0.5～1.0 g/kg/day) が必要となる．また，アルコールを禁止し，食道静脈瘤破裂の危険を考慮して，刺激物や硬いものなどの摂取を禁止する．

肝硬変では，肝内に貯蔵されるグリコーゲン量が減少して糖新生能が低下するため，夕食後から朝食までの空腹期間において，エネルギー源として脂肪や筋タンパクを分解して得たアミノ酸の利用率が上昇する．このエネルギー代謝の悪化は，生命予後に関与するため，対策として分岐鎖アミノ酸製剤などによ

る就寝前軽食摂取（late evening snack ： LES）が提唱されている．

3）脂肪肝

脂肪肝も肝硬変への進展，肝癌の発生要因であり，標準体重に見合ったカロリー摂取による是正が必要である．また，アルコール過飲によるものでは，禁酒を強く指導する．

（新井雅裕）

4）肝硬変

診断のポイント
❶ 肝障害の原因および増悪因子を把握する
❷ 慢性肝疾患患者で，血小板数が 10 万/μL 以下となった場合，肝硬変への進展を考える
❸ 肝機能が良好でも，画像検査で肝硬変が判明することがある

治療のポイント
❶ まず病因を取り除くことを考える
❷ 食事療法は肝障害の進展予防に有効である
❸ 非代償性肝硬変の場合は，移植が治療の選択肢となる

1 疾患概念と病態

　　肝硬変は，慢性的に肝細胞の壊死再生が繰り返された結果，解剖学的に肝全体の線維化と結節形成が認められた状態である．機能的肝細胞数の低下による肝機能不全と，肝血流量低下によって引き起こされる門脈圧亢進症の 2 つの病態を示す．

2 診断

　　病因の検索，**重症度判定**（Child-Pugh grade），食道静脈瘤などの**合併症の検索**をセットで考える．確定診断には腹腔鏡や肝生検が有用であるが，侵襲的であり，補助的に用いられる．CT，MRI，超音波では，肝表面の結節像や，門脈圧亢進による側副血行路，脾腫が認められる（図 1）．また，大球性貧血，白血球減少，血小板減少が脾機能亢進により生ずる．特に血小板数は肝細胞のトロンボポエチン産生能低下も反映されるため，肝硬変への移行への指標となる（10 万/μL 以下は肝硬変を示唆）．

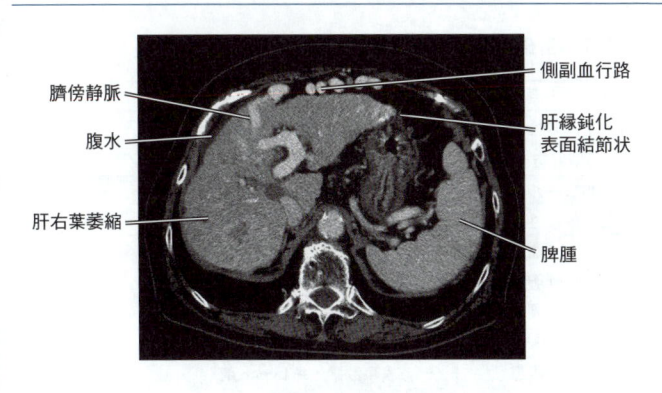

図1 ◆ 肝硬変の特徴的 CT 像

（ラベル：側副血行路、肝縁鈍化 表面結節状、臍傍静脈、腹水、肝右葉萎縮、脾腫）

アルブミン，コリンエステラーゼなど肝で産生されるタンパクは低下する．慢性肝炎では AST < ALT であったものが（アルコール性は AST 優位），肝硬変となると AST > ALT となることが多い．ICG 検査，ヒアルロン酸も肝硬変の指標となる．非代償期に至ると，黄疸，腹水，脳症に代表される肝不全兆候が出現する．

3 治療

1) 特異的治療

原因の除去ができる場合は積極的に試みる（表1）．**禁酒は原因にかかわらず治療の基本**となる．B 型肝炎に対する核酸アナログは，血清アルブミン値が回復するなど，肝機能改善効果がある．ただし肝硬変では肝予備能が低下しているため，肝炎が再燃すると重症化しやすいので，安易に中止してはいけない．

2) 肝庇護療法

原因除去が困難な場合（表2），経口肝庇護剤を用いる．効果が不十分で AST や ALT の異常値（特に 80 単位以上）が持続する場合，グリチルリチン製剤（強力ネオミノファーゲン C®）の静注（40 〜 60 mL，週3回〜7回）を行う．

3) 食事療法

肝硬変では静止時エネルギー消費が亢進するため，高タンパ

表1 ◆ 肝硬変の原因と病態別治療法

肝硬変の原因	治療法
ウイルス性	抗ウイルス療法
B型肝炎・C型肝炎	エンテカビル・インターフェロン
アルコール	禁酒
自己免疫性肝炎	ステロイド・免疫抑制剤
胆汁うっ滞	ウルソデオキシコール酸・移植
原発性胆汁性肝硬変	
原発性硬化性胆管炎	
先天性胆道閉鎖	
代謝性肝疾患	食事制限・キレート剤
ヘモクロマトーシス	瀉血・デフェロキサミンメシル酸塩
ウイルソン病	D-ペニシラミン
ガラクトース血症	乳糖制限
肝静脈流出障害	
Budd-Chiari症候群	閉塞解除
慢性心不全	心疾患治療
毒素および薬物	原因薬剤の中止
アフラトキシン	
メトトレキサート	

ク・高カロリー食が基本である．アルブミンの減少が認められる場合，**分枝鎖アミノ酸製剤の投与**が有効であり，生存率の改善効果がある．肝硬変に特徴的な夜間の飢餓状態を改善するための夜食（late evening snack）は血清アルブミン値を上昇させる．ただし，糖尿病を合併している際は，カロリーが過剰にならないよう注意する．**ナトリウム制限**は腹水や浮腫の予防目的で代償期より行う．

4）非代償期の治療

腸管からのアンモニア吸収を抑えるため，**便秘を避ける**（脳症予防に重要）．ラクツロース（モニラック®）など二糖類を服用（30～60 mL/日，急性期には注腸）させ，腸管でのアンモニア産生・吸収を抑制する．分枝鎖アミノ酸製剤の点滴は低下したBTR（分枝鎖アミノ酸／チロシンモル比）を補正し脳症を改善させる．腹水や浮腫に対しては，水分を制限し，利尿薬を用いる．ナトリウム制限は7 g以下とし，難治性の場合は5 g

表2 ◆ 肝硬変の治療方針

食事療法
禁酒
高カロリー・高タンパク（糖尿病・脳症例には注意）
塩分制限10g以下（難治性の腹水がある場合は5g以下）

薬物療法
肝庇護剤
ウルソデオキシコール酸・グリチルリチン製剤など
分枝鎖アミノ酸製剤
利尿剤
抗アルドステロン剤，ループ利尿剤
二糖類（ラクツロースなど）
カナマイシン硫酸塩（脳症や難治性腹水のある患者）
アルブミン製剤（血清アルブミンが低く難治性腹水のある場合）

その他
腹水濃縮再静注
デンバーシャント
肝移植

以下とする．ただし，急激な腹水の除去は門脈血流量を増加させ，食道静脈瘤の悪化につながるので徐々に行う．肝不全が進んでくると，移植も考慮する．

evidence 肝硬変患者への栄養療法の臨床試験

目的：非代償性肝硬変患者への分枝鎖アミノ酸製剤経口投与による予後改善効果の検証

対象：非代償性肝硬変患者 646 名

方法：多施設ランダム化，栄養摂取コントロール試験．エンドポイントは死亡および肝癌などの合併症の発生，2次エンドポイントはアルブミン値および QOL

結果：分枝鎖アミノ酸製剤の経口投与は event-free survival を延長した（HR = 0.67）．血清アルブミン濃度は有意に上昇し，SF36 の全体的健康感の尺度は改善した

出典：文献 2

> **Memo 肝硬変のフォローアップ時の注意点**
>
> **・肝細胞癌**
> 肝硬変は,原因にかかわらず肝細胞癌の高危険群とされているが,特にB型,C型肝硬変は超高危険群である.3〜4カ月に1度程度のAFP/PIVKA Ⅱ/AFP-L3などの腫瘍マーカーと画像診断によるサーベイランスは必須である.
>
> **・胃食道静脈瘤**
> 少なくとも1年に1回は,上部消化管内視鏡検査で静脈瘤のスクリーニングを行う.

文献

1) 西口修平:「肝硬変のマネジメント」:医薬ジャーナル社, 2007
2) Muto, Y. et al.: Clin. Gastroenterol. Hepatol., 3, 705-13, 2005
3) 渡辺明治:「肝硬変 病態と治療ハンドブック」:メディカルレビュー社, 2001

(能祖一裕)

日常臨床のポイント

20. 門脈圧亢進症への対応 (図1)

　肝硬変では肝血管抵抗が増大し，門脈圧亢進症が生ずる．臨床的には食道胃静脈瘤や，門脈一体循環シャントが問題となる．したがって肝硬変患者では**内視鏡で静脈瘤のスクリーニングを少なくとも1年に1度は行う**ことが重要である．静脈瘤が破裂するとしばしば致死的となるので，**予防的治療**が行われる．インターベンショナルな治療のほか，プロプラノロール（インデラル®）の経口投与（30〜60mg/日，心拍数を25％低下させる量が適量とされる）も有効である（表1）．

1) 食道静脈瘤

　F2 以上で RC サイン陽性の場合 EVL (endoscopic variceal ligation) や EIS (endoscopic injection sclerotherapy) を考慮する．黄疸，大量の腹水など，高度の肝不全がある場合は予防的治療の対象外である．

2) 胃静脈瘤

　出血のリスクファクターは食道静脈瘤ほど明確ではないが，F2 以上，RC サイン陽性の場合，予防的治療を考慮する．Lg-c の静脈瘤については内視鏡的治療法が第一選択となる．内視鏡的治療困難例に対しては，欧米では TIPS が標準治療であるのに対し，日本では B-RTO が広く行われている．

3) 緊急時の対処

　インターベンショナルな治療が基本であるが，非常時にはベッドサイドで使用可能である S-B tube を用いて一時止血をはかる．

文献

1) 門脈血行異常症に関する研究班：門脈血行異常症の診断と治療のガイドライン：2007
2) 税所宏光，江原正明 編：「肝・膵疾患の IVR 治療」：メジカルビュー，1999

食道静脈瘤　胃静脈瘤　脾腫

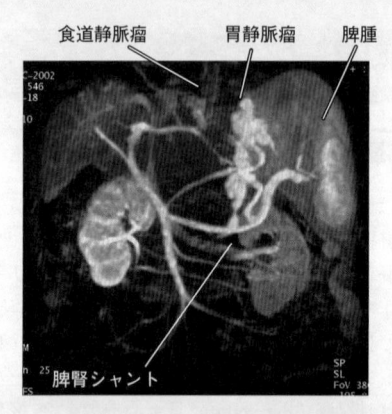

脾腎シャント

図 1 ◆門脈圧亢進症の血行動態

表 1 ◆静脈瘤の治療法

内視鏡的治療法
EVL（内視鏡的静脈瘤結紮術）
EIS（内視鏡的硬化療法）
IVR
B-RTO（バルーン閉鎖下逆行性経静脈的塞栓術）
PTO（経皮経肝門脈側副血行路塞栓術）
TIPS（経皮的肝内門脈肝静脈シャント術）
手術療法
Hassab手術
食道離断術
選択的シャント術
S-B tube（食道バルーンタンポナーデ）
薬物療法
バソプレッシン（ピトレシン®）
ニトログリセリン（ニトロール®）
プロプラノロール（インデラル®）

（能祖一裕）

21. 肝性脳症・腹水・特発性細菌性腹膜炎

1) 肝性脳症（hepatic encephalopathy）

急性・慢性肝不全あるいは門脈体循環シャントを有する患者にみられる，意識障害および神経筋活動の変化を呈する症候群である．肝性脳症の病態の成立機序について多数の促進因子が関与している．

① 促進因子

高尿素窒素血症，催眠・鎮静薬投与，消化管出血，利尿薬，便秘，感染，高タンパク食，門脈・体循環シャント（手術，TIPS）などがある．

② 肝性脳症の重症度の評価

第12回犬山シンポジウム（1981年）の昏睡度分類（表1）を参照すること．脳症Ⅰ度の診断はしばしば主観的になることが多く，客観的な評価として number connection test などが用いられる．

③ 治療

ⅰ）促進因子を同定し，可能なら治療あるいは除去する．

ⅱ）タンパク制限食として 30〜40g/日のタンパク投与を開始する．

ⅲ）薬物療法には，非吸収性の二糖類（ラクツロース，ラクチトール）がある．ラクツロースは経口投与とし，毎日2〜3回軟便があるように調節する（例：ラクツロース・シロップ®30〜60mL）．経口摂取不能時は，ラクツロース注腸も行われる（例：100〜200mL の微温湯で 10〜20％に希釈）．ラクツロースなどによる治療で効果がない場合は難吸収性抗生物質を経口投与する（例：カナマイシン® 2〜4g/日，硫酸ポリミキシンB® 300万単位／日など）．

ⅳ）慢性肝不全に伴う肝性脳症に対して，分岐鎖アミノ酸を高濃度に含有する特殊組成アミノ酸輸液剤（例：アミノレバン® 500mL）を3〜5時間で点滴静注し，経口摂取可能であれば肝不全用経口投与栄養剤や分岐鎖アミノ酸顆粒剤を使用する．急性肝不全に伴う肝不全では，アミノ酸製剤は原則として投与しない．

ⅴ）門脈・体循環シャントを有する肝性脳症では，経皮経肝的静脈瘤閉塞術（PTO）やバルーン閉塞下逆行性経静脈的塞栓術

表1 ◆ 昏睡度分類

昏睡度	精神神経症状	参考事項
I	・睡眠-覚醒リズムの逆転 ・多幸気分、ときに抑うつ状態 ・だらしなく、気にとめない態度	・retrospectiveにしか判定できない場合が多い
II	・指南力（時、場所） ・障害、物を取り違え（confusion） ・異常行動 　（例：お金をまく、化粧品をごみ箱に捨てるなど） ・ときに傾眠状態 　（普通のよびかけで開眼し、会話ができる） ・無礼な言動があったりするが、医師の指示に従う態度をみせる	・興奮状態がない ・尿、便失禁がない ・羽ばたき振戦あり
III	・しばしば興奮状態、またはせん妄状態を伴い、反抗的態度をみせる ・嗜眠傾向 　（ほとんど眠っている） ・外的刺激で開眼しうるが、医師の指示に従わない、または従えない（簡単な命令には応じえる）	・羽ばたき振戦あり 　（患者の協力が得られる場合） ・指南力は高度に障害
IV	・昏睡（完全な意識の消失） ・痛み刺激に反応する	・刺激に対して払いのける動作、顔をしかめるなどがみられる
V	・深昏睡 ・痛み刺激にも全く反応しない	

（BRTO）などIVRや門脈・大循環分流術が行われる．

2) 腹水 (ascites)

非代償性肝硬変における腹水貯留は門脈圧亢進，血症浸透圧の低下，腎臓での異常なナトリウム貯留の結果として生じる．また，腹水は非代償性肝硬変のほか，悪性疾患，心疾患や低アルブミン血症等全身疾患で生ずることがあり，これら疾患を鑑別するため腹水貯留のある場合，必ず腹水穿刺を行う．

① 腹水の鑑別診断

診断のためには通常，腹水中の細胞数および分画，アルブミン・総タンパクの濃度測定，および細菌培養を施行する．血清腹水アルブミン勾配（SAAG）が 1.1g/dL 以上の場合は，門脈圧亢進に関連する腹水であることを示す．SAAG が 1.1g/dL 以下の腹水は，ネフローゼ症候群，癌性腹膜炎，結核，胆汁性・膵性の腹水において認められる．

② 治療

i) 食塩摂取制限

1 日食塩 5 g の制限を開始する．希釈性低ナトリウム血症が生じた場合には，1 日 1,000mL の飲水制限を行う．

ii) 利尿薬

食塩制限とともに開始する．利尿薬治療による体重減少は，0.5 〜 1.0kg/日を目安とする．ループ利尿薬（例：ラシックス® 20 〜 80mg）とカリウム保持性利尿薬（例：アルダクトン A® 50 〜 150mg）を併用することが多い．

iii) アルブミン補充

血清 Alb 値が 2.5g/dL 以下で利尿剤抵抗性の場合は，アルブミン投与を行う（例：25％アルブミン 100mL）．

iv) 腹水穿刺

診断目的で，あるいは腹痛や呼吸困難などの症状がある場合に，治療手段の 1 つとして行う．急速な大量の腹水の排除により，循環虚脱，脳症，腎不全が生じうるので注意が必要である．1 回の穿刺で 2 〜 3 L までとし，排出量は 1 L/30 分を超えない程度とする．

v) その他治療法

腹水濾過濃縮再静注法，腹膜頸静脈シャント，経頸静脈的肝内門脈体循環シャント術（TIPS）などがある．

3) 特発性細菌性腹膜炎（spontaneous bacterial peritonitis：SBP）

SBP は門脈圧亢進症による腹水で起こりうる．腹水の試験穿刺を行い，細菌培養が陽性ならば診断が確定するが，培養が陰性でも腹水中の好中球が 250/μL 以上の場合は，SBP の可能性が高い．最も多い細菌は，大腸菌，*Klebsiella*，肺炎球菌である．治療として第三世代のセフェム系による抗生物質療法を行う

(例：セフォタックス® 1回2 g, 12時間ごと静脈内投与).

文献

1) Bruce, A. R.: Hepatplogy, 39 : 857-861, 2004
2) Sheila, S.: 「シャーロック肝臓病学 第11版」: 81-126, 西村書店, 2004

(河井敏宏)

5）劇症肝炎

診断のポイント

❶ 診断にはプロトロンビン時間の測定が重要．急性肝炎をみたら，必ず測定を行う

❷ 肝性昏睡初期（Ⅰ度）は，診断困難な場合が多い．精神神経状態の変化に関し，家族からの聴取も重要

❸ 肝の萎縮は予後不良の徴候である．画像検査によって経時的変化を観察する

治療のポイント

❶ 厳重な全身管理，人工肝補助療法，肝炎の進展抑制が基本である

❷ 肝移植も治療選択の1つである．時間的余裕が少ないため，適応決定・家族への説明を念頭に治療を行う

1 疾患概念と病態

　劇症肝炎は，肝炎ウイルス感染，薬剤アレルギー，急性発症の自己免疫性肝炎などを原因として，広汎な肝細胞壊死・脱落を生じ，黄疸，脳症などの肝不全症状を呈する病態である．わが国では急性肝炎の約1〜2％程度に発生するといわれ，最近の調査では年間発生数は約400人と推定されている．

　肝炎の劇症化機序として，① 遺伝子変異，重複感染などウイルス側の要因，② 免疫反応の差異などの宿主側要因，③ アポトーシスの発生，肝マクロファージの活性化，類洞内凝固による微小循環障害などの肝局所要因，④ 肝再生不全などがヒトや動物モデルにおいて報告されており，これらが相互に密接に関与すると考えられているが，その詳細は不明である．

表1 ◆劇症肝炎の診断基準

劇症肝炎とは，肝炎のうち初発症状出現後8週以内に高度の肝機能異常に基づいて昏睡Ⅱ度以上の肝性脳症をきたし，プロトロンビン時間が40%以下を示すものとする．
そのうちには，症状出現後10日以内に脳症が発現する急性型と，11日以降に発現する亜急性型がある

* 1) 先行する慢性肝疾患が存在する場合には劇症肝炎から除外する．ただし，B型肝炎ウイルスの無症候性キャリアからの急性増悪例は劇症肝炎に含めて扱う
* 2) 薬物中毒，循環不全，妊娠脂肪肝，Reye症候群などの肝臓の炎症を伴わない肝不全は劇症肝炎から除外する
* 3) 肝性脳睡症の昏睡度は犬山分類（1972年）に基づく
* 4) 成因分類は「難治性の肝疾患に関する研究班」の指針（2002年）に基づく（表2）
* 5) プロトロンビン時間が40%以下を示す症例のうち，肝性脳症が認められない，ないしは昏睡Ⅰ度以内の症例は急性肝炎重症型，初発症状出現から8週以降24週以内に昏睡Ⅱ度以上の脳症を発現する症例は遅発性肝不全に分類する．これらは劇症肝炎の類縁疾患であるが，診断に際しては除外して扱う

（厚生労働省：「難治性の肝疾患に関する研究」班　2003年）

2 診断

　1981年犬山シンポジウムにおいて，劇症肝炎は，「初発症状出現から8週以内に昏睡Ⅱ度以上の肝性脳症を生じ，プロトロンビン時間が40％以下を呈する肝炎」と定義され，昏睡出現までの期間が10日以内の急性型と11日以降の亜急性型に分類された．

　その後，厚生労働省「難治性の肝疾患に関する研究班」において，1998年以降の症例を対象にその妥当性が再評価され，最近の症例においても旧来の診断基準は有用であることが確認された．そのため，診断基準の大幅な変更はなく，注記事項が追加されて，現在の診断基準（表1）が決定された．注記事項としては，先行する慢性肝疾患が存在する場合や肝炎像を示さない急性肝不全は劇症肝炎から除外されることが明記され，成因に関して指針（表2）が示された．さらに，類縁疾患である急性肝炎重症型，遅発性肝不全（MEMO参照）の定義が明記された．

表2 ◆劇症肝炎の成因分類

I. ウイルス性		
1) A型		IgM-HA抗体陽性
2) B型		HBs抗原,IgM-HBc抗体,HBV-DNAのいずれかが陽性
	・急性感染	肝炎発症前にHBs抗原陰性が判明している症例
	・急性感染（疑）	肝炎発症前後のウイルス指標は不明であるが，IgM-HBc抗体が陽性かつHBc抗体が低力価（血清200倍希釈での測定が可能な場合は80％未満）の症例
	・キャリア	肝炎発症前からHBs抗原陽性が判明している症例
	・キャリア（疑）	肝炎発症前後のウイルス指標は不明であるが，IgM-HBc抗体陰性ないしHBc抗体が高力価（血清200倍希釈での測定が可能な場合は95％以上）のいずれかを満たす症例
	・判定不能	B型で上記のいずれをも満たさない症例
3) C型		肝炎発症前はHCV抗体陰性で，経過中にHCV抗体ないしはHCV-RNAが陽性化した症例，肝炎発症前のHCV抗体は測定されていないが，HCVコア抗体が低力価で，HCV-RNAが陽性の症例
4) E型		HEV-RNA陽性
5) その他		TTV, EBVなど
II. 自己免疫性		
1) 確診		AIH基準を満たす症例またはステロイドで改善し，減量，中止後に再燃した症例
2) 疑診		抗核抗体陽性またはIgG 2,000 mg/dL以上でウイルス性，薬物性の否定された症例
III. 薬物性		臨床経過またはD-LSTより薬物が特定された症例
IV. 成因不明		十分な検査が実施されているが，I～IIIのいずれにも属さない症例
V. 分類不能		十分な検査が実施されていない症例

(厚生労働省：「難治性の肝疾患に関する研究」班 2002年)

3 治療

呼吸・循環管理，栄養管理などの全身管理を行い，肝性脳症・脳浮腫・消化管出血・感染症などの合併症に対して対処する．さらに，肝機能の代償を目的とした人工肝補助療法，肝炎の進展抑制を目的とした薬物療法などが行われる．これら内科的治療では予後不良と判断される場合には，肝移植が考慮されるが，移植の時期を逸しないよう注意が必要である．

1) 全身管理

中心静脈を確保し，水・電解質・栄養・循環動態管理を行う．ブドウ糖を中心とした輸液を行うが，劇症肝炎では血中アミノ酸濃度が高値のため，脳症が出現していてもアミノ酸製剤は投与しない．脳症に対しては，ラクツロース製剤を経口（19.5～39g）ないし注腸投与（65g＋微温湯 400mL など）し，さらに硫酸ポリミキシン B（300～600 万単位）などによる腸管滅菌を行うことで，腸内細菌叢からのアンモニア産生，エンドトキシン負荷を抑制する．また，昏睡Ⅲ度以上の症例では，脳浮腫対策として D-マンニトール（1～39g/kg）の投与を行う．

2) 人工肝補助療法

凝固因子などの補充と肝性昏睡起因物質の除去などを目的として，新鮮凍結血漿 40～60 単位を用いた血漿交換と置換液 20～30L を用いた血液濾過透析が併用される．

3) 肝炎の進展抑制

まず，原因を考慮した治療が重要である．ウイルス性の約 80％を占める HBV 症例では，核酸アナログ製剤の投与を開始するが，効果発現に時間を要するため，インターフェロンの併用を行う．自己免疫性の症例では，ステロイドパルス療法を施行する．これは，過剰な免疫反応や炎症性サイトカイン産生抑制目的に，他の成因例でも行われる．また，類洞内凝固による微小循環障害による肝壊死進展抑制目的に，抗凝固療法を行う．

劇症肝炎では血漿アンチトロンビンⅢが低下しているため，その補助因子であるヘパリンは使用せず，アンチトロンビンⅢ濃縮製剤（1,500 単位）や合成タンパク分解酵素阻害剤を用いる．さらに，サイクロスポリン，プロスタグランジンなどの投与が行われる．

4) 肝移植

日本急性肝不全研究会において肝移植適応ガイドライン（表3）が定められている．昏睡Ⅱ度以上の脳症が出現した時点で，患者の年齢，病型，検査値などから予後予測を行い，内科的治療を 5 日間施行した場合は，その時点で再評価するものである．これは脳死肝移植を想定して，移植希望登録の基準を定めたものであるが，わが国の実情では生体部分肝移植を要する可能性がきわめて高く，死亡と予測される場合はドナー候補の選定も

表3 ◆ 劇症肝炎の肝移植適応ガイドライン

I. 脳症発現時に次の5項目のうち2項目を満たす場合は，死亡と予測して肝移植の登録を行う

① 年齢：45歳以上
② 初発症状から脳症発現までの日数：11日以上（亜急性型）
③ プロトロンビン時間：10％以下
④ 血清総ビリルビン濃度：18 mg/dL以上
⑤ 直接/総ビリルビン比：0.67以下

II. 治療開始（脳症発現）から5日後における予後の再評価

① 脳症がI度以内に覚醒，あるいは昏睡度でII度以上の改善
② プロトロンビン時間が50％以上に改善

以上の項目のうで，認められる項目が

2項目の場合：生存と予測し肝移植登録を取り消す
0または1項目の場合：死亡と予測して肝移植登録を継続する

(第22回日本急性肝不全研究会)

開始する必要がある．

5) 劇症化の予知

急性肝炎は通常特別な治療を必要とせず，自然軽快が期待される病態であるが，ひとたび劇症化すると，上記のごとく集中治療が必要であり，移植の準備も考えなければならなくなる．劇症肝炎は治療開始が遅れると，特に予後不良であるため，いくつかの劇症化予知式がつくられ，集中治療を必要とする症例の早期鑑別が試みられている．

> **Memo　劇症肝炎の類縁疾患**
>
> **1) 急性肝炎重症型**
>
> プロトロンビン時間が40％以下に低下している急性肝障害のうち，肝性脳症が昏睡I度までのもの．約30％が肝性脳症を生じて劇症肝炎や遅発性肝不全に移行する．
>
> **2) 遅発性肝不全 (late onset hepatic failure : LOHF)**
>
> プロトロンビン時間が40％以下を呈する急性肝障

> 害のうち，発症から 8 週以降 24 週以内に昏睡 II 度以上の肝性脳症が出現する状態のこと．病態は，劇症肝炎亜急性型と類似している．内科的治療による救命率はきわめて不良であり，肝移植が必要となる．

文献

1) Fujiwara, K. et al.: Hepatol. Res., 38, 7 : 646-657, 2008
2) 杉原潤一 ほか：肝臓, 42 : 543-557, 2001

(新井雅裕)

6）肝細胞癌

診断のポイント
1. 高危険群（HCV 陽性，HBV 陽性，肝硬変）を囲い込み，自然経過をよく理解する
2. 画像診断（超音波検査・CT・MRI）に熟達する
3. 腫瘍マーカー（AFP，L3 分画，DCP）を上手に利用する

治療のポイント
1. 早期診断をもとに早期治療を行う
2. 腫瘍と背景肝機能の状態を正確に把握し，最適な治療を選択する
3. 再発を反復することを前提に長期的な治療方針を考える

1 疾患概念と病態

肝細胞癌は原発性肝癌の約 95％を占め，わが国では年間約 35,000 人が死亡する重要な疾患である．大部分が HCV（約 8 割）や HBV（約 1.5 割）感染による慢性肝疾患，特に肝硬変を背景に発症する．したがって，慢性肝疾患と肝癌を個別にとらえるのではなく，互いに関連性をもつひとつながりの疾患としてとらえることが重要である．すなわち，肝癌発症前の慢性肝疾患の時期には常に発癌を念頭において診療を行い，発癌後は背景肝の機能をいかに温存して癌治療を行っていくか，いかに再発を防ぐかを念頭において診療することが必要である．

高危険群を囲い込むことが可能で，背景に肝障害が存在することが特徴であり，診断・治療において考慮すべき点となる．また，治療後も高率（根治的な手術・局所療法後でも 5 年間で約 8 割）に再発を認め，長期的な診療方針を立てたうえで診療することが必要である．

経皮的ラジオ波焼灼療法[1]をはじめとする治療法の進歩に加

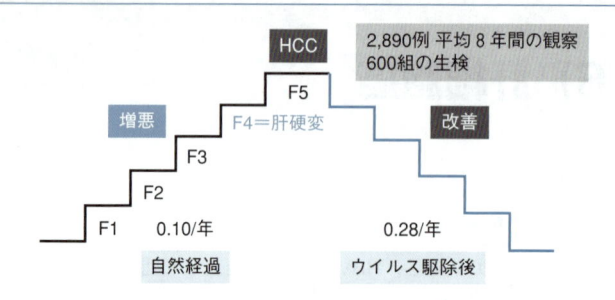

図1 ◆ 線維化の1年あたりの進行度（文献2, 3）
C型慢性肝炎の線維化の進行を示す．自然経過では10年で1段線維化が進行する．インターフェロン治療でウイルス駆除に成功した場合は約4年で1段線維化が改善する

え，背景肝を対象とした抗ウイルス療法などの進歩もあり，さらには診断法の進歩に伴い早期発見が可能となったことにより，患者の予後は大幅に改善されてきた．

2 診断

　HCV・HBV感染，多量飲酒歴のある患者を囲い込むことが第一である．AST（GOT），ALT（GPT），ALB，T.Bil，PT，PLTの値から慢性肝障害の有無，肝予備能，肝線維化の程度を判断し高危険群は慎重に経過を観察する．具体的には血小板数でおおまかにF0=17万以上，F1=15～17万，F2=13～15万，F3=10～13万，F4=10万以下と考え線維化の進行度を予測し，肝癌への経過のどの程度の地点にあるかを考えたうえで診療を行う（図1）[2)3)]．実際に初診時の血小板数で経過観察中の発癌率が予測できる（図2）

　診断の柱は画像診断（超音波・CT・MRI）であり，腫瘍マーカーを補助的に用いる．スクリーニングのガイドラインが示されている（図3）．

　超音波検査は腫瘍の存在診断に優れるが，質的診断や客観性（術者による差異）に難点がある場合がある．第2世代の超音波造影剤ペルフルブタン（ソナゾイド®）の登場で質的診断能の向上が期待される．

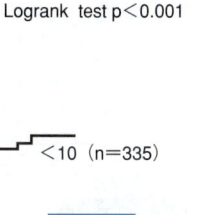

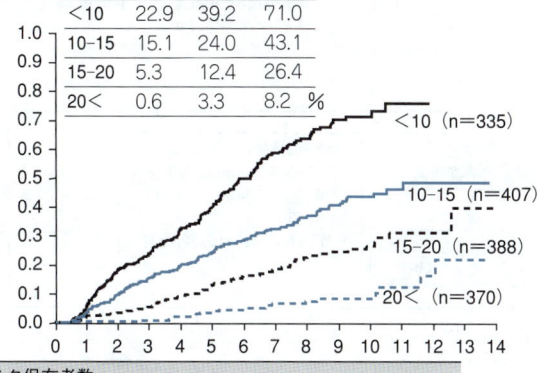

	3年	5年	10年
<10	22.9	39.2	71.0
10–15	15.1	24.0	43.1
15–20	5.3	12.4	26.4
20<	0.6	3.3	8.2 %

Logrank test $p<0.001$

<10 (n=335)
10–15 (n=407)
15–20 (n=388)
20< (n=370)

リスク保有者数						
<10	335	214	129	67	18	-
10–15	407	285	194	135	46	11
15–20	388	297	199	140	60	12
20<	370	291	181	129	52	19

図2 ◆ 初診時血小板数別の発癌率（東京大学消化器内科）

初診時の血小板数別に，以後の経過観察中の発癌率を示す．初診時の血小板数が低いほど発癌のリスクは高くなる

造影剤を用いたダイナミックCTは現在のところ肝細胞癌診断のスタンダードといえる．動脈相と門脈相の特徴的な造影所見で診断する．MDCT（multiditector-row CT）の普及により，より解像度の高い画像が得られるようになっている．

MRIはヨードアレルギーや腎機能障害などで造影CTが行えない場合や，造影CTでは診断が確定できない場合に施行される．MRIに用いられる造影剤もガドリニウム，SPIOに続き両者の特徴を備えたガドキセト酸ナトリウム（プリモビスト®）が登場し，診断能の向上に寄与する可能性がある．

血管造影は診断目的の検査としての比重は低下したが，血管造影下に行うCTHA，CTAPは通常の造影CTより診断能が高く，同時に肝動脈塞栓術を行える点でも肝細胞癌診療になくてはならない検査である．

超音波検査，血管造影CT，ラジオ波治療後の画像を図4に

Part3 § 1. 肝疾患

```
┌─────────────────────────────────────────────────────────┐
│ ❶ 超高危険群：3～4カ月毎の超音波検査／                  │
│    3～4カ月毎のAFP/PIVKA-Ⅱ/AFP-L3の測定*1~3             │
│    6～12カ月毎のCT/MRI検査（オプション）                │
│   高危険群：6カ月毎の超音波検査／6カ月毎のAFP/PIVKA-Ⅱ／│
│    AFP-L3の測定*1~3                                     │
└─────────────────────────────────────────────────────────┘
```

```
                                                    *5
┌──────────────┐  ┌──────────────────────┐  ┌──────────────┐
│超音波検査にて│  │・AFPの持続的上昇あるいは│  │ダイナミックCT│
│結節性病変指摘│  │  AFPの200ng/mL以上の上昇│  │あるいは      │
└──────────────┘  │・PIVKA-Ⅱの40mAU/mL以上 │  │ダイナミックMRI*4│
                  │  の上昇              │  └──────────────┘
┌──────────────┐  │・AFP-L3分画の15%の上昇│
│❷ダイナミックCTあるい│ └──────────────────────┘
│ はダイナミックMRI*4│
└──────────────┘
```

図に示される分岐：
- 典型的肝細胞癌像*6 / 非典型的腫瘍像*7 / 病変なし / 病変なし / 非典型的腫瘍像*7 / 典型的肝細胞癌像*6
- ❸ 腫瘍径2cm超？ → No / Yes
- サイズアップなし・腫瘍消失 → ❶
- 3カ月毎の超音波 → サイズアップ／腫瘍マーカーの上昇 → ❷
- 抽出なし → 超音波再検 → 抽出可 → ❸
- 腫瘍消失 → ❶
- 3カ月毎のCT/MRI → サイズアップ／多血性の出現

オプション検査
・血管造影／CT-Angiography
・SPIO-MRI/造影超音波腫瘍生検など

↓
肝細胞癌確診
↓
治療へ

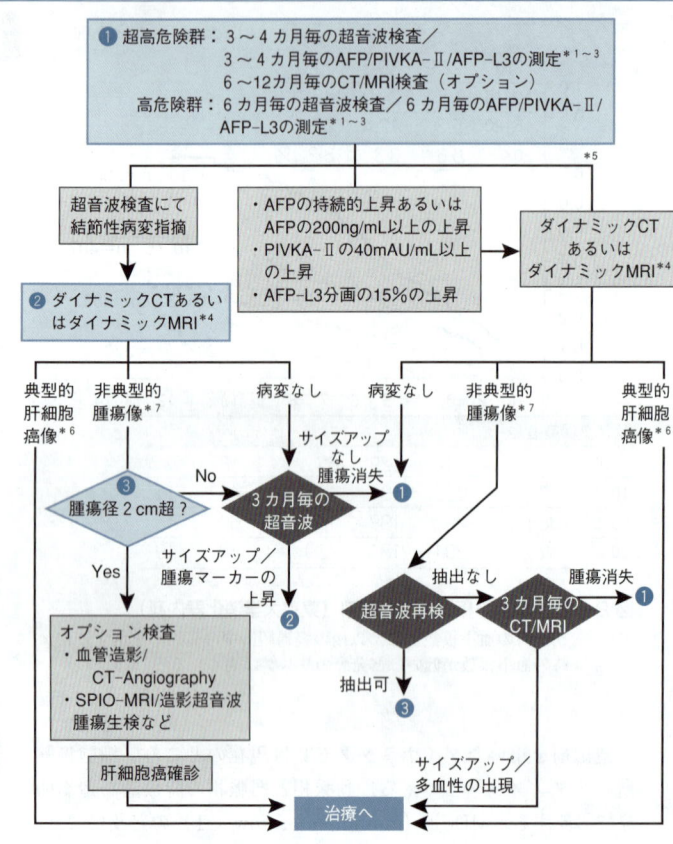

─高危険群の設定─
B型慢性肝炎，C型慢性肝炎，肝硬変のいずれかが存在すれば肝細胞癌の高危険群といえる．そのなかでもB型肝硬変，C型肝硬変患者は，超高危険群に属する．高危険群に男性，高齢，アルコール多飲の因子が加わるごとに発癌の危険性が増す．超高危険群と高危険群の間に明確な線引きは困難であるため，検査間隔は，担当医がリスクとコストを勘案して決定する．

*1 現行の健康保険では，腫瘍マーカーは，毎月1種類しか測定できない
*2 AFP-L3分画は，肝細胞癌の病名がついていないと測定できない
*3 AFPが10ng/mL以下の場合，AFP-L3分画は測定できない
*4 腎機能障害がある場合，ヨード造影剤アレルギーが疑われる場合，ダイナミックMRIが推奨される
*5 定期的なCT/MRI検査として
*6 動脈相で高吸収域として描出され，静脈相で相対的に低吸収域となるもの
*7 胆管細胞癌や転移性肝癌など他の悪性腫瘍が疑われる場合は，おのおのの検査に進む

図3 ◆肝細胞癌診断のためのアルゴリズム
文献2より

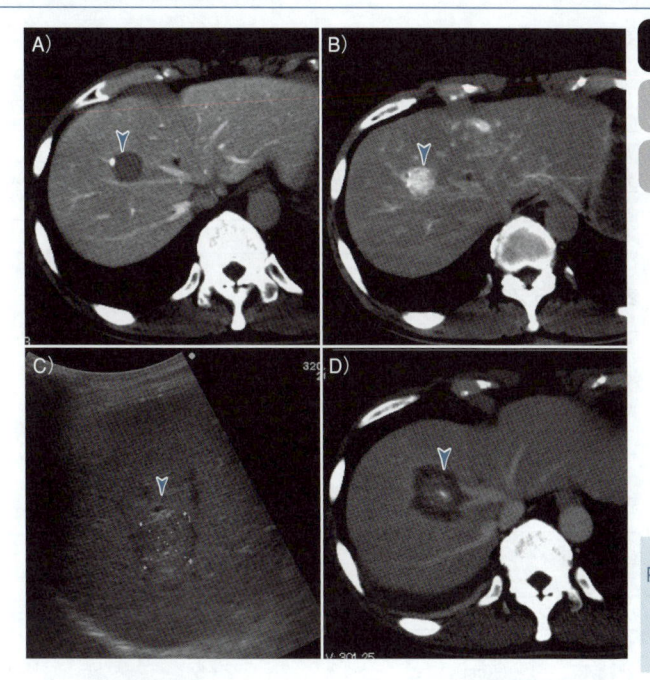

図4 ◆ 肝細胞癌の画像
矢頭は肝細胞癌を示す．A) 経動脈的門脈造影下 CT (CTAP)，B) 肝動脈造影下 CT (CTHA)，C) 超音波検査 (US)，D) ラジオ波 (RFA) 治療後のダイナミック

示す．

病期に関しては癌の進行度と肝障害度を組合わせた統合ステージングがいくつか提唱されている，Okuda 分類，CLIP スコア（表1），BCLC 分類，JIS スコア（表2），Tokyo スコア（表3）などが用いられる．

3 治療

現在わが国で行われている肝癌治療の3本の柱は，局所療法（ラジオ波）・手術・肝動脈塞栓術であり，治療法の選択に関するガイドラインが明示されている〔Part 1 § 2-2) B 図3を参照〕[4]．

表1 ◆ CLIP スコア

項目	スコア		
	0	1	2
Child-Pugh分類	A	B	C
腫瘍形態	単発・50%以下	多発・50%以下	多発・50%以上
AFP (ng/mL)	400未満	400以上	
門脈浸潤	なし	あり	

表2 ◆ JIS スコア

項目	スコア			
	1	2	3	4
Child-Turcotte-Pugh 分類	A	B	C	—
TNM分類（日本肝癌研究会）	I	II	III	IV

表3 ◆ Tokyo スコア

項目		スコア		
		0	1	2
アルブミン	(g/dL)	>3.5	2.8–3.5	<2.8
ビリルビン	(mg/dL)	<1	1–2	>2
腫瘍径	(cm)	<2	2–5	>5
腫瘍数		−3		>3

治療法の選択を的確に行い，必要に応じて複数の治療法を組合わせた集学的治療を行う．癌に対する治療のみならず，肝予備能を保つための背景肝疾患に対する治療も考慮する．

1) 経皮的局所療法

ラジオ波焼灼療法に代表される局所療法は根治的・低侵襲・反復可能である点で肝癌治療として優れている．径の大きな腫瘍や多発例では適応が困難となる．ラジオ波の他にエタノール注入療法やマイクロ波凝固療法が同様の治療として行われてきた．

2) 肝切除

局所制御能に優れており，背景肝機能の良好な症例はよい適応となる．背景肝機能不良例・多発例・両葉に分布する腫瘍や

再発反復例では適応が困難となる．

3）肝動脈塞栓術

手術やラジオ波と比較して低侵襲であり，多発例や腫瘍径の大きな症例にも適応となる．局所制御能は上記2つの治療法にくらべて劣り，根治的治療とはなりえず，手術やラジオ波との併用や反復治療が必要となる．

4）肝移植

腫瘍と背景肝の双方に対する根治的治療となる．わが国では脳死肝移植は症例数が限られており，生体肝移植が主流である．ドナーの問題，移植後の慢性肝疾患・腫瘍の再発などが問題点としてあげられる．原則的にミラノ基準（3cm 3個以内または単発5cm以内）に合致した症例を適応とする．

5）その他

肝細胞癌に対する化学療法・放射線療法・免疫療法などで標準治療として有効性が確立している治療法は無い．放射線療法は骨転移例や門脈腫瘍塞栓を認める例で一部適応となる．門脈腫瘍塞栓を認める例や肝動脈塞栓術抵抗性の進行肝癌にはフルオロウラシル（5-FU®）とインターフェロンα（オーアイエフ®）やペグインターフェロンα-2α（ペガシス®）などの併用療法が有効である可能性があり，エビデンスを得るための臨床試験が進行中である．重粒子線・陽子線を用いた治療も有効性が期待されるが，現状では行える施設が限られており，標準療法として広く普及するには至っていない．

6）発癌・再発抑制

腫瘍自体に対する治療とともに，発癌抑止・再発抑止に効果を発揮する治療の試みもなされている．C型肝炎に対するインターフェロン治療，B型肝炎に対するエンテカビル（バラクルード）をはじめとする抗ウイルス剤投与は効果が期待される治療である．

> **Memo 肝障害度の決定**
>
> | 肝障害度 | A | B | C |
> |---|---|---|---|
> | 腹水の有無 | なし | 治療効果あり | 治療効果なし |
> | ビリルビン | 2.0未満 | 2.0〜3.0 | 3.0超 |
> | アルブミン | 3.5超 | 2.8〜3.5 | 2.8未満 |
> | ICG15分値 | 15未満 | 15〜40 | 40超 |
> | PT% | 80超 | 50〜80 | 50未満 |
>
> 各項目で障害度を決め，2項目以上が該当した障害度を肝障害度とする．2項目以上の項目に該当した障害度が2カ所に生じる場合には高い方の肝障害度をとる[5]．

文献

1) Omata, M. et al.: Gastroenterology, 127, S159-166, 2004
2) Shiratori, Y. et al.: Hepatology, 29 : 1573-1580, 1999
3) Shiratori, Y. et al.: Ann. Intern. Med. 132 : 517-524, 2000
4) 科学的根拠に基づく肝癌診療ガイドライン作成に関する研究班:「肝癌診療ガイドライン 2005年版」, 金原出版, 2005
5) 日本肝癌研究会 編:「原発性肝癌取り扱い規約 第5版」, 金原出版, 2008
6) Bruix, J. & Sherman, M.: Hepatology, 42, 1208-1236, 2005

(吉田英雄)

22. 肝移植の成績とその適応

わが国の 2004 年の集計によると,1989 年 10 月から 2003 年 12 月までの間に,生体肝移植が 2,669 症例に行われ,そのうち 329 例(12.3 %)が肝細胞癌(hepatocellular carcinoma : HCC)に対して行われた.

1 年および 3 年の全生存率は,それぞれ,78.1 %,69.0 %,無再発生存率は,72.7 %,64.7 %であった[1].全生存率は,全移植患者のそれよりも低い[2].

この差は,肝細胞癌に対する肝移植特有の問題,すなわち,術後免疫抑制下にある患者の HCC 再発によるものと考えられる.上記集計成績では,移植後 3 年以内に 40 症例(13 %)が再発し,肺や骨などの肝外病変が 85 %を占めた.またひとたび再発すると,進行が速く,著しく予後不良である.

なお,米国の悪性腫瘍に対する肝移植の成績はリアルタイムに UNOS(United Network for Organ Sharing)のホームページに掲載されている[3].

1) 肝移植の適応

肝移植は,肝不全の程度(肝機能が Child C であること)と,癌の進行度(単発 5 cm まで,または 3 cm 3 個以内＝ミラノ基準[4])により決定されるのが標準的である.

しかし,ミラノ基準を超えた症例や,前治療によりダウンステージされて基準内となった症例への適応拡張も検討されている.

2) 再発危険因子の検討

一方,再発危険因子の検討も重要である.AFP 高値,大きな病変,肝両葉にわたる病変をもつ患者には,適応を慎重にする必要があるし,血管内浸潤や低分化癌の術前診断に努める.また,摘出した肝の病理組織にこれらがあれば,補助化学療法などの再発予防措置を検討する.

なお,米国では肝機能が必ずしも悪くなくても,患者希望により移植が適応される.ミラノ基準を満たす患者は,MELD スコアが加算され,待機リストの上位にあげられる.2008 年 8 月

時点では 22 点で，これは，3 カ月以内の死亡率が 15 ％に相当するスコアとされる．MELD スコアは，患者が移植を受けるまで 3 カ月ごと評価され，その都度死亡率 10 ％増しにあたる点数 = 3 点が加算される．

文献

1) Todo, S. et al.： Ann. Surg., 240 ： 451-461, 2004
2) 日本肝移植研究会年間報告：
   http://jlts.umin.ac.jp/annual/annual.html
3) UNOS Data Reports ：
   http://www.unos.org/data/about/viewDataReports.asp
4) Mazzaferro, V. et al.： New Engl. J. Med., 334 ： 693-699, 1996

（濱村啓介）

23. 肝臓癌早期発見へのストラテジー

わが国には約 200 万人の C 型肝炎ウイルスキャリアと，約 150 万人の B 型肝炎ウイルスキャリアが存在し，毎年約 35,000 人にのぼる肝癌死亡の 80 ％以上がこれら肝炎ウイルスを背景としている．このため肝細胞癌の高危険群の多くは囲い込みが可能である．これら高危険群に対し，日本の肝癌診療ガイドライン（2005 年度版）には肝細胞癌サーベイランスアルゴリズムが示されている．このなかで，B 型慢性肝炎，C 型慢性肝炎，肝硬変のいずれかが存在すれば肝細胞癌の高危険群とされ，なかでも B 型肝硬変，C 型肝硬変は，超高危険群とされている（表1）．

1) サーベイランスが予後を改善するかどうか

サーベイランスを行った場合には，行わない場合よりも肝癌は早期に発見されるが，これが真に予後を改善するのかどうか．これに関しては，予後を改善するというランダム化比較試験の結果が中国から報告されている[1]．早期に発見することによって，外科的切除・経皮的焼灼術などの根治的治療を受けられる機会が増すことが，早期発見による予後改善につながるものと考えられる．

表1◆肝細胞癌の高危険群

高危険群	B型慢性肝炎，C型慢性肝炎，肝硬変
超高危険群	B型肝硬変，C型肝硬変

2) サーベイランスの至適方法は何か

通常，定期的な超音波検査と腫瘍マーカー測定が行われており，ガイドラインでも推奨されている．肝臓は自覚症状に乏しく，肝癌早期発見のためには画像検査が必須である．超音波検査は非侵襲的で感度・特異度とも高く，長年にわたって繰り返し行う肝癌サーベイランスに適したモダリティといえる．

一方，腫瘍マーカー測定に関しては議論があり，サーベイランスにおける有用性には否定的な意見もみられる．しかし，臨床では「超音波検査では肝癌が検出されなかったが，腫瘍マーカーの有意な上昇があったので造影CTを撮影したら肝癌が診断された」というような「腫瘍マーカーでレスキューされたケース」を経験することがあり，超音波検査の盲点のいくらかを補う方法といえる．定期的CTの有用性に関しては十分には検討されていない．

3) サーベイランスの至適間隔はどれくらいか

ガイドラインでは，高危険群には6カ月ごとの，超高危険群には3～4カ月毎のサーベイランスが推奨されている．しかし，リスクに応じて検査間隔を短くすることの妥当性は検証されていない．腫瘍の倍加時間を考慮すると，6カ月間隔程度が妥当と考えられるが，進行した肝疾患・肥満・腸管ガスなど，超音波検査の条件が不良な場合もあり，状況に応じてより短い期間が選択されることもある．

文献

1) Zhang, B. H. et al.: J. Cancer Res. Clin. Oncol., 130: 417-422, 2004

(佐藤隆久)

24. 肝臓癌診療における腫瘍マーカーとその意義

肝臓癌診療における腫瘍マーカーのポイントとして，2点あげることができる．

① わが国では，肝細胞癌の腫瘍マーカーとしてアルファフェトプロテイン（AFP），PIVKA-Ⅱ，AFP-L3 分画の 3 種が測定可能である．
② 腫瘍マーカーの使用法として，肝細胞癌高リスク患者に対するスクリーニング検査に用いる場合，診断確定に用いる場合，予後予測に用いる場合があり，それぞれ意義が異なる．

1）スクリーニング検査として用いる場合

AFP 値の持続的上昇あるいは AFP 値 200ng/mL 以上，PIVKA-Ⅱ 40mAU/mL 以上，AFP-L3 15％以上は，肝細胞癌が存在する可能性が高いため，超音波検査で腫瘍が検出できなくても，ダイナミック CT を考慮する．

ダイナミック CT で腫瘍が検出できず，かつその後も腫瘍マーカーの持続的上昇がない場合は，偽陽性の可能性が高い．

2）確定診断に用いる場合

ダイナミック CT/MRI で典型的肝細胞癌像（動脈優位相で濃染し，門脈優位相・平衡相で周囲肝実質より低密度に描出される）を示す場合，腫瘍マーカーの値にかかわらず，肝細胞癌である可能性が非常に高い．

ダイナミック CT で肝細胞癌として非典型的な腫瘍像が認められる場合でも，AFP-L3 15％以上 PIVKA-Ⅱ 40mAU/mL 以上は，肝細胞癌である可能性が高い．

3）治療効果判定・予後予測に用いる場合

PIVKA-Ⅱ や AFP-L3 のような特異度の高い腫瘍マーカーの場合，治療後の持続陽性は，遺残癌を強く示唆する．

画像的に治療効果が得られたが，治療前後の AFP 値に変化がみられない場合，非癌部が AFP を産生している可能性が高い．

AFP，PIVKA-Ⅱ，AFP-L3 のいずれもが腫瘍径や腫瘍数といった腫瘍因子と独立した予後因子である．

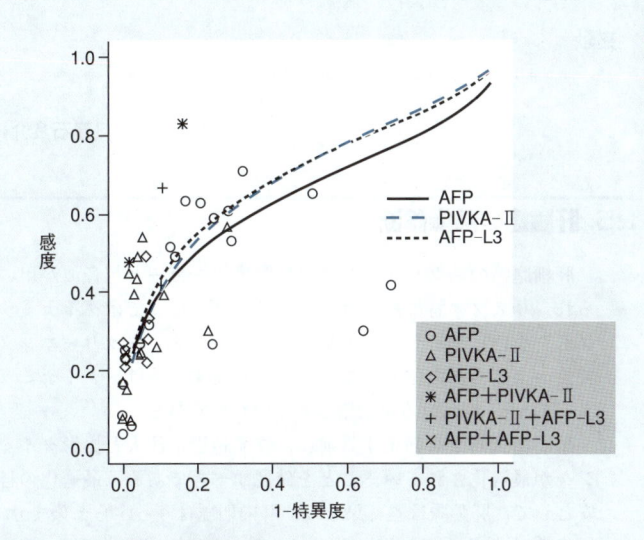

図1 ◆ 3種の肝細胞癌腫瘍マーカーメタアナリシス

1つ1つの点は，個々の論文で報告されている感度および特異度を示す．3本の曲線は統合 ROC 曲線を表す．AFP と比較して PIVKA-Ⅱ および AFP-L3 はより曲線下面積（AUROC）が大きく，診断能が高い．2つ以上の腫瘍マーカーを組合わせると特異度を落とすことなく，感度を上昇させることが可能である

4）腫瘍マーカー測定にあたっての注意点

慢性肝疾患において，非腫瘍部の肝組織からも AFP が産生されるため，AFP の特異度は低い．特に AST/ALT の上昇に伴って AFP の上昇を認める場合は，非腫瘍部から産生されている可能性が高い．

ワーファリン服用者では，PIVKA-Ⅱが異常高値を示す．アルコール多飲者・抗生物質投与時・肝不全時も，肝細胞癌の存在なしに PIVKA-Ⅱが高値を示す場合があり，注意が必要である．

文献

1) Tateishi, R. et al. : Hepatol. Int., 2, : 17-30, 2008

（建石良介）

25. 肝臓癌の画像診断

　肝細胞癌のスクリーニングには腫瘍マーカーと超音波が用いられ，リスクの特に高いウイルス性肝硬変患者ではダイナミックCTないしダイナミックMRIが併用される．スクリーニングで拾い上げられた結節についてまず判断すべきは，ダイナミックCT/MRIにおける早期増強効果の有無である．

　早期増強効果を判定する前に，まず造影剤注入と撮影タイミングが最適化されていることを確認すべきである．最適化の目安として，肝動脈は濃く染まり，肝内門脈はうっすらと染まり，肝実質はまだほとんど染まっていないことに注目するとよい．脾臓に染まりムラがみられることや，腎臓が皮質のみ染まって髄質はまだ染まっていないことも参考になる．造影剤注入や撮影タイミングが不適当であると多血性結節が乏血性結節のようにみえてしまい（図1A）判断を誤るので，造影状態の確認は重要である．

　早期増強効果を示す結節をみたら，門脈相・平衡相のような後期相で周囲肝実質より低吸収か否かを確認する．ウイルス性肝炎～肝硬変を背景とし，ダイナミックCT/MRIにて早期濃染と後期抜けを示す結節（図1B，C）は，古典的肝細胞癌とみなし治療へ進む．

　後期相で抜けが確認できない場合，肝内胆管癌や転移などの悪性腫瘍と，血管腫や局所性結節性過形成（FNH）や偽病変などの良性病変と，両方が含まれる．また，ダイナミックCT/MRIにて早期増強効果が確認できない結節についても，腺腫様過形成～早期肝細胞癌～古典的肝細胞癌のみならず，肝内胆管癌や転移などの悪性腫瘍や染まりの遅い血管腫など，多彩な病変が含まれる．こうした状況では，リゾビスト造影MRIないしソナゾイド造影超音波を追加する．リゾビスト造影MRIやソナゾイド造影超音波の後血管相にて周囲肝実質と同等の増強効果

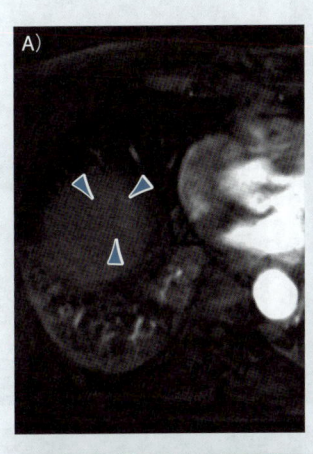

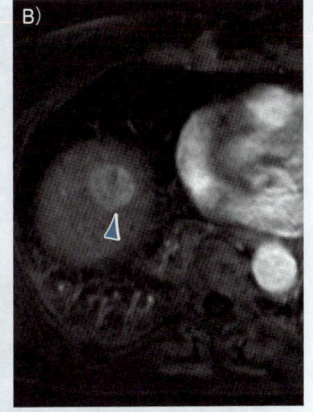

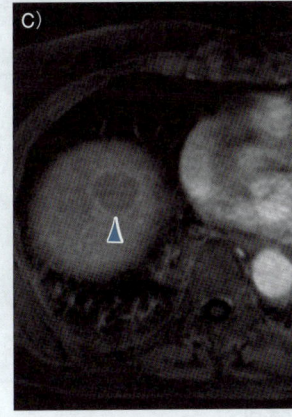

図1 ◆ 古典的肝細胞癌
早期動脈相（A）では大動脈が濃染しているものの腫瘍はいまだ肝実質と同程度の信号を示している．後期動脈相（B）では腫瘍が濃染している．平衡相（C）では腫瘍の増強効果は低下し，代わりに周囲の偽被膜が輪状の増強効果を示している

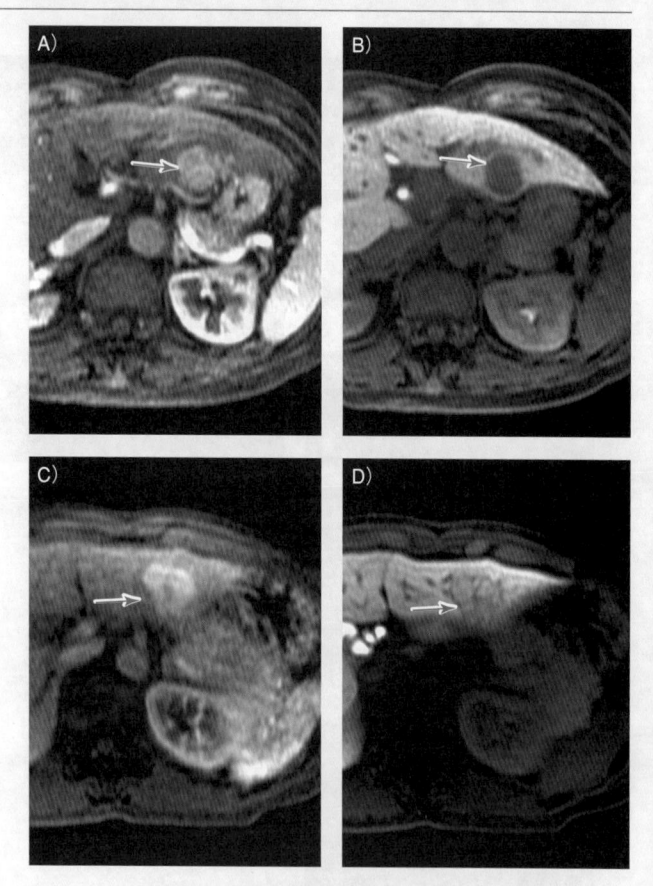

図2 ◆ 肝細胞癌と限局性結節性過形成
EOB・プリモビスト造影MRIにてHCC (A, B) とFNH (C, D) を比較すると、後期動脈相 (A, C) ではいずれも濃染しているが、肝細胞造影相ではHCCが欠損を示す (B) のに対してFNHは周囲肝実質と同等の増強効果を示している (D)

が確認されれば、結節内の網内系機能が保たれているか豊富な血管床を有することがわかり、古典的肝細胞癌よりも良性病変や前癌病変の可能性が高くなる。同様にEOB・プリモビスト造影MRIの肝細胞造影相における増強効果も、結節内の胆汁産生能が保たれていることがわかり、肝細胞系の良性病変の可能性

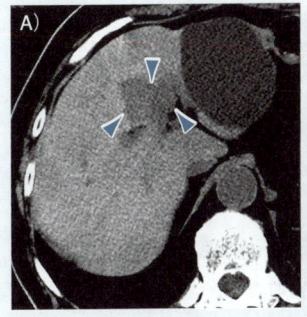

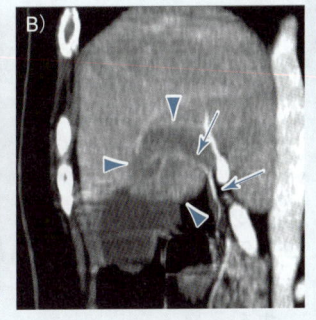

図3 ◆ 限局性脂肪沈着

造影前のCT（A）にて肝左葉内側区後面に低吸収値領域が認められる．この領域は後期動脈相にて乏血性（B：矢頭）で，斜矢状断で観察すると右胃静脈（B：矢印）が領域内へ流入していることがわかる．経過観察のCTでこの低吸収領域は消失した

を示唆される（図2）．しかし，多血性肝細胞癌はときに網内系機能や胆汁産生能を保持していることがあるので，結節の増大傾向や腫瘍マーカーの推移も参考にして総合的に判断することが望ましい．施設によってはCTAP/CTHAを追加することもある．

画像診断の落とし穴として，異所性右胃静脈還流に伴う肝左葉内側区後面の限局性脂肪沈着～肥大を知っておくとよい（図3）．この偽病変はダイナミックCT/MRIにて乏血性だが，CTAPにて門脈血流低下域，CTHAにて多血性病変として描出されるので，肝細胞癌と紛らわしい．この病変を知っていれば，特徴的な位置や，ダイナミックCT/MRI所見とCTHA所見の乖離から，容易に診断することができる．

〈赤羽正章〉

7）肝内胆管癌

診断のポイント
❶ 原発性硬化性胆管炎や肝内結石は肝内胆管癌の危険因子である
❷ 病理組織学的に線維性間質に富むため，乏血性腫瘍の特性を呈する
❸ 肝細胞癌や転移性肝癌との鑑別が重要である

治療のポイント
❶ 外科的根治切除のみが，唯一長期生存を期待できる治療法である
❷ 内科的標準治療は確立されておらず，十分インフォームドコンセントを得てから治療を行う必要がある

1 疾患概念と病態

　肝内胆管癌は「胆管の二次分枝およびその肝側の肝内胆管に由来する癌種」と定義される．肝細胞癌に次いで2番目に多い肝原発悪性腫瘍であるが，その頻度は約5％とまれで，肝細胞癌と比較し予後不良である．

　肝内胆管癌の分類としては，腫瘍の主座から"肝門部型"と"末梢型"に分類される．また肉眼形態から"腫瘤形成型"，"胆管浸潤型"，"胆管内発育型"に分類される．肝門部型は肝門部の大型胆管や胆管周囲付属腺より発生すると考えられ，胆管浸潤型や胆管内発育型の発育を呈することが多い．一方末梢型は末梢の小型胆管に発生すると考えられ，腫瘤形成型の発育を呈することが多い．これらの発育形態を反映して，肝門部型は早期に閉塞性黄疸で発見されることが多いのに対し，末梢型は無症状のまま大型腫瘍として発見されることが多い．

2 診断

 肝門部型は，腫瘍が小さい段階で閉塞性黄疸を主訴に診断されることが多い．画像上は，腫瘍の局在や浸潤域が不明瞭なことが多いが，造影CTにおいて遅延相で腫瘍濃染することがあり，遅延相の撮像が重要である．

 一方で末梢型は，症状を呈しにくいため大型腫瘍として発見されることが多い．病理組織学的に線維性間質に富む腺癌であるため，乏血性腫瘍の特性を呈する．また内部の変性や壊死を伴うことがある．形態的特徴としては，① 胆管原発であるため腫瘍末梢側の胆管拡張をきたしやすい点や ② 末梢の胆汁うっ滞が持続することで腫瘍末梢に限局性の肝萎縮をきたす点があげられる．

3 治療

1) 外科的治療

 切除以外に長期生存を期待できる治療法がないため，遠隔転移や腹膜播種などを除く多くの症例で積極的に手術が行われている．わが国における切除成績は，切除率68.3％，3年，5年生存率43.8％，32.7％と報告されている[1]．リンパ節転移は重要な予後因子であり，陽性例の5年生存率は15.6％ときわめて不良である．

2) 全身化学療法

 フルオロウラシル（5-FU®）やシスプラチン（ランダ®）に加えて，近年塩酸ゲムシタビン（ジェムザール®）やS-1（ティーエスワン®）を用いた治療がわが国で施行されつつある．現時点では肝内胆管癌のみのデータは限られており，胆道癌のデータを参照しながら治療することとなる．

3) 持続動注化学療法

 肝内胆管癌の多くは乏血性腫瘍であるため，ドラッグデリバリーの観点からは期待しうる治療法とされる．しかし多数例の検討は報告されていない．塩酸ゲムシタビンを用いた臨床試験では，十分な効果は示されなかった．

表1 ◆ 末梢型肝内胆管癌の典型的な画像所見

腹部US	辺縁不整な低エコー腫瘤．内部変性や壊死があると，内部不均一で高エコー・無エコーが混在
単純CT	辺縁不整な低濃度腫瘤 造影では，動脈相で辺縁部がリング状に濃染し，平衡相で腫瘍内部が遅延性に濃染する
MRI	T1強調像で周囲肝より低信号，T2強調像で中等度高信号を呈する 造影では，造影CTと比較して，詳細な腫瘍内血流の有無や遅延相での腫瘍濃染の評価に優れる

4) 肝動脈塞栓術

一部の血管増生の高い腫瘍を除き，肝内胆管癌は乏血性腫瘍であるためあまり効果は期待できない．

5) 局所療法

末梢型に対しラジオ波焼灼療法などの局所療法が行われることがある．しかしその成績は，肝細胞癌の成績と比較すると劣っている．胆管障害に伴う偶発症の問題もあり，十分注意が必要である．

6) 肝移植

わが国ではまだあまり普及しておらず，第17回全国原発性肝癌追跡調査報告でも，登録は1例のみ．

---

evidence 肝内胆管癌に対する塩酸ゲムシタビン（GEM）肝動注化学療法の第I/II相臨床試験（JIVROSG-0301）

目的：GEMの用量制限毒性（DLT），推奨投与量（RD）の決定およびその安全性と抗腫瘍効果の評価

対象：切除不能（術後再発を含む）または肝病巣が予後決定因子と判断される肝内胆管癌（全25例）

方法：GEM肝動注 day 1, 8, 15 q28 *．用量設定 Level 1 = 600 mg/m^2, Level 2 = 800mg/m^2, Level 3 = 1,000mg/m^2 とし，30分で動注カテーテルより投与．プロトコール治療として5コース施行
＊（4週間1コースで，1日目，8日目，15日目に投与）

結果：① DLTは骨髄抑制による次コースの開始遅延，② RDはGEM 1,000 mg/m^2，③ 重篤な副作用なし，④ 腫瘍縮小効果は低く，肝動注投与による治療成績向上は期待できない（RR 12％，MST 340日）

引用：第6回日本臨床腫瘍学会学術集会（2008年3月）の発表より

> **Memo** **肝内胆管癌に対する内科的治療**
>
> 切除以外の治療については十分なエビデンスはないのが現状であるが，内科治療が著効する症例も一部経験する．内科治療のうち，いずれの治療がよりよいかは今後の検討課題である．なお，現在わが国で選択される内科治療の頻度は，化学療法 19.6 ％，肝動脈塞栓術 4.5 ％，局所療法 2.3 ％と報告されている．

文献
1) 日本肝癌研究会：「第 17 回全国原発性肝癌追跡調査報告 (2002 〜 2003)」, 肝臓, 48 : 117-140, 2007

（佐々木 隆）

8) 転移性肝癌

診断のポイント

❶ 転移性肝癌の診断は造影 CT が最も多く使われており信頼性が高い．SPIO MRI や，造影剤エコーなどを適宜組合わせることにより高い検出能が期待できる

❷ 腫瘍マーカーの上昇は，肝転移を含めた癌の再発増大を疑う重要な判断基準となる．マーカーの絶対値のみではなく推移（トレンド）に留意することが慣用である

治療のポイント

❶ 転移癌のなかでも肝転移は最もクリテイカルな問題である

❷ 治療の第一選択は外科的切除である

❸ 化学療法は今後もさらなる発展が望めるが医療費高騰を招く恐れがある

❹ ラジオ波焼灼療法は肝内病変に対して確実な治療効果が望め，集学的治療の 1 つとして有望であるが，現状では一部の施設以外は症例数や観測期間が不十分である

1 疾患概念と病態

肝臓は転移癌の最も発生しやすい臓器であり，転移性肝癌による死亡者数は年間 85,000 人に達する（原発性肝癌の死亡者数は年間 35,000 人程度）．肝転移に対する治療効果は癌患者の生命予後に大きく影響する．切除可能症例に対しては外科的切除が第一選択であるが，病変の広がりや，患者の高齢化に伴い多くは切除不能であり，化学療法やラジオ波焼灼療法などを用いた集学的治療が治療の中心となっている．

2 診断

診断の基本は，以下の5点である．① 超音波検査（造影超音波も含む），② CT（単純，造影，血管造影下），③ MRI，④ PET，⑤ 腫瘍マーカー．

1) 超音波検査

最も簡便で，放射線被爆などの問題もなく低侵襲の検査である．転移性肝癌の特徴的な所見としては Bull's eye sign〔円形で，辺縁に均等な厚みのある辺縁低エコー帯（halo）があり中心部がより高エコーでドーナツ状に観察される腫瘤〕が有名．実際には単純な低エコー腫瘤や，高エコー腫瘤などさまざまな所見がみられる．最近では，超音波様造影剤を用いた造影超音波の有用性が指摘されている．第2世代造影剤であるペルフルブタン（ソナゾイド®）が使用可能となり，非常に微細な病変まで検出が可能となった．

2) CT

転移性肝癌の診断法として，実際に最も汎用されているのは造影 CT で，超音波検査と比較して，CT はより客観的な診断方法である．典型的な所見としては単純 CT で低濃度，造影 CT の早期相（動脈相）で腫瘍周囲に造影効果を認め，後期相では周囲間組織より低濃度となる．さらに血管造影下 CT（CT during arterial portography：CTAP）を行うことで病変の検出能はさらに向上する．

3) MRI

CT と同様，客観性の高い診断方法である．T1 強調画像では低信号，T2 強調画像では高信号に描出される．造影剤を用いた場合は CT 腫瘍周囲に造影効果を認めるのが一般的である．また，SPIO 造影剤を用いた造影 MRI は，より病変の描出能に優れ微小結節の検出に役立つ．

4) PET/PET CT

癌細胞では正常細胞にくらべブドウ糖の代謝がより活発となるため，この差異を利用し癌の検出を行うのが PET である．PET CT では PET と CT の重ね合わせ画像が得られる．PET は一度に全身の転移検出が可能であり，現在急速に普及しつつある．しかし，実際には使用可能な施設は限られており，腫瘍

表1 ◆ 結腸・大腸癌に対する化学療法の First Line レジメ

化学療法の種類	組合わせ	奏効率（%）
① FOLFOX	5-FU＋LV＋L-OHP	40～50
② FOLFIRI	5-FU＋LV＋CPT-11	40～50
③ IFL	5-FU＋LV＋CPT-11，5-FUの短時間投与	30～40

5-FU ：フルオロウラシル（5-FU®）
LV ：レボホリナート（アイソボリン®）
L-OHP ：オキサリプラチン（エルプラット®）
CPT-11 ：イリノテカン塩酸塩水和物（トポテシン®）

マーカーの上昇などにより転移・再発が疑われるにもかかわらず，超音波，CT，MRI などで病変の特定が困難な場合などに用いられているのが現状である．

5）腫瘍マーカー

腫瘍マーカー（CEA，CA19-9 など）の測定は転移性肝癌の非常に重要な診断方法の1つとなっている．最大の特徴は簡便で侵襲性が低いこと，数値で示されるため画像診断と比較して客観性が高いことである．この際重要なのは腫瘍マーカーの絶対値もさることながら，トレンド（推移）である．腫瘍マーカーの上昇が軽微であっても連続して上昇するようであれば，再発を疑い上記のような画像診断を適宜行っていく．

3 治療

1）外科的切除

外科的切除可能な病変に関しては切除が基本原則である．肝転移病変に対して切除が選択される頻度が最も多い大腸癌肝転移症例で，切除後の5年生存率は 30 ～ 40％，切除率は 20 ～ 30％程度だが施設間格差が大きい．最近では，切除可能例でも後述するラジオ波焼灼が選択される場合もあり議論となっている．

2）化学療法

抗癌剤投与は大きく分けて2つの目的がある．
a）切除不能例に対する投与
b）切除後の再発抑制を目的とした投与

転移性肝癌の代表格である結腸・大腸癌に対する化学療法の First Line レジメ（2008年6月現在）は表1にまとめた．

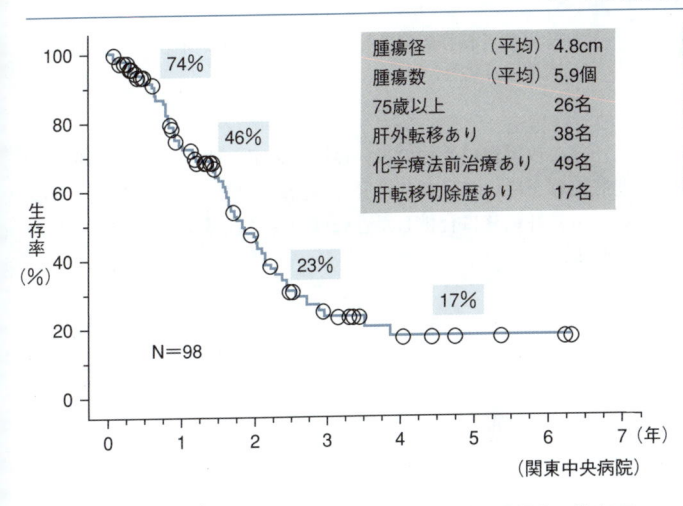

図1 ◆ 切除不能大腸癌肝転移に対するラジオ波焼灼療法後の生存率

腫瘍径	（平均）	4.8cm
腫瘍数	（平均）	5.9個
75歳以上		26名
肝外転移あり		38名
化学療法前治療あり		49名
肝転移切除歴あり		17名

表1中の組合わせに分子標的役であるベバシズマブ（アバスチン®）を適宜組合わせて使用することで，MSTは17〜24月に達している．今後も新たな分子標的役の導入など，最も発展の期待できる分野ではあるが，医療費の高騰を招く恐れがある．

3) ラジオ波焼灼療法

国内では主に肝細胞癌に対する根治的治療法として普及してきた．また，最近では転移性肝癌に対しても応用されることが増えてきている．基本的には切除不能症例に対して，局所制御能に優れるラジオ波焼灼療法と化学療法を併用することで，より確実性の高い治療を目指すものである（図1に切除不能大腸癌に対するラジオ波焼灼療法の成績を示す）．切除可能な症例に対する根治を狙い施行する施設もあり，適応について学会などでも議論となっている．現状では以下に対して十分なEBMがあるとはいえず，今後のさらなる症例の蓄積と詳細な検討が必要である．

a) 切除不能肝転移症例に対するラジオ波焼灼療法の化学療法に対する非劣性．

b) 切除不能肝転移症例に対するラジオ波焼灼療法・化学療法併用の化学療法単独治療に対する優位性．

c) 切除可能肝転移症例に対するラジオ波焼灼療法の外科的切除に対する非劣性.

4) 放射線療法

一部の放射線感受性の高い癌種（扁平上非癌など）の切除不能肝転移を除いては転移性肝癌の治療に用いられることは少ない．主に肝転移に合併した骨転移の疼痛軽減などを目的に用いられる．

（小池幸宏）

9) 自己免疫性肝炎・原発性胆汁性肝硬変

診断のポイント
1. 自己免疫性肝炎（autoimmune hepatitis：AIH）は，中年女性，トランスアミナーゼ上昇，抗核抗体陽性，IgG 高値を特徴とする
2. 原発性胆汁性肝硬変（primary biliary cirrhosis：PBC）は中年女性，胆道系酵素上昇，抗ミトコンドリア抗体（M2 抗体）陽性，IgM 高値を特徴とする
3. AIH と PBC は異なる病態であり，両者のオーバーラップはきわめて少ない

治療のポイント
1. AIH は副腎皮質ステロイドに反応する例が多い
2. PBC にはウルソデオキシコール酸（UDCA：ウルソ®）を投与して経過をみる

1 疾患の概念と病態

両者とも自己免疫性疾患であり，遺伝性素因のある個体に，外因性の刺激が加わった結果発症すると考えられる．免疫系の攻撃の標的は，AIH では肝実質細胞，PBC では肝内胆管細胞である．

2 診断

1) AIH

中年以降の女性で，トランスアミナーゼ上昇があった場合に，まず本疾患の可能性を疑うことが重要．ウイルス性，薬剤性，アルコール性が否定され，**抗核抗体陽性と IgG 高値**（2.0g/dL 以上）があれば可能性が高まる．抗核抗体陰性の場合，抗平滑

表1 ◆ AIH の診断基準（スコアリングシステム）

①	女性の場合	2点
②	ALP/GOT（GPT）比：正常上限との比で比較	<1.5で3点 >3で2減点
③	IgGの正常上限との比	>2で3点 1.5〜2で2点 1〜1.5で1点
④	抗核抗体，抗平滑筋抗体，LKM-1抗体のいずれかが陽性な場合の，その抗体価	>80倍で3点 80倍で2点 40倍で1点
⑤	AMA陽性の場合	4減点
⑥	肝炎ウイルスマーカーが陰性の場合	3点 （陽性で3減点）
⑦	原因となり得る薬剤服用歴がない場合	1点 （あれば4減点）
⑧	アルコール摂取量	<25g/日で2点 >60g/日で2減点
⑨	肝組織所見 　インターフェイス肝炎 　（interfacehepatitis） 　リンパ球・形質細胞主体の浸潤と 　肝細胞のロゼット形成 　胆管病変と他疾患病変	3点 各1点 （以上すべてなければ 5減点） 各1減点
⑩	本人か一親等に他の自己免疫性疾患が存在	2点
⑪	その他の抗体（pANCA, 抗SLA抗体など）が陽性 HLA DR4（またはDR3）が陽性	2点 1点

以上の得点合計が10〜15点で疑診，16点以上で確診
（今回，治療後での評価は省略）

筋抗体，LKM-1抗体も測定する．続いて肝生検を行い，国際診断基準[1]（簡略版：表1）に基づいてスコアを計算する．10点以上で AIH と診断する．

2) PBC

中年以降の女性で，ALP，γ-GTP の上昇を認め，胆道系の他の疾患（胆石，腫瘍など），アルコール性，薬剤性などが考えられない場合に疑う．まず**抗ミトコンドリア抗体（AMA）**か**ミトコンドリア M2 抗体**を測定して，陽性なら診断が確定．陰性の場合は肝生検が必要になる．それらの結果を総合し，厚生労

表 2 ◆ PBC の診断基準

次のいずれかに該当するもの

① 組織学的に慢性非化膿性破壊性胆管炎を認め，検査所見がPBCに矛盾しない（AMAやM2抗体陰性もまれに存在）
② AMA（またはM2抗体）が陽性で，組織学的には（慢性非化膿性破壊性胆管炎はないが）PBCに矛盾しない
③ 組織検査はしていないが，AMA（またはM2抗体）が陽性で，臨床像や経過がPBCに矛盾しない

働省「難治性の肝炎」調査研究班の診断基準（簡略版：表2）に基づいて診断する．IgMやコレステロールの高値も認められる．AMA陰性でも，抗セントロメア抗体（抗核抗体で discrete speckled 型）陽性の症例もある．

3 治療

1）AIH

副腎皮質ステロイドの経口投与が第一選択となる．通常プレドニゾロン（PSL：プレドニン®）30〜40mg/日で開始する．重症例は60 mg/日で始めるが，肝不全への進行が疑われる場合，ステロイドパルス療法も検討する．

トランスアミナーゼが正常上限の2〜3倍程度まで低下したら，PSLを5 mg/週ずつ減量する．15mg/日になれば外来通院とし，2週で2.5mg程度の減量を続け，最終的に5〜10mg/日の維持量で継続する．

初期治療でトランスアミナーゼの低下が不十分な場合やPSL漸減中に再燃した場合は，PSLを増量してゆっくりと減量するか，アザチオプリン（イムラン®，アザニン®）50mgを併用する．

発症時のトランスアミナーゼが正常上限2倍以内で肝線維化の進行していない軽症例では，UDCA投与で経過をみる．

2）PBC

UDCAが第一選択であり，600mg/日（分3）で投与する．UDCA内服により，組織や長期予後の改善が報告されている．ALP，γ-GTP低下が不十分な場合は900mg/日に増量するか，ベザフィブラート（400 mg/日 分2）ベザトールSR®，ベザリ

ップ®を併用する．なお，黄疸を伴う肝硬変例で効果がみられない場合は内服を中止し，肝移植を検討する．

また，トランスアミナーゼ高値（正常上限の3倍以上）を伴う症例では，ステロイドの併用が奏功する場合もある．

Memo

- **ステロイドの副作用**

  消化性潰瘍の予防として，プロトンポンプ阻害剤またはH_2ブロッカーの投与が必要．また3カ月以上のステロイド内服では，骨粗鬆症の予防にビスホスホネート製剤が勧められる．他に糖尿病，感染症，高血圧などに注意する．維持量は，副作用の点からPSL 5mg/日以下が望ましい．

- **急性発症のAIH**

  急性肝炎として発症した場合，抗核抗体陰性，IgG正常の場合があり注意が必要．スコアが低くても臨床上AIHが疑わしければ，ステロイド投与を行う．

- **PBCの病型**

  最近は皮膚掻痒感や黄疸などのない無症候性PBCが2/3を占める．そのうち10〜40％が症候性PBCに移行する．病期としては，Scheuerの病理学的分類Ⅰ〜Ⅳ期（表3）が知られる．一般にPBCでは門脈圧亢進の所見が目立ち，食道静脈瘤の合併が多い．

表3 ◆ ScheuerによるPBCの病理学的分類

stageⅠ	胆管炎（florid duct lesion）
stageⅡ	細胆管増生（ductural proliferation）
stageⅢ	瘢痕化（scarring）
stageⅣ	肝硬変（cirrhosis）

- **自己免疫性疾患の合併**

  AIH，PBCともに他の自己免疫性疾患の合併が多い．特にシェーグレン症候群，慢性甲状腺炎，関節リウマチなどに注意する．

文献

1) Alvarez, F. et al.: J. Hepatol.: 31, 929-938, 1999
2) Krawitt, E. L.: N. Engl. J. Med.: 354, 54-66, 2006
3) Kaplan, M. M. et al.: N. Engl. J. Med.: 353, 1261-1273, 2005
4) Lindor, K.: N. Engl. J. Med.: 357, 1524-1529, 2007

(光井 洋)

10) 肝膿瘍

ポイント
❶ 肝膿瘍は細菌性と赤痢アメーバ性に大別される
❷ 肝膿瘍が疑われたら積極的に造影 CT を行う
❸ 膿瘍径が大きい場合,臨床症状が重い症例はドレナージの適応である

1 疾患概念と病態 (表1)

1) 細菌性肝膿瘍
以下の経路により肝内に感染巣が生じ,肝実質の融解壊死が生じて形成される.

① 経胆道性
最も頻度が多い.胆道系感染が上行性に肝内に波及して形成される.

② 経門脈性
虫垂炎や憩室炎など感染巣から,門脈血流によって肝内に到達する.

③ 経動脈性,経静脈性
敗血症時に肝内に病巣を形成する.多発する傾向あり.

④ 直達性
胆囊炎,腸管穿孔など肝臓に隣接する臓器から直接浸潤して形成される.

⑤ 医原性
肝癌に対する局所療法後など医原性のもの.近年,増加する傾向にある.

2) アメーバ性肝膿瘍
アメーバ赤痢感染者は便中に囊胞を排出し,汚染された水を摂取したヒトが感染を受ける.囊胞は小腸で栄養体になり,大

表1 ◆細菌性肝膿瘍とアメーバ性肝膿瘍の比較

	細菌性肝膿瘍	アメーバ性肝膿瘍
感染経路	経胆道性，経門脈性，経動静脈性，医原性，特発性など．	経門脈性
背景	経門脈性では腸疾患，特発性では糖尿病，免疫能低下など．	流行性のある地域への渡航歴．男性同性愛嗜好者
画像	多発することが多い	単発，右葉が多い
内容液	膿様で腐敗臭を伴う	アンチョビソース様で無臭であることが多い
診断	造影CTが有用．内容液の培養で菌を証明する	アメーバ抗体価が診断に有用．虫体検出率は低い
治療	第3世代セフェム系が第一選択．嫌気性疑う場合はクリンダマイシン．培養，感受性検査の結果に従う	メトロニダゾール(1日1.5〜2.0g10日間経口投与．1週間休薬後，さらに10日間投与する

腸に潰瘍をつくったり門脈を介して肝臓に至り肝膿瘍を形成する．海外渡航後や男性同姓愛者での発症が多い．

2 診断

1) 症状，血液検査

高熱を高率にきたし，腹痛や肝腫大を伴うこともある．血液生化学検査で炎症所見を認め，肝胆道系酵素の上昇を認めることもある．肝膿瘍を疑われたら積極的に造影CTを施行する．

2) 画像検査

① 腹部超音波検査

初期には形状不整形で高エコーを呈す（図1）．膿瘍腔が形成されるとともに類円形となり膿汁貯留により無エコーを示す．

② 腹部造影CT

単純での低吸収領域として描出され，造影では辺縁がリング状に濃染される（図2）．

3) 起炎菌

細菌性肝膿瘍の起炎菌としては *Klebsiella*，*E. coli* など好気性グラム陰性桿菌が大部分を占める．嫌気性菌感染も認められる．膿汁は強い腐敗臭を伴う．アメーバ性肝膿瘍の膿汁はアンチョ

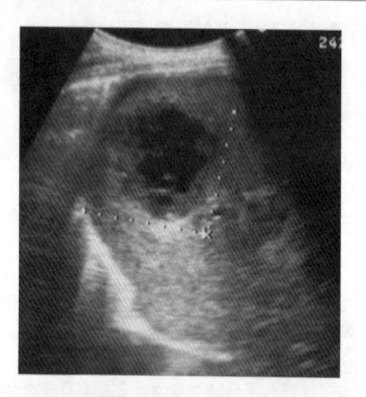

図1 ◆ 腹部エコー

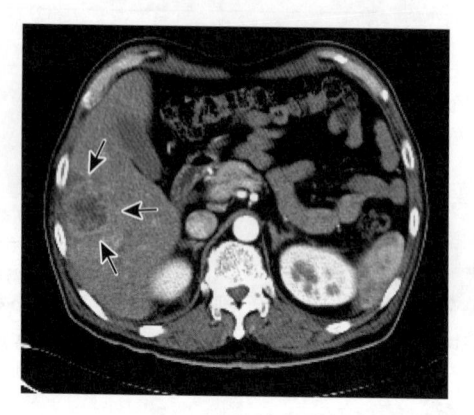

図2 ◆ 腹部CT画像

ビソース様で無臭である.虫体の証明,血清抗体価測定で診断する.

3 治療 (表2)

1) ドレナージ

単発の小膿瘍では抗菌剤の使用のみでも軽快するが,膿瘍径が大きい場合(3 cm以上)や臨床症状が重い症例には積極的

表2 ◆ 肝膿瘍の治療方針

1	保存的治療（臨床症状の軽い小膿瘍）
2	超音波ガイド下ドレナージ 持続ドレナージあるいは穿刺吸引
3	抗菌薬の動注療法（ドレナージ無効例など）
4	開腹手術（腹腔内破裂例など）

に超音波ガイド下ドレナージを行う〔Part1 §2-1）C参照〕．持続ドレナージは有効であるが，膿瘍の穿刺吸引を必要に応じて数回行うことも治療効果がある．腹腔内破裂など特殊な合併症を伴う場合のみ外科的ドレナージの適応となる．

2）抗菌薬

起因菌として可能性の高いグラム陰性桿菌を想定し，胆汁および組織移行性のよい第3世代セフェム系抗菌薬を第一選択とする．感受性テストの結果によって抗菌薬を変更する．難治例には抗生剤の動注療法を行う．アメーバ性肝膿瘍では，第一選択としてメトロニダゾール（フラジール内服錠®）を経口投与（1.5g/日 分3 10日間内服）する．腸内細菌との混合感染の場合は抗菌薬の併用も要する．

> **Memo** アメーバ性肝膿瘍
>
> 海外渡航中に感染した場合，帰国して2～5カ月経過して発症する．稀に何年も経過してから発症することもある．下痢を伴う症例は全体の約1/3程度でしかなく，便中にアメーバを認めることも少ない．血清抗体価は95％で陽性を示し診断に有用である．

文献

1) 吉田　博：治療, 83, 583-586, 2001
2) 梅田知幸，井廻道夫：「消化器病診療―良きインフォームドコンセントに向けて」，―肝膿瘍, 194-195, 2004
3) 青木　眞　著：「レジデントのための感染症診療マニュアル 第2版」, 744-748, 2008

（良沢昭銘，石垣賀子）

11) 脂肪肝・NASH・Burn-out NASH

診断のポイント （図1）

1. 脂肪肝の超音波所見として肝実質のエコー輝度（bright liver），レベルの上昇（high-level echo），肝腎コントラスト（hepato-renal contrast），脈管境界の不明瞭化（vascular blurring），深部減衰（deep attenuation）が認められる（図2）
2. CT所見では，肝脾CT値（L/S比）0.9未満のときに脂肪肝と診断できる
3. 非アルコール性脂肪性肝炎（nonalcoholic steatohepatitis：NASH）は，脂肪肝の所見に加え，飲酒歴が無く，肝機能異常を認め，病理組織上 zone 3 を中心とした肝細胞の脂肪化，肝細胞の水腫状変性（ballooning），マロリー小体の存在，好中球を含む炎症細胞浸潤，線維化の進展を認められた場合に診断される
4. Burn-out NASH は，肝の脂肪化が消退した NASH のなれの果てであり，臨床経過より除外的に診断されることが多い

治療のポイント

1. 脂肪肝は，体重の減量，生活習慣の見直しにより改善が期待される．糖尿病や高脂血症が存在する場合は，それら原疾患の治療を行う
2. NASH・Burn-out NASH に対する有効な治療は確立されていない．減量，食事療法，運動療法によるインスリン抵抗性の改善，ピオグリタゾンの内服が有効とされている

1 疾患の概念

脂肪肝は日常診療において比較的よく遭遇する疾患である．脂肪肝は，体重増加，糖尿病，高脂血症，飲酒，一部の薬剤（ステロイドなど）により惹起される．脂肪肝のなかでも，

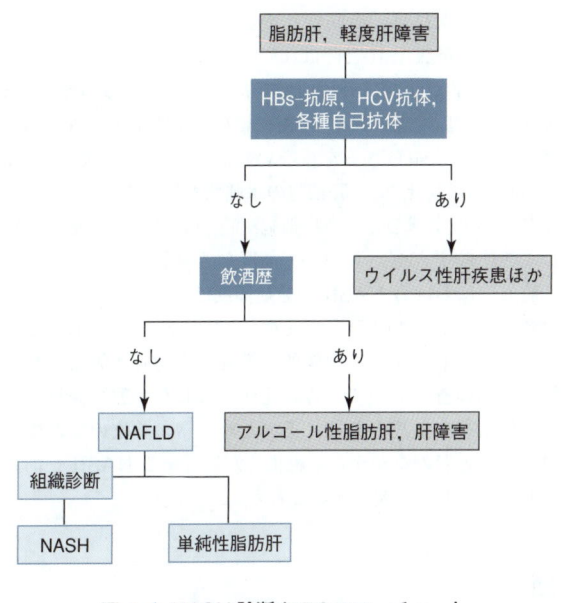

図1 ◆ NASH 診断までのフローチャート

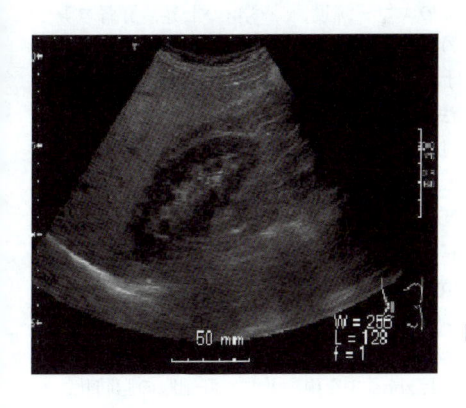

```
脂肪肝, 軽度肝障害
    ↓
HBs-抗原, HCV抗体,
各種自己抗体
  ├なし──→ 飲酒歴
  │         ├なし──→ NAFLD
  │         │          ├─組織診断─→ NASH
  │         │          └────────→ 単純性脂肪肝
  │         └あり──→ アルコール性脂肪肝, 肝障害
  └あり──→ ウイルス性肝疾患ほか
```

図2 ◆ 典型的脂肪肝の超音波画像

NAFLD(nonalcoholic fatty liver disease)と呼ばれる疾患は,アルコール性肝障害,ウイルス性肝炎,薬剤性肝障害,自己免疫性肝疾患の否定できる多くの肝障害が含まれると考えられる.

肝胆膵診療エキスパートマニュアル

NAFLDの一部には，脂肪性肝炎から肝硬変に進展するものが存在し，それがNASHと呼ばれている．

NASHの早期診断は一般的に無症状であるため困難を伴う．血液検査，CT検査，MRI検査では確定診断が不可能であり，組織学的診断に頼らざるを得ない状況である．組織学的には，① 肝細胞の脂肪化，② 肝細胞の水腫状変性，③ マロリー小体の存在，④ 好中球を含む炎症細胞浸潤，⑤ 線維化の進展を特徴とし，これらはzone 3において高度な傾向がある．

一般人口におけるNASHの発症頻度は不明だが，わが国では検診者の8％がNAFLDで，その10％がNASHであると報告されている．したがって画像的に単純に脂肪肝と診断され，後に組織学的検査において，線維化が進行した状態で発見されていた事例も多いと思われる．そのため日常の診療のなかで，多くの脂肪肝患者のなかから，線維化が進行するNASHを的確に拾い上げることが重要であると考える．

2 診断

NASHを含む肝への脂肪浸潤の画像診断では，従来から超音波所見として肝実質のエコー輝度，レベルの上昇，肝腎コントラスト，脈管境界の不明瞭化，深部減衰が報告されている．しかし，客観性に欠けるためCT検査おいて肝脾のCT値をとり，その比を求める方法も用いられている．肝脾CT値（L/S比）0.9未満のときに脂肪肝と診断できる．特に，CT値によらず血管陰影が肝組織に比し明らかに白く浮き出てみえる場合，約1/3の確率で患者がNASHに罹患していると報告されている．

また，MRI検査においてはin phaseで肝の信号は脾と比較して高信号であり，opposed phaseでは肝の信号が低下している．しかしながら，これらの方法をもってしても脂肪肝の診断は可能であるが，NASHの確定診断は不可能である．最終的には肝生検を行い，病理組織上zone 3を中心とした肝細胞の脂肪化，肝細胞の水腫状変性，マロリー小体の存在，好中球を含む炎症細胞浸潤，線維化の進展を認められた場合にNASHと診断される．

3 治療

脂肪肝は，体重の減量，生活習慣の見直しにより改善が期待される．また，糖尿病や高脂血症が存在する場合は，それら原疾患の治療を行う．NASH・Burn-out NASH に対する有効な治療は確立されていない．減量，食事療法，運動療法によるインスリン抵抗性の改善，ビタミン E，ビタミン C，ウルソデオキシコール酸（ウルソ®），ATⅡ拮抗薬，ピオグリタゾンの内服が有効とされているが，いずれも強固なエビデンスに欠ける．

evidence NASH に対するピオグリタゾン投与の効果

目的：NASH に対するピオグリタゾン投与の効果の検証

対象：55 例の耐糖能異常または 2 型糖尿病を有する NASH 患者

方法：食事療法・プラセボ投与群とピオグリタゾン投与群の 2 群に無作為に割り付け，6 カ月間経過を観察した．治療開始前と後に行った，血液検査，肝生検の結果をそれぞれ比較し，治療効果を判定した．

結果：ピオグリタゾン投与群において，耐糖能異常，肝機能異常，脂肪肝の改善を認めた．

出典：文献 1

> **Memo** AGA による NASH の病理学的スコアリング・システム
>
> **脂肪変性**
> 5% =0, 5〜33% =1, 33〜66% =2, >66% =2
>
> **小葉の炎症所見**
> 炎症なし =0/200倍率視野, <2個/200倍率視野 =1,
> 2〜4個/200倍率視野 =2, >4個/200倍率視野 =3
>
> **肝細胞の水腫状変性**
> 無し =0, 2〜3個 =1, 多数 =2
>
> 合計得点が，0〜2 の場合は NASH の可能性がほとんどなく，逆に合計得点が 5 点以上の場合は NASH と診断される．

文献

1) Belfort, R. et al.: N. Engl. J. Med., 355 : 2297-2307, 2006
2) Neuschwander-Tetri, B. A. & Caldwell, S. H.: Hepatology, 37 : 1202-1219, 2003
3) 西原利治 編:「NAFLDのすべて」, 別冊 医学のあゆみ: 医歯薬出版, 2006

(大木隆正)

日常臨床のポイント

26. 内蔵脂肪面積と肝疾患

われわれの施設では，CT検査を行った患者について，内臓脂肪面積の測定を実施している．CT検査は，肝癌を疑った場合，または，肝癌治療後のフォローアップ目的で行われることが多い．そのため対象患者に偏りがあるが，NASHを疑う患者の内臓脂肪面積について興味深い結果が得られたため，ここにあわせて紹介する．

内臓脂肪面積の測定は，均一な腹部皮下脂肪組織のCT値分布を脂肪組織CT値領域とみなし，そのCT値領域を基準に求められる．実際は，臍の高さのCT画像をもとに，一般に市販されているソフトを用いて自動的に計測することが可能である（図1）．1999年から2006年までの間に当院を受診し，経過観察中NASHを疑われた患者44例の平均内臓脂肪面積は107.6cm^2であり，アルコール性脂肪肝患者の平均内臓脂肪面積76.9cm^2，C型慢性肝炎患者の平均内臓脂肪面積68.2cm^2とくらべて，有意に内臓脂肪面積が多かった．海外でも同様の事例が報告されている．もちろん，この結果をもってNASHと診断することは不可能であるが，診断の一助となる可能性が示唆される．

一方で兵庫医科大学超音波センターでは，守安らが中心となり，超音波造影剤Levovistを用いて脂肪肝およびNASH患者に対して積極的に造影超音波を実施しており，興味深い結果を報告している．単純な脂肪肝の患者にLevovistを投与した結果では，Kupfferイメージの染影輝度は約5分でピークに達し約20分間ピークが続き，それに対してNASHの患者の場合は，比較的早期からLevovistの肝実質への取り込み低下が起こり，Kupfferイメージの染影輝度は約15分経過しても上昇しなかったと報告されている．この事象は，線維化の程度が軽度の場合でも取り込みの低下が起こり，線維化が進行するとさらに取り込みが低下するといわれている．したがって，NASH患者では何らかの機序でKupffer細胞の機能異常が起こっている可能性が示唆される．しかしながら，現在のところNASHの経過観察

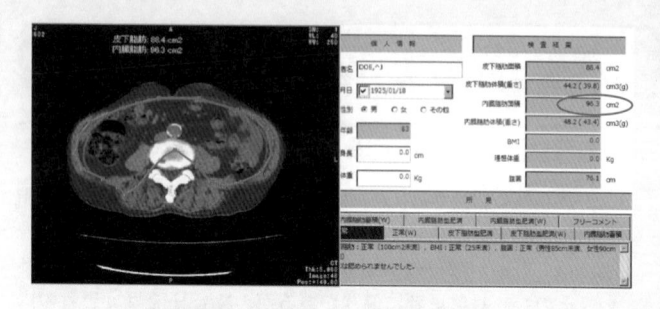

図 1 ◆内臓脂肪の測定方法
市販ソフト SlimVision™ (KJT) を使用した. 臍のレベルの CT スライス画像を用いて,自動的に測定される

例の報告が少なく,新規超音波造影剤である Sonazoid の積極的な使用を含め,今後のさらなる検討が待たれる.

文献

1) 西原利治 編:「NAFLD のすべて」,別冊 医学のあゆみ:医歯薬出版, 2006
2) Neuschwander-Tetri, B. A. & Caldwell, S. H.: Hepatology, 37: 1202-1219, 2003
3) Eguchi, Y. et al.: J. Gastroenterol., 41: 462-469, 2006

〈大木隆正〉

12) アルコール性肝障害

診断のポイント
1. 飲酒歴（飲酒量と飲酒期間）の正確な聴取が重要である
2. 他の肝疾患の鑑別，除外が必要である

治療のポイント
1. 禁酒
2. 脂肪肝や中等症以下のアルコール性肝炎では禁酒により病態は急速に改善する

1 疾患概念と病態

アルコール性肝障害は大量かつ常習的なアルコール摂取に基づく肝障害であり，多くの症例はアルコール依存に陥っている．一般的に男性に高頻度だが，女性は男性より短期間に，また少量のアルコール量で障害をきたすといわれている．組織学的には，初期にアルコール性脂肪肝を呈し，進行とともに肝細胞壊死と炎症を伴うアルコール性肝炎からアルコール性肝硬変にまで至る．また，炎症反応に乏しいアルコール性肝線維症を呈する例もある．アルコール性肝炎のなかには，肝不全に進行し，1カ月程度で死亡する予後不良の重症アルコール性肝炎もある．

2 診断

問診による飲酒歴の正確な把握が重要である．身体所見では栄養障害，手掌紅斑や唾液腺腫脹などが特徴的であり，血液生化学検査では，AST > ALT，γ-GTP 高値や IgA 高値など，画像検査では US，CT で高度脂肪肝を認め，これらを組合わせて総合的に診断する．わが国のアルコール性肝障害の診断基準

試案を表1に，また，アルコール性肝障害の分類を表2に示す[1]．アルコール性肝炎では discriminant function（DF = 4.6 × [PT (sec) − control time (sec)] + T. Bil. (mg/dL)．DF > 32 は予後不良）などを参考に重症度判定する．

3 治療

重症アルコール性肝炎や肝硬変以外は禁酒により急速に改善する．アルコール依存症は精神科と連携した治療が必要である．アルコール離脱症候群の出現に注意を要し，重症例やウェルニッケ脳症が疑われるときはビタミン B1 の大量静注投与を行う．重症アルコール性肝炎では糖質コルチコイドの投与や血液浄化療法，白血球除去が必要な例もある[4]．

> **Memo**
>
> ### アルコール飲料とアルコール含有量の関係
>
> | | 量 | 含有量 |
> | --- | --- | --- |
> | ウィスキー | 30 mL | 10 g |
> | ワイン | 100 mL | 10 g |
> | ビール | 250 mL | 10 g |
>
> ### 清酒 1 合に相当するアルコール飲料の濃度と量
>
> | 清酒（14〜16%） | 1 合 | 180 mL（22 g） |
> | --- | --- | --- |
> | ウィスキー（43%） | ダブル1杯 | 60 mL（21 g） |
> | ワイン（12%） | 2グラス | 220 mL（28 g） |
> | ビール（4.4%） | 大びん1本 | 630 mL（22 g） |
> | 焼酎（25%） | コップ1杯 | 100 mL（25 g） |

表1 ◆ アルコール性肝障害の診断基準試案
（文部省総合研究 A 高田班）

概念

「アルコール性」とは，長期（通常は5年以上）にわたる過剰の飲酒が肝障害の主な原因と考えられる病態で，以下の条件を満たすものを指す

A．「アルコール性」

1. 常習飲酒家（1日3合以上，5年以上継続）または大酒家（1日5合以上）である
   女性は上記飲酒量の2/3程度，ALDH欠損者は3合以下でも肝障害を生じうる

2. 禁酒によりAST，ALTがともに著明に改善（4週で80単位以下，前値が100単位以下のときは50単位以下を目安）
   重症アルコール性肝炎，肝癌合併例（除：最小肝癌）は例外

3. 肝炎ウイルスマーカー（HBs抗原，HCV抗体）は陰性
   HCV-RNA陰性であればより確実

4. 次の検査のうち，少なくとも1つが陽性
   ① 禁酒により腫大していた肝臓の著明な縮小．4週で肝腫大を認識できなくなる（肝下縁は弱打診か超音波検査での確認が望ましい）．重症アルコール性肝炎，大きな肝癌合併例での肝腫大，肝硬変例での正中線上での触知は例外．肝の縮小が禁酒後早期（1週以内）で著明なので，禁酒直後の検索が重要
   ② 禁酒によるγ-GTPの著明な低下（4週後に正常上限の1.5倍以下，または前値の40%以下までの下降を目安）

5. 以下のアルコール性肝障害に特異的と考えられるマーカーが陽性の場合は診断はより確実となる
   ① 血清transferrinの微小変異
   ② CTで測定した肝容積が増加（体表面積当たり720 cm³以上）
   ただし非代償性肝硬変，肝癌合併例が例外
   ③ アルコール性肝細胞膜抗体
   ④ 血清GDH/OCT比が0.6以上

B．「アルコール+ウイルス性」

ウイルスマーカー（HBs抗原，HCV抗体またはHCV-RNA）が陽性で，禁酒後のAST，ALTの変化を除き上記の条件を満たすもの．AST，ALTは禁酒4週後にともに120単位以下，前値が120単位以下の場合は70単位以下を目安

C．その他

上記の条件を満たさない場合には，大酒家であっても「アルコール性」ないしは「アルコール+ウイルス性」と確診することは困難．禁酒後の変化が十分に追跡できなくとも，アルコール性肝障害に典型的な組織所見が得られた場合には「アルコール性」ないしは「アルコール+ウイルス性」とする

（文献1より）

表2 ◆ アルコール性肝障害の分類（文部省総合研究A高田班）

1. 非特異的変化群
- 肝機能検査に異常を認めるが，組織学的に非特異変化，または正常と判定される

2. アルコール性脂肪肝
- 肝小葉の約1/3以上の脂肪化．肝生検は施行されていないが，画像診断（CT/US）で脂肪肝に特有な所見が得られる場合には，アルコール性脂肪肝（臨床的）とする

3. アルコール性肝線維症
- 中心静脈周囲性の線維化（perivenular fibrosis），肝細胞周囲性の線維化（pericellular fibrosis），門脈域から星芒状に延びる線維化（stellate fibrosis）を認め，炎症細胞浸潤や肝細胞壊死は軽度に留まる．脂肪肝を伴った線維化は，脂肪肝＋線維化とする

4. アルコール性肝炎
- 肝組織病変の主体が肝細胞の変性・壊死であり，① 小葉中心部に強い肝細胞の著明な膨化（風船化：ballooning），② 種々の程度の肝細胞壊死，③ マロリー体（Mallory body），④ 多核白血球の浸潤を認める
  - a 定型的：
    - ①～④のすべてを認めるか，③または④のいずれかを欠くもの
  - b 非定型的：③と④の両者を欠くもの
  - c アルコール性肝炎（臨床的）：前述

5. 重症型アルコール性肝炎
- アルコール性肝炎のなかで，肝性脳症，肺炎，急性腎不全，消化管出血などの合併や，エンドトキシン血症などを伴い，断酒にもかかわらず肝腫大は持続し，多くは1カ月以内に死亡するものを指す
- PTは50％以下で，著しい多核白血球の増加をみる
  組織学的には，多数のマロリー体の出現と強い肝細胞の変性・壊死などがみられる

文献

1) 高田 昭 ほか：「アルコール性肝障害に対する新しい診断基準試案の提案」，肝臓，34：888-896，1993
2) Sherlock, S. & Dooley, J.：「Diseases of the liver and biliary system, 11th edition」, Blackwell Science, 381-398, 2002
3) Guidelines for the use of parenteral and enteral nutrition in adult and pediatric patients.：JPEN, suppl, 26, 2002
4) Maddrey, W. C. et al.：Gastroenterology, 75, 193-199, 1978

表2 ◆アルコール性肝障害の分類（文部省総合研究A高田班）

6．大(飲)酒家慢性肝炎
- 門脈域に小円形細胞浸潤を認め，ウイルス性の慢性肝炎と同様の所見を呈する

7．アルコール性肝硬変
- 肝組織病変が小結節性，薄間質性である
- 病因的に「アルコール性」と「アルコール＋ウイルス性」の2型に分けられる
- 組織学的証明を欠く場合には，肝硬変（臨床的）とする
- 機能的には代償性と非代償性に分類する．非代償性肝硬変でアルコールとウイルスのいずれが病因の主体か判断できない例では，大酒家非代償性肝硬変として一括し，ウイルスマーカーの有無を付記する

8．大（飲）酒家肝癌

9．アルコール性肝障害（臨床的）
- 「アルコール性」あるいは「アルコール＋ウイルス性」の条件を満たしているが，肝生検所見が得られず，上記の何れの臨床的病型に分類しえないもの

10．アルコール性肝障害（疑）
- 禁酒後の変化を追跡できない症例では，肝組織所見より診断するが，典型的所見が得られない場合で，「アルコール性」ないしは「アルコール＋ウイルス性」を強く疑わせる病歴や所見がある

（文献1より）

（黒田英克，滝川康裕）

13）薬物性肝障害

診断のポイント
❶ 詳細な病歴聴取を行い，薬物使用と肝障害の経過から起因薬物を推定する
❷ 他の肝疾患の鑑別，除外とともに，肝細胞障害型，胆汁うっ滞型の判定が必要である

治療のポイント
❶ 起因薬物の早期同定と中止
❷ 薬物療法が必要なのは，黄疸遷延例と劇症化が疑われる例である

1 疾患概念と病態

薬物性肝障害は「中毒性」と「特異体質性」に分類され，前者は薬物自体または代謝産物が毒性をもち，用量依存性である．後者は「アレルギー性特異体質」によるものと「代謝性特異体質」によるものに分類され，薬物性肝障害の多くはこれに属する．すべての薬物は肝障害を起こしうるが，なかでも解熱鎮痛剤，抗生物質，化学療法剤，循環器用薬が多い．漢方薬や健康食品も起因薬物となる．

2 診断

詳細な病歴聴取を行い，薬物服用期間，服用量，発症時期ならびに肝障害の経過から起因薬物を推定し，同時に他の肝疾患の除外が必要である．2004年にわが国で提起されたスコアリングを表1に示す[1]．このスコアリングを薬物性肝障害683例と除外例99例にあてはめたところ，感度は98.7％，特異度は

97.0％と良好な判定が行えた．またスコアリングを行うにあたってのマニュアルを表2に示す．

3 治療

薬物性肝障害の多くは早期発見，薬物投与中止によりすみやかに回復する．一部において発見の遅れや，個体差により重篤化し治療に難渋することがあり注意を要する．

1）一般治療

起因薬物を中止して肝障害の経過を観察する．肝庇護剤を含めた薬物療法はそれ自体さらに肝障害を引き起こすこともあり乱用は慎むべきである．

2）薬物療法

① 肝細胞障害型

中等度以上肝細胞障害例においてはグリチルリチン製剤で抗アレルギー作用のある強力ネオミノファーゲン C® (SNMC) の静注や肝細胞膜保護作用をもつウルソデオキシコール酸 (UDCA，ウルソ®) の経口投与を行う．重症例では一般的な急性肝炎重症型や劇症肝炎の治療に準ずる．

② 胆汁うっ滞型

脂溶性ビタミンの補充や利胆作用のある UDCA やタウリン (アミノエチルスルホン酸) が用いられる．遷延化した場合は副腎皮質ステロイド (プレドニゾロン®) を使用する．

文献

1) 滝川 一 ほか：「DDW-J 2004 薬物性肝障害診断基準の提案」, 肝臓, 46：85-90, 2005
2) Kaplowitz, N. & Deheve, L. D.：「Drug-Induced Liver Disease」：Marcel Dekker Inc., New York, 2003

表1 ◆ DDW-J 2004 薬物性肝障害ワークショップのスコアリング

	肝細胞障害型		胆汁うっ滞または混合型		スコア
	初回投与	再投与	初回投与	再投与	
①発症までの期間 [1]					
a. 投与中の発症の場合 投与開始からの日数	5〜90日 <5日, >90日	1〜15日 >15日	5〜90日 <5日, >90日	1〜90日 >90日	+2 +1
b. 投与中止後の発症の場合 投与中止後の日数	15日以内 >15日	15日以内 >15日	30日以内 >30日	30日以内 >30日	+1 0
②経過 投与中止後のデータ	ALTのピーク値と正常上限との差		ALPのピーク値と正常上限との差		
	8日以内に50%以上の減少		(該当なし)		+3
	30日以内に50%以上の減少		180日以内に50%以上の減少		+2
	(該当なし)		180日以内に50%未満の減少		+1
	不変または30日以内に50%未満の減少		不変、上昇、不明		0
投与続行おょび不明	30日後も50%未満の減少か急上昇		(該当なし)		−2
					0
③危険因子	肝細胞障害型		胆汁うっ滞または混合型		
	飲酒あり		飲酒または妊娠あり		+1
	飲酒なし		飲酒、妊娠なし		0
④薬物以外の原因の有無 [2]	カテゴリー1、2がすべて除外				+2
	カテゴリー1で6項目すべて除外				+1
	カテゴリー1で4つか5つが除外				0
	カテゴリー1の除外が3つ以下				−2
	薬物以外の原因が濃厚				−3
⑤過去の肝障害の報告	過去の報告[1]あり、もしくは添付文章に記載あり				+1
	なし				0

	肝細胞障害型	胆汁うっ滞または混合型	スコア
⑥好酸球増多（6%以上）	あり なし		+1 0
⑦DLST	陽性 擬陽性 陽性および未施行		+2 +1 0
⑧偶然の再投与が行われた時の反応 単独再投与 初回肝障害時の併用薬と共に再投与 初回肝障害時と同じ条件で再投与 偶然の再投与なし、または判断不能	肝細胞障害型 ALT倍増 ALT倍増 ALT増加するも正常域	胆汁うっ滞または混合型 ALT（T.Bil）倍増 ALT（T.Bil）倍増 ALT（T.Bil）倍増するも正常域	+3 +1 −2 0

(文献1より)

*1 薬物投与前に発症した場合は「関係なし」、発症までの経過が不明な場合は「記載不十分」と診断して、スコアリングの対象としない。投与中止後の発症化によりaまたはbどちらかのスコアを使用する。
*2 カテゴリー1：HAV、HBV、HCV、胆道疾患（US）、アルコール、ショック肝
カテゴリー2：CMV、EBV
ウイルスはIgM HA抗体、HBs抗原、HCV抗体、IgM CMV抗体、IgM EB VCA抗体で判断する。
判定基準：総スコア2点以下：可能性が低い、 3、4点：可能性あり、 5点以上：可能性が高い。

表2 ◆ 薬物性肝障害診断基準の使用マニュアル

1. 肝障害を診た場合は薬剤性肝障害の可能性を念頭におき，民間薬や健康食品を含めたあらゆる薬物服用歴を問診すべきである

2. この診断基準は，あくまで肝臓専門医以外の利用を目的としたものであり，個々の症例での判断には，肝臓専門医の判断が優先するものである

3. この基準で扱う薬剤性肝障害は肝細胞障害型，胆汁うっ滞型もしくは混合型の肝障害であり，ALTが正常上限の2倍，もしくはALPが正常上限を超える症例と定義する

   ALTおよびALP値から次のタイプ分類を行い，これに基づきスコアリングする
   - 肝細胞障害型：ALT＞2N＋ALP≦NまたはALT比／ALP比≧5
   - 胆汁うっ滞型：ALT＞2N＋ALP＞2N またはALT比／ALP比≦2
   - 混合型　　　：ALT＞2N＋ALP＞N かつ2＜ALT比／ALP比＜5
     (N：正常値上限，ALT比＝ALT値/N，ALP比＝ALP値/N)

4. 重症例では早急に専門医に相談すること(スコアが低くなる場合がある)

5. 自己免疫性肝炎との鑑別が困難な場合(抗核抗体陽性の場合など)は，肝生検所見や副腎皮質ステロイド薬への反応性から肝臓専門医が鑑別すべきである

6. 併用薬がある場合は，そのなかで最も疑わしい薬を選んでスコアリングを行う．薬剤性肝障害の診断を行った後，併用薬のなかでどれが疑わしいかは，表1の① 発症までの期間，② 経緯，⑤ 過去の肝障害の報告，⑦ DLSTの項目から推定する

7. 薬物以外の原因で原因の有無で，経過からウイルス肝炎が疑わしい場合は，診断鑑別のためにはIgM HBc抗体，HCVRNA定性の測定が必須である

8. DLSTが偽陽性になる薬物がある (肝臓専門医の判断). DLSTは別記の施行要領に基づいて行うことが望ましい．アレルギー症状として，皮疹の存在も参考になる

9. ⑧ 偶然の再投与が行われたときの反応は，あくまで偶然，再投与された場合にスコアを加えるためのものであり，診断目的に行ってはならない．倫理的観点から原則禁忌である．なお，代謝性の特異体質による薬物性肝障害では，再投与によりすぐに肝障害が起こらないことがあり，このような薬物ではスコアを減点しないように考慮する

10. 急性期 (発症より7日目まで) における診断では，薬物中止後の経過が不明のため，②の経過を除いたスコアリングを行い，1点以下を可能性が少ない，2点以上を可能性ありと判断する．その後のデータの集積により，通常のスコアリングを行う

(文献1より)

(黒田英克，滝川康裕)

1）胆嚢胆石・慢性胆嚢炎

診断のポイント
1. 慢性胆嚢炎の画像上の特徴は，壁肥厚，萎縮，変形，胆石，胆泥である
2. 胆嚢の壁肥厚は均一なことが多い
3. 胆泥か限局性壁肥厚かの鑑別には，仰臥位から左側臥位に体位を変換させ，US でその可動性をみるとよい．腹臥位にしないと可動性がみられない胆泥もある

治療のポイント
1. 無症候性胆石の 80％は 17 年の経過観察でも無症状のままであり，治療には年齢や基礎疾患などを考慮する必要がある
2. US と腹部 CT の胆石所見は，胆嚢温存療法の適応を決定するうえで，きわめて有用である
3. 胆嚢温存療法には，胆嚢機能が正常であることが必須である

1 疾患概念と病態

　胆石のなかで胆嚢内に結石が存在するものを胆嚢胆石という．この結石によって慢性炎症が惹起された状態が，慢性胆嚢炎である．大部分が胆石を有するが，胆石を有さないもの（慢性無石胆嚢炎）もある．慢性胆嚢炎には急性胆嚢炎から移行する例と，急性発作の症状がないままに慢性的な経過をとる例がある．胆嚢機能は，慢性炎症により漿膜下に線維化が起こり，徐々に上皮側へ伸展することで，次第に低下する．

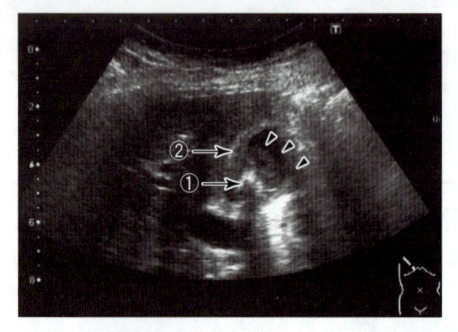

図1 ◆慢性胆嚢炎
矢印①：胆石，矢印②：壁肥厚，
矢頭：胆泥

2 診断

1) 臨床症状

慢性胆嚢炎の主な臨床症状は右季肋部痛，右背部痛で高脂肪食を摂取した後に出現しやすい．疼痛は急性胆嚢炎と異なり鈍痛のことが多く，嘔気，嘔吐を伴うこともある．熱発も通常伴わない．血液検査所見上は，炎症所見を含めて異常は示さないことが多い．

2) US

診断の基本は腹部超音波検査（US）である．通常，胆嚢の壁肥厚（空腹時に3 mm以上），萎縮，変形や胆石，胆泥がみられる（図1）．ときに水平面を形成しない隆起性病変様の胆泥と限局性壁肥厚との鑑別が重要となる．その鑑別にはプローブを腹壁に当て，胆嚢を描出させた状態で，仰臥位から左側臥位に体位を変換させ，可動性の有無を確認するのがよい．プローブで腹壁を揺らすのも有用である．なかには，腹臥位（四つん這い）にすることによりはじめて可動性が証明される例もあることも念頭に置く．

また，数mm以下の小さな結石では音響陰影がはっきりしないことがあるため，コレステロールポリープとの鑑別にも同様の操作が有用である．慢性胆嚢炎による壁肥厚は均一であることが多い．不均一な壁肥厚を呈する症例や萎縮のため胆嚢内腔がほとんどみられず，観察が充分できない症例は胆摘術を行う

べきである.

結石の US 所見からの土屋分類[1]（図 2, 3）は，胆石の治療においてきわめて有用である．土屋分類により類推される結石成分は，結石の CT 値とあわせて，経口溶解療法や体外式衝撃波胆石破砕療法（extracorporeal shock wave lithotripsy：ESWL）の適応を決める参考となる．

3）鑑別

胆嚢壁肥厚を呈する良性疾患としては，胆嚢腺筋症，急性肝炎，肝硬変など肝疾患に伴う壁肥厚，膵胆管合流異常による過形成，黄色肉芽腫性胆嚢炎などがあげられるが，これらの疾患との鑑別もさることながら，胆嚢癌との鑑別が慢性胆嚢炎の診断にはもっとも重要である．鑑別診断の要点は日常臨床のポイント 27 を参照していただきたい．

3 治療

症状のある場合は，治療の対象となる．治療としては，胆嚢摘出術，経口胆石溶解剤などの薬物療法，ESWL などがあげられる．胆嚢温存療法（溶解療法や ESWL など）は再発の問題があるため，可能なら胆摘術，特に腹腔鏡下胆摘術が望ましいが，年齢や基礎疾患などを考慮して治療法を選択することが肝要である．一方，無症候性胆石においては基本的には治療の必要はない．無症候性胆石は，17 年間の経過観察で 70 歳以上の症例では約 30 ％が，70 歳未満では約 20 ％の症例が有症状化するという報告がある．有症状化の時期は大半が胆石発見後，数年以内である．無症候性胆石でも悪性を否定できない場合は胆摘術が望ましい．

1）胆嚢摘出術

適応に関しては，日常臨床のポイント 27 を参照していただきたい．

2）経口胆石溶解療法

経口胆石溶解療法は胆嚢機能が正常であることが前提となる．胆嚢機能の簡便な評価法として，食事摂取による胆嚢収縮能をUS で確認するとよい（MEMO 参照）．非石灰化のコレステロール胆石がよい適応となり，具体的には腹部 CT で映っていない

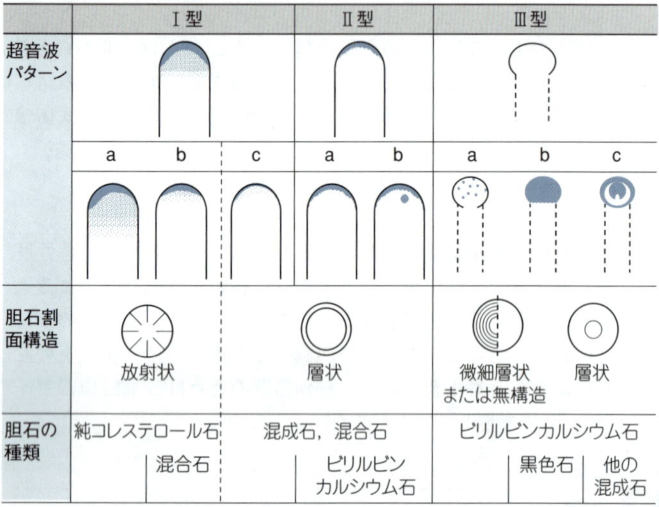

	Ⅰ型			Ⅱ型		Ⅲ型		
超音波パターン								
	a	b	c	a	b	a	b	c
胆石割面構造	放射状			層状		微細層状または無構造	層状	
胆石の種類	純コレステロール石			混成石,混合石		ビリルビンカルシウム石		
		混合石			ビリルビンカルシウム石		黒色石	他の混成石

図2 ◆ 大胆石(径10mm以上)の超音波分類
文献3より

	充満型	堆積型			遊離型 (Φ<5mm)	浮遊型	塊状型
		a	b	c			
超音波パターン							
胆石の種類	・混合石	・混合石 ・ビリルビンカルシウム石 ・黒色石 ・混合石			・黒色石 ・ビリルビンカルシウム石	・混合石	・ビリルビンカルシウム石(小胆石集合)

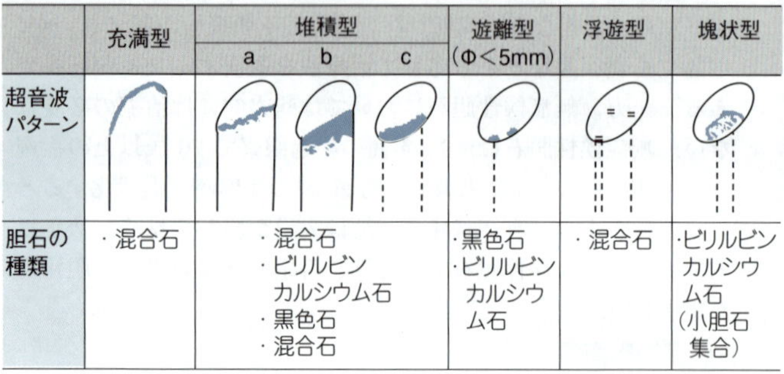

図3 ◆ 小胆石(径10mm未満)の超音波分類
文献3より

（石灰化のない），土屋分類（図2, 3）の大結石のⅠ型（特にa, b）および小結石の堆積型のa, b（音響陰影の強い結石）と浮遊型がこれにあたる．結石径は2 cm以下を適応とすることが多い．6カ月ウルソデオキシコール酸（ウルソ®錠）600mgを投与し，USにより効果判定を行い，縮小効果があれば継続する．全く変化のみられない場合でも，さらに6カ月継続投与することもある．ウルソデオキシコール酸の投与は，胆石が溶解されなくとも，症状の緩和が認められる場合は継続投与する．完全溶解が得られた症例も再発予防のために，200mg程度を就寝前に継続投与することが望ましい．再発率は約25％と報告されているが，溶解前の結石数が単発のものは再発が少ないといわれている．

3) ESWL

ESWLの適応も，胆嚢機能と結石性状に関しては，経口溶解療法とほぼ同様であるが，径2 cm以下，数は3個以内とすることが多い．ESWLの禁忌に大動脈瘤があげられる．

> **Memo** 胆嚢機能評価法
>
> 新井ら[2]のカロリーメイト缶を用いたUSによる簡便な方法を紹介する．カロリーメイト缶200mL服用後30分，60分にUSにより胆嚢収縮率（ejection fraction：EF）を測定する．30分後に充分なEFがあれば，60分後の計測を省き胆嚢収縮能良好と判断できる．健常ボランティアでの胆嚢容積は空腹時 13.5 ± 8.3mL（男性 16.7 ± 8.6mL，女性 8.9 ± 5.2mL）であり，30分後EFは 53 ± 19 ％，60分後EFは，62 ± 24 ％であった．
>
> ・胆嚢容積（mL）＝0.52 ×長径（cm）×幅（cm）×高さ（cm）（Ellipsoid法）．幅と高さは胆嚢の最大横断面での長径と短径である．
>
> ・EF（％）＝（空腹時胆嚢容積－内服後胆嚢容積）／空腹時胆嚢容積× 100

文献

1) 土屋幸浩 ほか：「超音波による胆石の種類の診断」, 胆と膵, 7：1483-1491, 1986
2) 新井由季 ほか：「カロリーメイト缶を用いた胆嚢収縮能超音波検査」, 日消誌, 102：1412-1416, 2005
3) 内田尚仁 ほか：「胆石症診断のポイント」, 内科, 95：227-236, 2005

（内田尚仁）

27. どんな胆嚢結石，慢性胆嚢炎を外科医にお願いするか

 ひとことで言うと有症状症例と悪性を否定できない症例である．慢性胆嚢炎の一種である卵殻様石灰化像が特徴的な磁器様胆嚢は，胆嚢癌の合併が多いといわれており，胆摘術が原則である．

 慢性胆嚢炎と胆嚢癌の腹部超音波検査（US）上の特徴的所見について症例を提示しながら述べる．びまん性浸潤型胆嚢癌との鑑別が特に必要である．もちろん US 以外の画像診断（CT など）も鑑別には有用である．慢性胆嚢炎は，比較的均一な壁肥厚で内腔が明瞭なことが多く，壁のエコーレベルは高い．一方，胆嚢癌は，粘膜面が不整で，不均一あるいは片側性の壁肥厚所見があげられる．壁のエコーレベルは低い．図1は慢性胆嚢炎症例である．胆砂（→）と均一な壁肥厚所見（▶）がみられる．粘膜面の不整像も認めない．図2は胆嚢癌症例である．壁肥厚のエコーレベルは高いが，一部に強い肥厚がみられ（→），不均一な肥厚を呈している．また，内腔も不明瞭である．

 両者の鑑別が困難な症例も存在する．胆嚢が萎縮し，内腔に結石が充満している症例や線維化が強く，不均一な壁肥厚を呈している症例などでは胆嚢癌との鑑別は困難である．諸検査により慢性胆嚢炎と診断しても定期的な経過観察を行い，壁肥厚が増強する場合などは手術の適応となる．胆嚢癌の可能性が少しでもある場合は，専門医への紹介が望ましい．

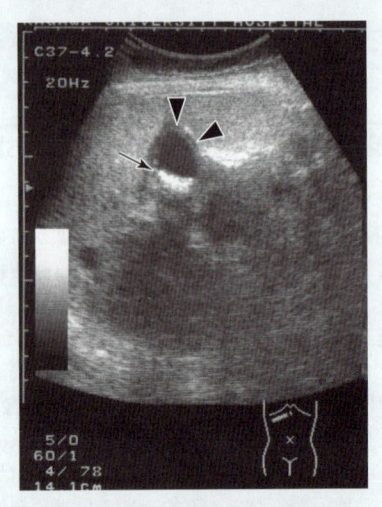

290 Part3 § 2. 胆道・膵臓疾患

図1 ◆ 壁肥厚が均一な慢性胆嚢炎症例

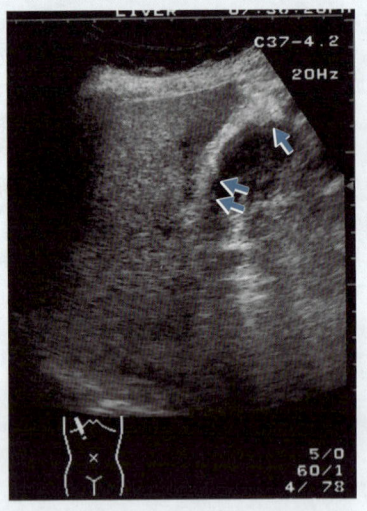

図2 ◆ 壁厚肥が不均一な胆嚢癌症例

(内田尚仁)

2) 総胆管結石

診断のポイント

❶ 急性胆管炎を契機に発見されることが多く，また，急性胆管炎の原因の大半を占めるため，急性胆管炎をみたら本症を念頭において鑑別を行う

❷ 臨床症状（上腹部痛あるいは胆管炎症状）および血液検査所見（胆汁鬱滞）から本症を疑ったら，US・CT あるいは MRI などの画像診断によって鑑別を行うが，全身状態（特に胆管炎の状態）を考慮しながら検査を進める．予断を許さなければ，確定診断後すみやかに治療へ移行できる ERCP を早期に行う

治療のポイント

❶ 無症状であっても必ず有症状化するため治療の対象となる

❷ 内視鏡的治療が第一選択となるが，状況によっては経皮経肝的アプローチや外科手術を選択する

1 疾患概念と病態

肝外胆管に存在する結石．発生機序としては，胆嚢から落下したもの（落下結石）と胆管で形成されたもの（原発結石）がある．コレステロール胆石は落下結石と考えられるが，総胆管結石の大部分はビリルビン結石であり，これには落下結石と原発結石がある．

2 診断（図1）

1）臨床症状

胆管炎を合併することが多く，発熱・腹痛（右季肋部痛，上腹部痛）・黄疸，すなわち "Charcot の 3 徴" が代表的な症状であり，重症胆管炎合併例では，さらにショック・意識障害

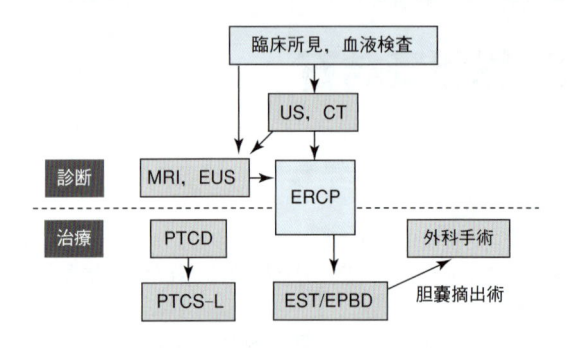

図1 ◆総胆管結石診断・治療のアルゴリズム

("Reynoldsの5徴") を伴うことがある．ただし，高齢者では腹痛の訴えが乏しいことがあり，また，画像診断の発達とともに無症状で発見される症例も増えている．

2) 血液所見

肝胆道系酵素の上昇や総・直接ビリルビン値の上昇がみられ，胆管炎合併例では炎症反応（白血球やCRP）も高値となる．また，結石の乳頭部嵌頓による膵炎合併例では膵酵素（アミラーゼなど）の上昇もみられる．

3) 画像所見

臨床症状，血液検査所見から閉塞性黄疸・胆管炎，総胆管結石の存在が疑われる場合には，画像検査を進める．まず行う検査としては，USが最も簡便であるが，総胆管結石そのものの描出率はさほど高くない（60％程度）．また，CTも比較的短時間で簡便に行える検査であり，石灰化結石であれば描出率も高いが，石灰化のない結石では必ずしも診断は容易ではない．こうした場合には，むしろ副所見としての胆管拡張が重要であり，胆管炎が大したことなく全身状態が落ち着いていれば，さらに二次検査へと進め，中等症以上の胆管炎があれば，可及的すみやかにERCPを行う．

MRCPによる総胆管結石の描出率は90％以上とされ有用性が高いが，小結石（5mm以下）では描出されないことがあり，また，右肝動脈による圧排を結石や狭窄と誤診することもある

ため注意が必要である．また，検査時間が長いため，全身状態が不良な場合には適さない．EUS も外来で施行可能な診断能の高い検査であるが，実際には，有症状例では治療手技へ移行できる ERCP が優先されるため，適応は限られる．

なお，急性胆嚢炎と診断・治療されている症例のなかに総胆管結石がしばしばみられるため，胆嚢腫大・壁肥厚を伴い胆嚢炎と診断された場合でも，胆道系酵素上昇や胆管拡張を伴う例では，総胆管結石の存在を疑い検査を行う．

3 治療（図1）

急性胆管炎を合併している場合は，すぐに初期治療（補液・抗生剤投与）を開始し，可及的すみやかに ERCP を行う．診断が確定したら，全身状態や出血傾向・抗凝固剤内服の有無などを考慮して，一期的に截石（EST あるいは EPBD）を行うか，胆道ドレナージを行った後で待機的に治療（内視鏡的截石術あるいは外科的手術）を行うか検討する．

上部消化管術後などで内視鏡が乳頭に到達できない場合は，経皮経肝的アプローチ（PTCD〜胆道鏡下截石術：PTCS-L）や外科手術を選択する．また，胆嚢結石合併例に対しては，腹腔鏡下あるいは開腹下に，胆嚢摘出とともに経胆嚢管的アプローチあるいは総胆管切開によって総胆管結石を一期的に治療する選択もある．

内視鏡的截石術（EST/EPBD）については Part 1 §3-1) B，内視鏡的胆道ドレナージ術については Part 1 §3-1) C，PTCDについては Part 1 §3-2) A，急性胆管炎の治療方針については Part 3 §2-3) を参照のこと．

evidence: 総胆管結石の内視鏡治療後に胆囊摘出術は必要か?

目的：胆囊結石合併総胆管結石例において，総胆管結石を EST によって治療した後，胆囊結石については経過観察でよいかどうか検証した

対象：EST によって総胆管結石を治療した胆囊結石合併総胆管結石 120 例

方法：胆囊については処置せず経過観察する群（wait and see：WC 群）と腹腔鏡下胆囊摘出術を施行する群（LC 群）に分けて 2 年間の予後を調査した（prospective randomized multicenter trial）

結果：症状再発は WC 群で 47%（27/59 例），LC 群で 2%（1/49 例）であった．うち WC 群の 22 例で胆囊摘出術が行われたが，開腹術への移行率は 55% であった（LC 群における移行率は 23%）

結語：EST 後に有石胆囊を温存することは標準的治療としては勧められない

出典：文献 1

文献

1) Boerma, D. et al.：Lancet., 360：739-740, 2002
2) 急性胆道炎の診療ガイドライン作成出版委員会 編：「科学的根拠に基づく急性胆管炎・胆囊炎の診療ガイドライン 第1版」：医学図書出版, 2005

（安田一朗）

3) 急性胆管炎

診断のポイント
❶ 胆管炎を疑ったら，まず超音波検査で胆管拡張の有無を確認する
❷ 敗血症がないかどうか確認する（重症度判定）

治療のポイント
❶ 胆管ドレナージが基本（重症度に応じたタイミング）
❷ 抗生剤投与のみで経過観察しないように！

1 疾患概念と病態

- 胆管閉塞・胆汁鬱滞が背景にある．
- 乳頭機能不全により腸管由来の菌により引き起こされる（逆行性感染）．
- 胆管内圧上昇のために，cholangio-venous reflux により細菌を混じた胆汁が大循環に流入して菌血症となっている．
- 急性閉塞性化膿性胆管炎（obstructive suppruive cholangiotis：AOSC）は敗血症に移行したもので，重症であり，緊急ドレナージが必須である．
- 原因としては胆管結石が最も多く，乳頭機能が保たれる悪性胆管閉塞では感染は少ない．
- その他の原因は胆管ステント閉塞，胆管空腸吻合術後，肝内結石，胆道系悪性腫瘍などがあげられる．

2 診断

表1にガイドラインに記載された診断基準を示す．

1) 症状
- Charcot の3徴（発熱，黄疸，腹痛）が有名だが，悪心，嘔

表1 ◆急性胆管炎診断基準[*1]

A	① 発熱[*2] ② 腹痛（右季肋部または上腹部） ③ 黄疸
B	④ ALP, γ-GTPの上昇 ⑤ 白血球数, CRPの上昇 ⑥ 画像所見（胆管拡張, 狭窄, 結石）

疑診	Aのいずれか＋Bの2項目を満たすもの
確診	① Aのすべてを満たすもの（Charcot3徴） ② Aのいずれか＋Bのすべてを満たすもの

*1 ただし，急性肝炎や他の急性腹症が除外できることとする
*2 悪寒・戦慄を伴う場合もある

（文献1より）

気・嘔吐などもしばしば呈する．菌血症を伴うため悪寒・戦慄を呈することが多い．
- Reynoldsの5徴（Charcotの3徴＋意識障害，ショック）はAOSCである．
- 腹痛は胆道系の他，肝臓全体の疼痛や圧痛を認める．

2）血液検査所見
- 胆道系優位な肝胆道系酵素上昇，総・直接ビリルビン値の上昇．
- CRP，核の左方移動を伴う白血球の上昇．
- 敗血症の重症度を判定（腎機能，FDP，D-dimer，エンドトキシン）．

3）細菌学的検査所見
　血液培養・胆汁培養では腸管由来の菌が多い．重症例では重複感染．

4）画像検査
　胆道系の拡張を検出することが重要である．超音波検査では右側臥位で総胆管，肝内胆管の拡張を描出するのがポイント．胆嚢結石の有無は間接所見として有用で，臓器に一致する痛みを診断できる．実際にプローブで臓器を押しながら痛みを確かめることで，どの臓器に炎症が存在するかがわかるので非常に有用である．本疾患では胆管のみならず肝臓全体に痛みがあり，胆嚢炎も併発していることもしばしばあり，炎症の波及の状態の把握にも有用である．総胆管結石の存在診断に関してはPart3

表2 ◆重症度に応じた抗菌薬の選択

軽症例
広域ペニシリン　（アンピシリン，ピペラシリン） 第一世代セフェム（セファゾリン）

中等症第一選択薬
第二世代セフェム（セフメタゾール，フロモキセフ，セフォチアム）

重症第一選択薬
第三世代セフェム（セフォペラゾン，スルバクタム，セフトリアキソン， 　　　　　　　　セフタジジム，セフォゾプラン，セフピロム）

重症第二選択薬
ニューキノロン系薬（シプロフロキサシン，パズフロキサシン， 　　　　　　　　　上記薬剤＋クリンダマイシン） カルバペネム系薬（メロペネム，イミペネム，シラスタチン）

(文献1より)

§ 2-2）を参照のこと．

5) 重症度分類

最近出版された，胆道炎・胆嚢炎の診療ガイドラインで定められた重症度判定基準を参照のこと〔Part1 § 1-1）C，表1〕．

3 治療

1) 基本的な治療方針

胆道ドレナージと抗菌薬投与．禁食の上全身管理．重症例への intensive care.

2) 胆道ドレナージ

内視鏡的胆道ドレナージ術が第一選択，経皮的なドレナージ技術もあわせもっている方がよい．

3) 抗菌薬の選択

重症度に応じた抗菌薬を選択する．表2にガイドラインにあげられた抗菌薬を列挙する．重要なのは血液・胆汁培養の結果から適切な抗菌薬へ変更することと，重症例では複合菌感染が多いことを銘記したい．

4) 総胆管結石による胆管炎の治療

重症度に応じたタイミングでドレナージを行う．一期的に結石除去まで施行する施設もあるようだが，胆管内圧を上昇させ

ないように,ドレナージのみにとどめるのが安全である.

5) 胆管ステント閉塞例の治療

担癌状態でもあり,すみやかなドレナージが望ましい.エビデンスはないが,重症化しやすい印象がある.1番重要なのは患者指導であり,熱が出たら夜間でも受診するように指導する.また,胆膵専門医以外の医師に,そのような症例を電話だけで経過観察するように指示したり,解熱剤で帰宅させたりすることがないように協力を求めておく.

6) 胆管空腸吻合術後胆管炎

胆管拡張を欠く症例では禁食+抗菌薬.繰り返す症例では吻合部狭窄や肝内結石を合併していることがあり,経皮的なドレナージが望ましいが,胆管拡張がないため非常に難しい.最近ではダブルバルーンやシングルバルーンを応用した内視鏡的な手技が試みられている.

7) 食事開始のタイミング

敗血症がなければ,ドレナージが奏功していて,熱が下がれば食事を出してよい.脂肪制限食を選択する.

文献

1) 急性胆道炎の診療ガイドライン作成出版委員会 編:「科学的根拠に基づく急性胆管炎・胆囊炎の診療ガイドライン」:医学図書出版,2005

(伊佐山 浩通)

4) 急性胆嚢炎

診断のポイント
❶ 超音波検査で胆嚢に一致する圧痛を認めることが最も重要
❷ 胆嚢癌合併を除外する

治療のポイント
❶ 緊急手術
❷ 胆嚢ドレナージ

1 疾患概念と病態

- 胆嚢胆汁の流出障害に細菌感染を伴う.
- 90〜95％は胆嚢結石の胆嚢頸部嵌頓に起因する.
- 無石胆嚢炎は虚血,腹部手術,肝動注,IVH,外傷,薬剤などが原因.
- 無症状胆石患者の胆嚢炎の年間発症率は1〜2％.
- 悪性胆道閉塞で金属ステント留置により発症することがある.大概は胆嚢管合流部に腫瘍が存在する症例である.

2 診断

表1にガイドラインに記載された診断基準を示す.

1) 症状
右季肋部痛,心窩部痛,悪心・嘔吐,発熱.

2) 理学所見
右季肋部圧痛,筋性防御,Murphy sign(右季肋部を圧迫していると痛みのため呼吸を完全に行えない状態).

3) 血液検査
白血球増多,核の左方移動,CRP上昇.

表 1 ◆急性胆嚢炎の診断基準

A	右季肋部痛(心窩部痛),圧痛,筋性防御,Murphy sign
B	発熱,白血球数またはCRPの上昇
C	急性胆嚢炎の特徴的画像検査所見*

疑診	Aのいずれかならびに Bのいずれかを認めるもの
確診	上記疑診に加え,Cを確認したもの

ただし,急性肝炎や他の急性腹症,慢性胆嚢炎が除外できるものとする

(文献1より)

肝胆道系酵素上昇は伴わない.

4) 超音波所見

- sonographic Murphy sign (プローブによる胆嚢に一致した圧痛), 胆嚢腫大 (短径 > 4 cm), 胆嚢壁肥厚 (> 4 mm), 胆嚢壁 sonolucent layer, 胆石, デブリエコー.
- 急性期には壁肥厚は認めない.
- CT は急性胆嚢炎の診断には必ずしも必要でないが,胆嚢穿孔や膿瘍などの合併症の診断・重症度判定に有用である.

5) 注意すべき点

- 肝胆道系酵素上昇を伴っている場合は胆管結石・胆管炎の合併を考慮する.
- 虫垂炎, 消化性潰瘍, アニサキス, 急性膵炎, 心筋梗塞, Fitz-Hugh-Curtis 症候群 (クラミジア性肝周囲炎) などを除外する.
- 胆嚢癌の合併を常に念頭におく (急性胆嚢炎に胆嚢癌が合併している頻度は 1 ～ 1.5 %).

6) 重症度分類

ガイドラインに示された重症度判定基準を参照のこと〔Part1 § 1-1) C, 表1〕.

3 治療

- 初期治療は, 絶食, 十分な輸液, 抗菌剤, 鎮痛剤の投与.
- 胆嚢壁移行性のよい抗菌剤を full dose で投与する.
- 基本的には早期の胆嚢摘出術 (腹腔鏡下または開腹) が望ましい. 早期手術と待機的手術では術後合併症に差はなく, 早期手術の方が入院期間が短いためである.

表2 ◆ 重症度に応じた抗菌薬の選択

軽症例	
経口ニューキノロン系薬	(レボフロキサシン, シプロフロキサシン)
経口セフェム系薬	(セフォチアムヘキセチル, セフカペンピボキシル)
第一世代セフェム	(セファゾリン)
広域ペニシリン	(アンピシリン, ピペラシリン)

中等症第一選択薬	
第二世代セフェム	(セフメタゾール, フロモキセフ, セフォチアム)

重症第一選択薬	
第三, 四世代セフェム	(セフォペラゾン, スルバクタム, セフトリアキソン, セフタジジム, セフォゾプラン, セフピロム)

重症第二選択薬	
ニューキノロン系薬	(シプロフロキサシン, パズフロキサシン, 上記薬剤＋クリンダマイシン)
カルバペネム系薬	(メロペネム, イミペネム, シラスタチン, パニペネム, ベタミプロン)

(文献1より)

- 施設の状況や患者のリスク(高齢や並存疾患など)により早期手術が困難な場合で,初期治療に反応しない場合(12〜24時間)には経皮経肝胆囊ドレナージ(PTGBD:ドレナージチューブを留置する)や胆囊吸引穿刺(PTGBA:1回穿刺のみで透視を必要としない)を行う.その後,可能であれば再発予防に待機的胆囊摘出術を考慮する.
- 手術不能例ではクランプして問題なければ抜去.
- 抜去不能例では胆囊ステント(プラスチックステント留置,ダブルピッグテールがよい)が試みられている.
- 痛みが強い症例では,ドレナージで速やかな改善を図る.
- 金属ステント留置に起因する場合はまずPTGBAを試みる.改善がみられない場合はPTGBD.

文献

1) 急性胆道炎の診療ガイドライン作成出版委員会 編:科学的根拠に基づく急性胆管炎・胆囊炎の診療ガイドライン:医学図書出版, 2005

(伊佐山 浩通)

28. 胆道感染症に対する緊急ドレナージ

　胆道感染症は経過観察で増悪する場合があり，緊急ドレナージが必要となる疾患群である．種々の病態に応じて，確実かつ安全にドレナージを施行するには，専門的なトレーニングが必要である．

　緊急ドレナージの適応に関しては最近発行された胆道炎・胆嚢炎の診療ガイドラインを参照されたい．基本的には重症度に応じて緊急性を判断するようになっている．しかし，ガイドラインがすべてではない．症例ごとに慎重に適応を決める必要がある．また，緊急性がないと判断されても，胆道感染症は増悪する場合がある．そのときに「発熱時：解熱剤投与」などという看護師への継続指示を出していてはいけない．増悪時はドクターコールが原則である．ドレナージ施行症例ではあまりスペクトラムの広い抗菌薬は使用しなくてもよい．

1) 急性胆管炎に対する緊急ドレナージの注意点とコツ

- 経過観察で増悪する症例があるので重症ではなくてもすみやかなドレナージを心がける．
- ドレナージ後に一時的な菌血症の増悪が起こるときがあるので，あらかじめ説明しておく．
- 胆管にカテーテルが入ったら，まずは胆汁を吸引する．
- 胆管造影は極力少量の造影剤で，胆管内圧を上昇させないように．
- wire guided cannulation の方が胆管内圧を上昇させないので推奨される．
- 感染があるときは一期的な結石除去は避けてドレナージのみに留める方が安全である．
- ENBD とプラスチックステントでは効果に差がないというエビデンスがあるが，胆汁モニタリングができる ENBD の方がやはり確実なドレナージができる．
- EST の付加は必ずしも必要ではない．われわれは 8.5 Fr 以下のプラスチックステントを乳頭処置なしで挿入している．

- 胆管ステント閉塞例では全例緊急ドレナージが望ましい.
- プラスチックステントでは抜去し,再挿入.
- 金属ステントでは ENBD を選択する.洗浄が必要となることが多い.

(伊佐山 浩通)

29. 急性胆嚢炎に対する緊急ドレナージ

1) PTGBD と PTGBA の使い分け
- PTGBD の方が効果が確実である.しかし侵襲度は高い.チューブによる逸脱,胸膜炎などのトラブルが考えられる.

2) PTGBD のコツ
- 胆嚢床を確実に穿刺,CT で肝臓と胆嚢がくっついているところを参考にする.
- ピッグテールタイプの方がドレナージ効率がよい.
- なるべく下の肋間,体の正中に近いところの方が胸膜穿刺になりにくい.
- 胆嚢底部の方が効果が確実,GW で誘導しやすいように穿刺時から角度を工夫する.

3) ENGBD のコツ
- 出血傾向,抗凝固剤内服,腹水,エコーで胆嚢が見えないときが適応.
- Swing tip カテーテルや EST ナイフなどを使用し,Radifocus で胆嚢管を探る.
- 胆嚢管の場所が不明なときは IDUS が参考になる.

4) 胆管金属ステント留置に伴う胆嚢炎
- 胆嚢管合流部に腫瘍が存在する症例が高危険群.まずは PTGBA を試みる

(伊佐山 浩通)

5) 肝内結石

診断のポイント
❶ 腹部エコーで肝内胆管内に結石エコーを認めれば確診所見となる
❷ 胆管癌を合併している可能性も念頭において診断をすすめる

治療のポイント
❶ 無症状であっても肝萎縮がある場合は手術適応を考慮する
❷ 胆道鏡による治療後の結石再発は比較的高率であり術後の経過観察は必須である

1 疾患概念と病態

　肝内結石症は肝内胆管内に結石を有する状態と定義されている．肝内結石症は日本を含めた東南アジアに多くみられる疾患であり，胆管炎，肝膿瘍などを繰り返す難治性疾患として知られる[1]．遺伝的素因や食生活を中心とした生活様式の関与が疑われているが成因は明らかにされていない．胆管細胞癌を 2.5～5％程度合併するため肝葉萎縮を伴う場合は根治的治療として結石存在肝切除が望ましいとされている．

2 診断

1) 臨床症状と一般検査

　腹痛，発熱，黄疸といった胆管炎にもとづく臨床症状の発現は必ずしも認められず，特に，肝内末梢胆管内の結石では症状に乏しい．既往歴では胆道付加手術や先天性胆道拡張症の有無などに注意する．
　一般検査では血清アルカリホスファターゼなどの胆道系酵素

```
一次検査（腹部エコー，単純CT, MRCP）：
       スクリーニング検査
              ↓
二次検査（造影CT, DIC-CT, 造影MRI）：
治療の必要性，癌合併の有無，肝内結石の部位診断
              ↓
三次検査（ERC, PTC, 胆道鏡検査）：
    治療を前提とした精密検査
```

図1◆肝内結石診断手順

「厚生労働科学研究補助金 難治性疾患克服研究事業 肝内結石症に関する調査研究」で作成中の画像診断基準案をもとに簡略したものである

や血清トランスアミナーゼの上昇を認めることが多いが，症状の発現していない時期には正常化していることもあるので血液検査のみではスクリーニングすることはできない．

2）画像診断（図1）

①腹部超音波検査

腹部超音波検査は，肝内結石症を疑った場合には一次検査として行われる．肝内胆管内に結石の存在を証明できれば診断確定．注意点は以下の4点である．

ⅰ）結石は必ずしも音響陰影を伴わない．
ⅱ）胆管に結石が充満し，かつ，結石が肝実質と同じエコーレベルの場合は描出困難．
ⅲ）肝内石灰化（孤立性）の多くは結石ではない．
ⅳ）胆道気腫（pneumobilia）は胆管内に音響陰影を伴う高エコー域として観察されるので，肝内結石と鑑別が必要．

②腹部CT（図2）

肝内結石の多くはビリルビンカルシウム石であり，石灰化した肝内結石をとらえることが可能である．CTは超音波検査とは異なり，胆石の所在する肝区域の萎縮の有無や，横隔膜直下の領域などの超音波走査の困難な部分の評価に優れている．二次検査として造影剤を利用した造影CTで肝血流評価（門脈炎の有無など），胆管癌合併の有無などの評価などを行う．胆汁排泄型造影剤を利用したDIC-CTは，胆管像の評価に有用であるが

左肝管から外側区域にかけて
結石（石灰化）が連なっている

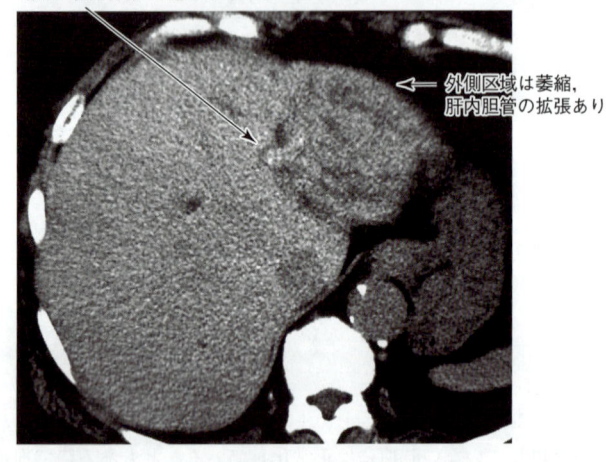

← 外側区域は萎縮，
肝内胆管の拡張あり

図 2 ◆腹部単純 CT

胆管狭窄の上流側は造影剤が分泌されないため写らない．

③ MRCP

MRCP では肝内胆管内の陰影欠損（要胆道気腫否定，MEMO：MRCP の落とし穴 参照）で診断することができる．

④ 直接胆道造影（ERC，PTC，胆道鏡検査）

直接胆道造影，胆道鏡検査は治療を前提とした検査と位置づけられる．MRCP，CT だけでは胆管狭窄，結石存在部位の正確な診断は行えないので直接胆道造影は必須である．ERC と PTC（図 3）のどちらを選択するかは手技に習熟した方を行うべきであるが，どちらにも対応できるようにすべきである．

3 治療

胆管炎など症状を呈する例は治療の絶対適応である．無症状例でも，肝葉萎縮を伴う例は有症状化する可能性があるので，治療の対象となる．

左葉に胆石が限局する場合には，遠隔成績を含めた手術成績も良好であることから，肝切除術が選択されることが多い．肝

左肝管の結石による透亮像

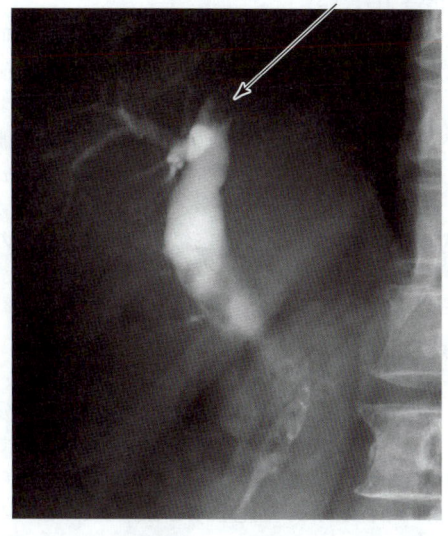

図3 ◆ PTC 像

切除では切除領域が広すぎて対応できない両葉ないし右葉に結石が存在する場合には，胆道鏡による結石除去術が選択される．胆道鏡には経皮経肝胆道鏡（PTCS），経口胆道鏡（POCS）に大別されるがそれぞれに長所，短所があるので結石存在部位や胆管狭窄の有無により選択する．結石除去により臨床症状は改善する．しかし萎縮肝葉に胆管癌が発症することが知られており慎重な経過観察が必要である．

1）肝切除

　肝切除により肝内結石を含む病変胆管領域を完全に除去できれば，結石再発もなく予後良好である．萎縮肝葉は胆管癌のハイリスクとされており，切除可能であれば萎縮肝葉切除は合理的な治療法と考えられる．しかし，肝切除範囲には限界があり，実際の切除例は左葉限局の肝内結石症が多い．

2）胆道再建術

　胆管空腸吻合術などの胆道再建術は結石を残したままでは遠隔成績不良であるため術後胆道鏡下採石が行われる．

3) 経皮経肝胆道鏡（PTCS）

胆道鏡挿入の経皮経肝ルートを作成できれば結石除去が可能となる．経口胆道鏡にくらべ末梢肝内胆管までアクセス可能であり結石除去率は高い．肝切除を施行する場合も PTCS による結石除去によってその範囲を可能な限りせばめることが可能となる．PTCS の問題点は再発率が比較的高いことにある．完全砕石除去後 5 年以内の再発率は 10％以上とされる（60～130 カ月の観察期間で再発率は約 30～65％[2)～4)]）．これは他の非観血的治療法にも共通した問題点であり，結石を取り除くだけでは病変胆管や肝臓自体は改善されておらず，肝内結石再発予防の手だてが必要となる．

4) 経口胆道鏡下砕石術（POCS）

経乳頭的にアプローチできる範囲は左右主肝管から二次分枝までとなり，末梢胆管内の結石を直接切石することは通常できない．経乳頭的治療のよい適応は，総胆管結石が積み上げられて形成された肝内結石である．胆管狭窄を合併していないので結石は十二指腸側から順に破砕・除去していけば完全切石が可能となる．狭窄合併例ではバルーン拡張術やステント留置により狭窄を解除し結石治療を行う．狭窄解除できない場合には PTCS や手術治療が必要となる．切石成功率[5)] は高くないが，結石再発率は 21.7％（平均観察期間 93 カ月）は比較的低率で予後もよい．PTCS とくらべ再発時に新たなルートを作成する必要がなく再治療が容易である点も長所である〔Part 1 §3-1）A を参照〕．

5) 体外衝撃波破砕療法（ESWL）

ESWL は PTCS や POCS の破砕補助療法として有効である．単独では完全に結石を除去することはできない．破砕効果はコレステロール胆石において特に良好である．

> **Memo** 胆道気腫の診断法
>
> MRCP では低信号（一種の陰影欠損）部分を結石と診断する．このため胆道気腫も低信号を呈し，結石と誤診しやすい．胆道気腫は仰臥位撮影の軸位断 T2 強調画像

で胆管内の腹側に低信号が局在するので，陰影欠損を疑った場合には必ず軸位断で確認する．

> **Memo MRCPの落とし穴**
>
> MRCPは強いT2強調画像であるため，水含量が少ない結石は，高信号の胆汁に比較して相対的に低信号を示すことで診断を行う．ところが胆汁うっ帯が存在するとき，胆汁は濃縮し低信号を呈する．このような場合には胆汁と結石に差がでないため結石は描出されない．MRCP（TE 300ms〜1200ms）に比較して胆汁が低信号になりにくい冠状断T2強調画像（TE100ms程度）により濃縮胆汁の有無をチェックすることができる．

文献

1) 小澤和恵：「肝内結石症をめぐる諸問題」，日消誌，87：2420-2421, 1990
2) Otani, K. et al.: J. Am. Coll. Surg., 189：177-182, 1999
3) Huang, M. H. et al.: Am. J. Gastroenterol., 98：2655-2662, 2003
4) Chen, C. et al.: Surg. Endosc. 19, 505-509, 2005
5) Okugawa, T. et al.: Gastrointest Endosc., 56：366-371, 2002

（露口利夫）

6) 胆嚢ポリープ・胆嚢腺筋腫症

診断のポイント

1. 胆嚢の精査には US, EUS が有用である
2. 胆嚢ポリープは画像検査にて形状, 表面構造や内部の性状, 大きさに注意する
3. 胆嚢腺筋腫症は超音波にて肥厚した壁内に comet-like echo と microcystic area を認める
4. 胆嚢ポリープ, 胆嚢腺筋腫症ともに癌との鑑別に苦慮する例が存在する
5. CT は壁肥厚の評価に, MRI (MRCP) は RAS (rokitansky-ashoff sinus) の描出に有用である

治療のポイント

1. 胆嚢ポリープは 10mm を越えるもの, 表面不整, 増大傾向, 広基性のものは悪性が疑われ, 精査加療が勧められる
2. 胆嚢腺筋腫症は有症状例, 表面不整, 不均一な壁肥厚などは精査加療対象となる

1 疾患概念と病態

　胆嚢ポリープは胆嚢隆起性病変の肉眼的・臨床的な総称であり, 過形成, コレステロール, 腺筋腫様過形成, 炎症性・線維性のものから悪性のものに至る[1]. 胆嚢ポリープの肉眼分類を図1に示した.

　胆嚢腺筋腫症は組織学的に胆嚢壁内における RAS の増殖と粘膜上皮および筋組織の過形成を特徴とする良性の疾患である. 組織学的に 5 個以上の RAS がみられ, 3 mm 以上の壁肥厚を呈する病変と定義される[2]. 壁肥厚の部位により胆嚢全体に及ぶ広範型 (図 2A), 体部または体部底部に限局する分節型 (図 2B),

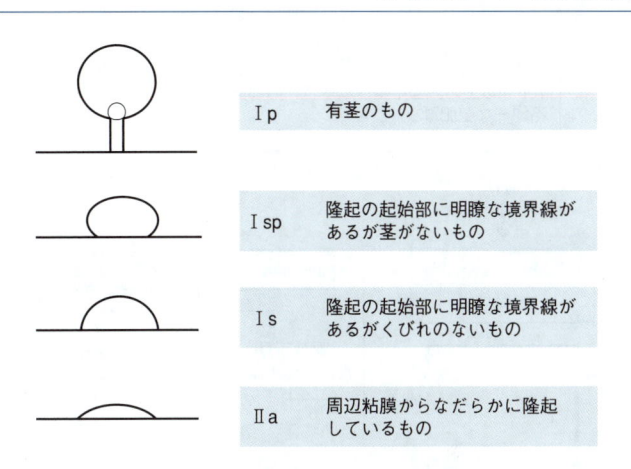

```
  ○
  |     Ip    有茎のもの
──┴──

 ___
(___)   Isp   隆起の起始部に明瞭な境界線が
──────        あるが茎がないもの

 ⌒
(___)   Is    隆起の起始部に明瞭な境界線が
──────        あるがくびれのないもの

 ⌢
─────   IIa   周辺粘膜からなだらかに隆起
              しているもの
```

図1 ◆ 胆嚢ポリープの肉眼分類

A) 広範型   B) 分節型   C) 底部型

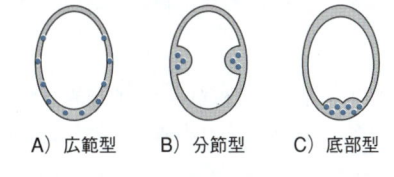

図2 ◆ 胆嚢腺筋腫症の分類
A) 広範型, B) 分節型, C) 底部型

そして底部に限局するもの底部型(図2C)に分類される.

2 診断

1) 診断のポイント

　胆嚢は解剖学的に直接的なアプローチが困難であるため,胆嚢ポリープおよび胆嚢腺筋腫症の診断は画像診断が主体となる.腹部エコー(US)は拾い上げから質的診断まで幅広く有用であり,最近では静脈性超音波造影剤を用いた造影エコーも行われている.超音波内視鏡(EUS)やCTは精密検査として有用で

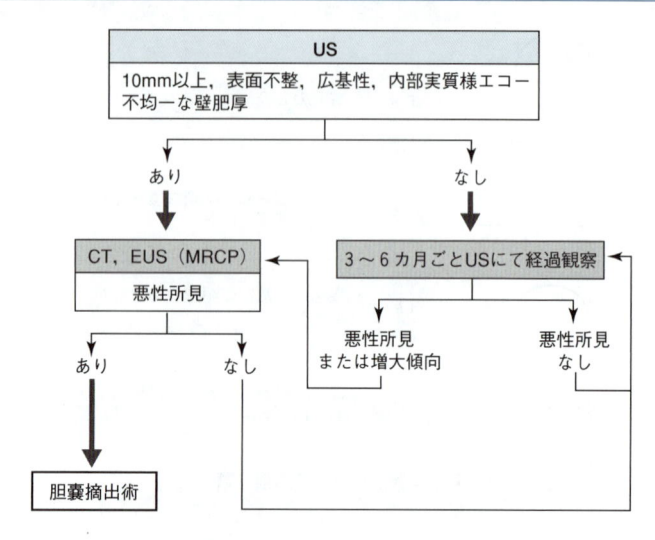

```
                    ┌─────────────────────────┐
                    │           US            │
                    │ 10mm以上，表面不整，広基性，│
                    │ 内部実質様エコー           │
                    │ 不均一な壁肥厚             │
                    └───────┬─────────┬───────┘
                         あり         なし
                            ↓           ↓
        ┌──────────────────┐  ┌──────────────────────┐
        │ CT, EUS (MRCP)   │←─│ 3～6カ月ごとUSにて経過観察 │
        │    悪性所見       │  └──────┬──────────┬────┘
        └──────┬──────┬────┘      悪性所見       悪性所見
            あり    なし          または増大傾向    なし
              ↓     │                 │            │
        ┌─────────┐ │                 │            │
        │ 胆囊摘出術│ │                 │            │
        └─────────┘ └─────────────────┴────────────┘
```

図3 ◆ 胆囊癌との鑑別を念頭に置いた胆囊ポリープ

ある．特に EUS は消化管近傍からより高周波での描出が可能であり，高解像度の画像が得られ小病変も含めた鑑別診断に有用である．

図3 にそれらを鑑別診断していくための胆囊ポリープ，胆囊腺筋腫症の診断治療のフローチャートを示した．

2) US, EUS

胆囊ポリープの大部分がコレステロールポリープをはじめとする良性疾患だが，隆起型を呈する癌との鑑別が必要になる[3]．典型的なコレステロールポリープは US, EUS にて表面小顆粒状内部点状エコー集簇様で有茎性の形態を示す（図4）．しかし他の腺腫，腺腫内癌，過形成性ポリープなどとの鑑別困難なことがある．

3) CT, MRI

CT は US, EUS にくらべて空間分解能が劣るため胆囊ポリープの鑑別診断には不向きだが，ある程度大きなポリープに関しては存在診断，ならびに悪性であった場合の進展度診断には有用なこともある．

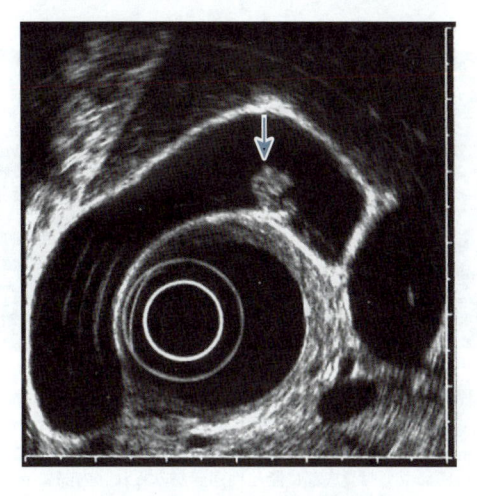

図4 ◆ コレステロールポリープの EUS 像
胆嚢頸部に表面小顆粒状内部点状エコー集簇の有茎性ポリープを認める（矢印）

　胆嚢腺筋腫症では US，EUS にて肥厚した胆嚢壁内に壁内結石を表す comet-like echo（図 5A）や RAS を反映する microcystic area（図 5B）が描出される．CT は US，EUS にて捉えきれない病態の全体を把握する意義や壁肥厚の鑑別診断に有用である．所見として各病型に一致した部分の胆嚢壁肥厚，まれに石灰化した壁内結石や拡張した RAS が描出されることがある．一方，MRI や MRCP でも病態の全体像を把握でき，肥厚した壁内の RAS が小囊胞状に認められる．また，表面不整，不均一な壁肥厚などの所見がみられたら癌を疑う必要がある．

4）ERCP

　ERCP は胆嚢ポリープ，胆嚢腺筋腫症の診断目的で行われなくなったが，胆嚢造影で可動性のない透亮像と，胆嚢腺筋腫症では造影剤の貯留（peal necklace sign）．また良悪性鑑別のために胆嚢胆汁細胞診を引き続き行う場合もある．

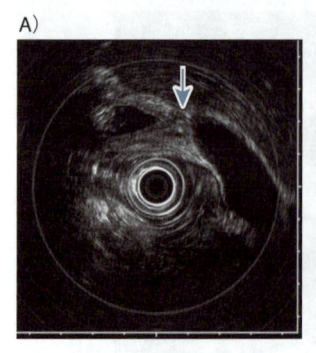

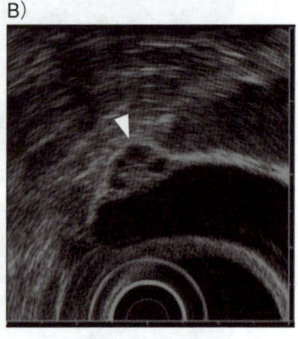

図5 ◆胆嚢腺筋腫症の EUS 像
A) 分節型：胆嚢体部を中心に対称性壁肥厚がみられ，内部にcomet-like echo（矢印）がみられる．底部には胆石を伴っている．
B) 底部型：胆嚢底部に隆起性病変がみられ，内部に microcystic area（矢頭）がみられる

3 治療

悪性が疑われる場合や症状のある例に対しては胆嚢摘出術が勧められる．基本的に悪性である可能性が高い場合は胆汁内の癌細胞の腹腔内播種する危険があるため開腹手術が一般的である．

> **Memo 胆嚢胆汁細胞診について**
> 直接アプローチできない胆嚢病変に対して ERCP を利用した，胆嚢内挿管による胆汁細胞診を行う試みが行われている．

> **Memo 大きさからみたポリープの悪性率**
> 10mm 以下で 6 ％だが，10 ～ 15mm で 24 ％，15 ～ 20mm で 61 ％といわれ[4]，10mm 以上は上記のような精査をすすめ手術が勧められることが多い．

文献

1) 糸井隆夫 ほか:「肝・胆道系症候群-その他の肝・胆道系疾患を含めて」, 別冊 日本臨牀 領域別症候群シリーズ, 9 : 348-351, 1996
2) 武藤良弘:「胆嚢疾患の臨床病理」: 141-160, 医学図書出版, 1985
3) 藤田直孝 ほか:「内視鏡的超音波検査法による胆嚢隆起性病変の鑑別診断」, 肝胆膵, 22 : 751-757, 1991
4) 土屋幸浩 ほか:「多施設集計報告 胆嚢隆起性病変(最大径20mm以下) 503症例の集計成績〜大きさ別疾患頻度と大きさ別癌進達度」, 日消誌, 83 : 2086-2087, 1986

(糸川文英, 糸井隆夫)

7）胆嚢癌

診断のポイント
1. 胆嚢癌の危険因子：膵・胆管合流異常，陶器様胆嚢
2. 胆嚢ポリープとの鑑別：広基性もしくは10mm以上で増大傾向を伴うものは胆嚢癌を強く疑う
3. 慢性胆嚢炎との鑑別：胆嚢癌の鑑別はきわめて困難であり，癌を否定できないときは手術を薦める
4. 胆嚢癌の多彩な進展経路を把握して，治療方針を立てる必要がある

治療のポイント
1. 胆嚢癌を疑う症例では，腹腔鏡下胆嚢摘出術ではなく，開腹胆嚢摘出術を行うことが望ましい
2. 進行胆嚢癌において，外科的根治切除のみが唯一長期生存を期待できる治療法である
3. 非切除例の治療としては，塩酸ゲムシタビンやS-1などの新規薬剤を用いた全身化学療法が試みられている
4. 胆道ドレナージの技術が患者QOLを向上させるためには重要である

1 疾患概念と病態

　胆嚢癌は胆嚢に発生する癌種で，胆道癌死亡者数（年間約16,000人）の約1/3を占めると推定される．特徴として，中年女性（男女比 = 1：2）に多く認められる．胆嚢癌の危険因子としては，膵・胆管合流異常症（特に胆管非拡張型）があげられる．その他の高危険群は陶器様胆嚢があげられる．胆嚢結石に関しては非保有者より約2～4倍と報告されるが，罹患者数が多いため，予防的手術の対象とはならない．強いてあげれば，

3cm以上の大結石例の発癌率が高いといわれている．胆嚢腺筋腫症については，明らかな因果関係は証明されていないが，分節型の末梢での発癌が認められるという報告もあり，死腔となった末梢胆囊に起こる胆汁鬱滞や炎症が原因といわれている．このため，慎重な経過観察を要する．

 胆嚢癌は，胆嚢ポリープなどの経過観察中や手術時に偶然発見される場合を除き，症状を呈しにくいため進行癌で発見されることが多い．胆嚢壁は約3mmと薄く粘膜筋板を欠くため進展しやすく，肝臓側（肝床，肝門部），胆管側（胆管，肝十二指腸間膜），腹腔側（横行結腸，十二指腸）でそれぞれ浸潤臓器が異なり，多彩な症状を呈する．閉塞性黄疸を呈することが多いが，これには3つのルートがある（① 肝外胆管への直接浸潤，② 肝門部直接浸潤，③ 胆管，肝門部周囲へのリンパ節転移による中部胆管閉塞）．これもそれぞれの閉塞形態で対処が異なることを銘記されたい．

2 診断

 早期癌は「組織学的深達度が粘膜または固有筋層内にとどまるもので，リンパ節転移の有無は問わない」と定義されている．多くの場合，腹部超音波やCTで隆起性病変や限局性壁肥厚の所見から疑われる．胆嚢の精査法としては超音波内視鏡（EUS）が有用である．胆嚢壁のEUS像において，内側低エコー層と外側高エコー層の2層構造が基本であり，内側低エコー層には粘膜（m），固有筋層（mp），漿膜下層（ss）浅層が含まれ，外側高エコー層は漿膜下層（ss）深層と漿膜（s）が含まれる．外側高エコー層の不整や断裂が明らかな場合はよいが，EUSでは漿膜下層（ss）の厳密な選別ができないため，早期癌と進行癌の鑑別が困難な場合が存在する（図1）．

 胆嚢ポリープとの鑑別がしばしば問題となるが，広基性もしくは10mm以上の増大傾向を伴う胆嚢ポリープに関しては癌を疑って診断を進める．病理組織学的診断をつけにくい癌ではあるが，専門施設ではERCP時に経胆嚢管的に胆嚢にアプローチして胆汁を採取したり，ブラッシングを施行するなどの診断率を上げる工夫をしている．

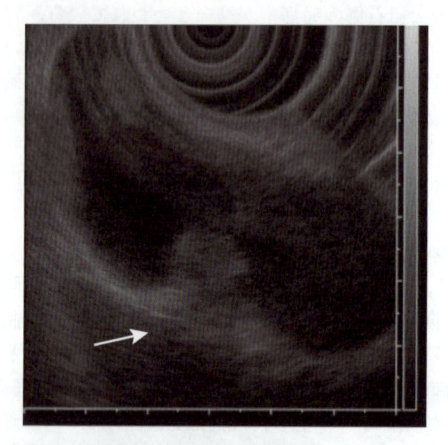

図1 ◆ 胆嚢癌の超音波内視鏡像
広基性の隆起性病変を胆嚢体部〜底部に認める（矢印）．外側高エコー層が断裂しており，ss以深の胆嚢癌が疑われる（深達度se）

　進行癌においては，造影CTなどを用いて病変の進展度を評価する．切除可能例では，拡大右葉切除や血管合併切除などを想定して，右肝動脈や門脈などの血管走行および腫瘍浸潤について確認しておく必要がある．さらに胆管浸潤や血管浸潤の評価においては，EUSやERCP施行時の管腔内超音波（IDUS）が有用である．

　慢性胆嚢炎と胆嚢癌の鑑別は大変に難しく，challengingである．画像的な鑑別はきわめて困難である．慢性胆嚢炎ではいわゆる胆嚢炎のエピソードを欠く症例も存在し，ますます鑑別を困難としている．われわれの施設では，胆嚢癌を否定できない症例では胆嚢内にアプローチする場合もあるが，診断能力は高くないので，手術を薦めることも多い．

3 治療

1）外科的治療

　術前に癌が疑われる場合には，例え胆嚢内に限局した病変で

あっても開腹手術が望ましい．腹腔鏡下胆嚢摘出術の場合，胆汁漏出に伴うポート再発や腹膜再発を合併することが10％程度あり，その予後は不良である．一方で腹腔鏡下胆嚢摘出術後に病理検査の結果，胆嚢癌が判明することが約1％程度ある．深達度がss以深の場合にはリンパ節転移陽性率40～50％と高率に認めるため，必要に応じて肝切除やリンパ節郭清を伴う根治的二期手術を考慮する必要がある．

術前に進行癌が判明している場合においても，切除以外に長期生存を期待できる治療法がないため，可能な限り手術の可能性を追求する．漿膜下層まで癌浸潤がみられ，肝実質へは浸潤のないT2胆嚢癌に対する肝切除範囲については肝S4a + S5切除もしくは胆嚢床切除が行われることが多い．T3以上の胆嚢癌では，肝への直接浸潤あるいは肝十二指腸間膜浸潤に応じた拡大肝葉切除が必要となる．そのため時に残肝量を保つために，門脈塞栓術などを併施することがある．わが国における切除成績は，切除率70％，5年生存率はm癌82％，mp癌83％，ss癌47％，se癌12％，si癌10％と報告されている．肝十二指腸間膜浸潤（binf）は重要な予後因子であるが，陽性例の5年生存率は10％程度ときわめて不良であった．前述した通り，多彩な進展形式に応じた手術が必要であり，肝胆膵外科専門医への紹介が望ましい．

2）全身化学療法

フルオロラウシル（5-FU®）やシスプラチン（ランダ®）に加えて，近年塩酸ゲムシタビン（GEM，ジェムザール®）やS-1（ティーエスワン®）を用いた治療がわが国で施行されている．現時点では胆嚢癌のみのデータは限られており，胆道癌のデータを参照しながら治療することとなる．これまでの検討では，胆嚢癌は薬剤に対する腫瘍縮小効果は高いものの予後不良な癌と考えられていた．このことは，有効薬剤を複数投与することによって生命予後延長が期待できる腫瘍である可能性を示唆しているのかもしれない．

3）放射線療法

局所例については抗癌剤との併用で奏功する症例を経験するが，多数例での検討は報告されていない．

4）胆道ドレナージ

　進行胆嚢癌は閉塞性黄疸を合併することが多く，そのマネージメントは非常に重要となってくる．そのうえで胆管閉塞が起きる際に，肝門部閉塞をきたすかどうかでその対処法が異なることを十分理解する必要がある．

　中下部胆管閉塞例は原則内視鏡的ドレナージを行う．切除例ではプラスチックステント（plastic stent），非切除例ではCMS（covered metallic stent）を留置する．これまでの当科の検討では，CMSを留置することによりステントの開存期間は延長したが，腫瘍の肝門部側への進展によりステント閉塞する（overgrowth）症例を経験するようになっている．その解決のためにもより強力な抗腫瘍療法の導入が必要と考えられる．

　肝門部閉塞に対しては，手術例では残存予定肝の胆管をドレナージし，切除予定肝は感染を合併しない限りドレナージしないのが原則である．ドレナージルートとしては，以前は原則経皮ルートで行っていたが，近年内視鏡的にドレナージすることも増えてきている．しかしながら内視鏡的にドレナージする際には，切除予定肝を造影して胆管炎を併発しないように十分気をつける必要がある．一方非切除例では，胆管炎の合併がなければ片葉にUMS（uncovered metallic stent）を留置することを原則としている．

　非切除胆嚢癌においては近年有効な薬剤の登場により生存期間が延長してきている．これまでの金属ステントを用いても治療経過中に再閉塞することが増えてきており，より高度なre-interventionの技術が要求されるようになってきている．このような胆道マネージメントの技術なくして治療を行うと，十分な治療を提供することができなくなってしまう．そのため，熟練した胆道医のいる専門施設で治療が行われることが非常に重要と考えられる．

> **Memo　塩酸ゲムシタビン，S-1の登場による効果**
>
> 　これまでの胆嚢癌の非手術例の成績では，1年，2年生存率は8％，3％ときわめて不良であった．しかし，2006年以降わが国でも塩酸ゲムシタビンやS-1など

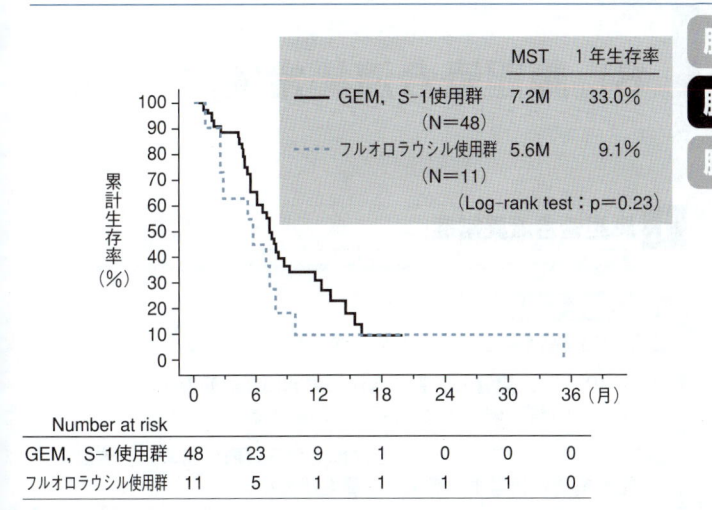

	MST	1年生存率
—— GEM, S-1使用群 (N=48)	7.2M	33.0%
---- フルオロウラシル使用群 (N=11)	5.6M	9.1%

(Log-rank test:p=0.23)

Number at risk							
GEM, S-1使用群	48	23	9	1	0	0	0
フルオロウラシル使用群	11	5	1	1	1	1	0

図2 ◆ 切除不能胆囊癌における GEM, S-1 使用群とフルオロウラシル使用群の比較

の新規薬剤が使用可能となり，進行例に対しても積極的に治療が行われるようになっている．東京大学消化器内科およびその関連施設における切除不能胆囊癌に対する59例の検討では，塩酸ゲムシタビンと S-1 を導入したことにより以前のフルオロウラシルを中心とした治療例と比較して生存期間が延長している傾向にある（図2）．

文献

1) 胆道癌診療ガイドライン作成出版委員会 編：「エビデンスに基づいた胆道癌診療ガイドライン 第1版」：医学図書出版, 2007
2) 永川宅和, 萱原正都：「胆道癌登録成績が教える胆道癌の診断と治療のあり方」：金原出版, 2005

（佐々木 隆）

8）膵胆管合流異常症, OPBR

1 膵胆管合流異常症

診断のポイント

❶ 胆道癌を高率に合併するため，注意が必要である

❷ ERCP では，膵管と胆管の合流部に乳頭括約筋の作用が及ばないことが確認できれば合流異常と診断する

❸ EUS，IDUS では，膵胆管合流部を膵実質内に認め，合流部に Oddi 筋層に相当する低エコー層を認めない

❹ MRCP の合流異常に対する正診率は 98％であり，診断に有用である

❺ 胆囊内または胆管内の胆汁中アミラーゼ値は著明な高値を示すことが多い

❻ 共通管が 8 mm 以上と長く，かつ合流異常の診断基準を満たさない症例でも，合流異常と同様の病態を示すことがある

治療のポイント

❶ 拡張型では，予防的に分流手術，拡張部胆管切除術を行う

❷ 非拡張型では，胆管癌の合併がまれなため胆囊摘出術のみを行う

1）疾患概念と病態

膵胆管合流異常症（以下，合流異常）は，解剖学的に膵管と胆管が十二指腸壁外で合流する先天奇形である．機能的に十二指腸乳頭部括約筋（Oddi 筋）の作用が合流部に及ばないため，膵液と胆汁の相互混入が起こり，胆道ないし膵にさまざまな病態を引き起こしうる．すなわち，胆道では胆管拡張，胆管炎，胆石，胆道癌など，膵臓では膵炎，膵石などの合併が知られている．なお，共通管が 8 mm 以上と長く，かつ合流異常の診断

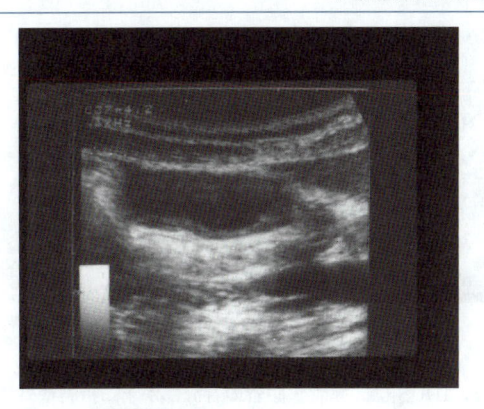

図1 ◆腹部超音波検査
胆嚢壁のびまん性肥厚を認める

基準を満たさない場合でも，同様の病態を示す症例がある．

また，肝外胆管拡張を伴うもの（拡張型）と，伴わないもの（非拡張型）がある．拡張型では胆管内に胆汁うっ滞を起こしやすいため，発熱，腹痛，黄疸などの症状を呈することが多く，10%に胆嚢癌，胆管癌を合併する．非拡張型では胆汁うっ滞がほとんどないため，他の病変（胆道癌や膵炎）の精査で偶然発見されることが多いが，40%に胆嚢癌を合併する．

なお，先天性胆道拡張症では90%以上に膵胆管合流異常の合併を認める．

2）診断

腹部超音波では，胆嚢壁のびまん性肥厚（図1）や胆管拡張（拡張型のみ）など，合流異常に伴う間接所見を認めるが，膵胆管合流部が直接描出されることは少ない．そのため，合流異常を念頭にさらなる精査を行う必要がある．

MRCPは，膵胆道を非侵襲的に描出できるため，診断に有用である．MRCPでは，長い共通管を伴った膵胆管合流部が描出される．合流異常に対するMRCPの正診率は98%である．そのため，腹部超音波にて，合流異常に伴う間接所見をpick upしてMRCPを行うことにより，合流異常の早期診断が可能となる．

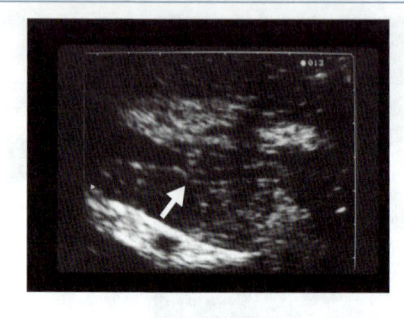

図 2 ◆ 超音波内視鏡
　膵管と胆管の合流部を膵実質内に認める（矢印）

　EUS，IDUS は，膵管・胆管の合流部が十二指腸壁外にあることを確認できる有用な方法である．すなわち，EUS では，膵管と胆管の合流部を膵実質内に認め（図 2），かつ長い共通管が描出される．IDUS では，膵胆管合流部を膵実質内に認め，合流部に Oddi 筋層に相当する低エコー層を認めない．IDUS は Oddi 筋層の描出が可能なため，EUS よりも詳細な診断が可能であるが，ERCP 下に行うため，EUS にくらべて合併症のリスクが高い．

　近年，MDCT（multidetector row CT）を撮像し，十二指腸乳頭部近傍の MPR（multiplanar reconstruction）像を作成することにより合流異常を診断する試みも行われている．

　ERCP は，合流異常に伴う壁外共通部の形成，膵・胆管の複雑な合流形態を描出できるため，診断には不可欠な検査法である．実際には，十二指腸乳頭括約筋（Oddi 筋）の範囲が十二指腸壁にほぼ一致すると仮定して，膵管と胆管の合流部に乳頭括約筋の作用が及ばないことが確認できれば合流異常と診断する．具体的には，乳頭括約筋の収縮期，拡張期のいずれの時期においても膵管と胆管が常に交通していることを確認する（図 3）．

　なお，合流異常に伴う膵液胆道逆流現象は，胆嚢内または胆管内の胆汁中アミラーゼ値の著明な高値により確認できる．また，共通管が 8 mm 以上と長く，かつ合流異常の診断基準を満たさない症例でも，胆汁中アミラーゼ値が著明な高値を示すことがあり，このような症例では合流異常と同様の病態を呈することが多い（図 4）．

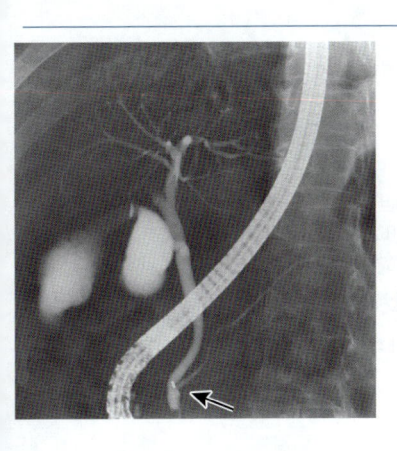

図3 ◆ ERCP
膵管と胆管の合流部が乳頭括約筋の作用が及ばない部位で交通している(矢印)

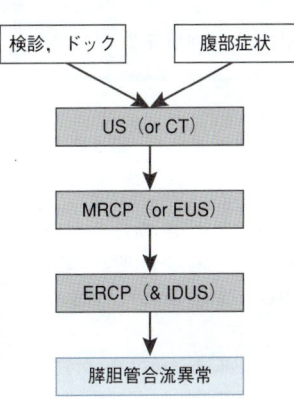

図4 ◆ 膵・胆管合流異常の診断手順

3) 治療

合流異常は，胆道癌を高率に合併するため，早期に診断し，手術することが望ましい．

胆道癌を合併している場合は癌の深達度に応じて手術を行う．癌を合併していない場合，拡張型では，予防的に分流手術(胆管腸管吻合術)，拡張部胆管切除術，胆嚢摘出術を行う．非拡張型では胆管癌の合併がまれなため胆嚢摘出術のみを行う．

2 OPBR

診断のポイント

① OPBRとは,潜在的膵液胆道逆流現象 Occult Pancreatobiliary Reflux の略で,解剖学的に正常な膵胆管合流部に起こる膵液胆道逆流現象のことである
② 非拡張型合流異常と同様に,胆嚢癌のリスクが高い
③ 胆嚢内または胆管内の胆汁中アミラーゼ値の著明な高値により診断される

治療のポイント

① 胆嚢摘出術の適応を考慮するが,エビデンスが確立していない

日常臨床のポイント 30 を参照.

文献

1) 崔 仁煥,有山 襄:「膵・胆管合流異常の診断における MR Cholangiopancreatography (MRCP) の有用性 (船曳孝彦 編),膵・胆管合流異常-その Consensus と Controversy -」,58-62:医学図書出版,1997
2) 崔 仁煥 ほか:「正常な膵胆管合流部における膵液胆汁逆流現象と胆嚢癌:潜在的膵液胆汁逆流現象の診断」,日消誌,100:981-986, 2003

(崔 仁煥)

30. 膵胆管合流異常，OPBR と胆道発癌

　膵液胆道逆流現象は，膵胆管合流異常（以下，合流異常）における胆道癌の発生において主要な役割を果たしているが，近年，合流異常がなく共通管が長い症例や，解剖学的に正常な合流部（OPBR）にも同現象が起こり，胆汁中アミラーゼが 1,000 IU/L 以上の著明な高値を示す症例が報告されるようになった．

　また，このような症例では合流異常の有無や共通管の長さ，形に関係なく，胆道癌や dysplasia，hyperplasia などの前癌病変を合併することが明らかとなった．

　膵液胆道逆流現象の診断法は，ERCP 下に胆汁を採取し，アミラーゼ値を測定することで診断されるが，セクレチン静注後 MRCP を連続的に撮像すると，通常は十二指腸に流れるはずの膵液が胆道内へ逆流し，胆道が経時的に拡張する様子が観察される（図1）．

　いずれにしても，膵液胆道逆流現象は，現在明らかになっている胆道癌の数少ないリスクファクターの1つであり，腹部超音波にて胆嚢壁のびまん性肥厚を示すことから，胆道癌の早期発見・予防のためには，まずは日常診療において上記を念頭におくことが肝要と考える．

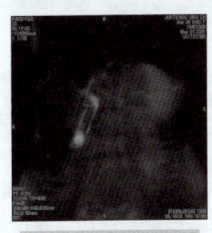

図1 ◆ セクレチン負荷 MRCP
セクレチン負荷前にくらべて，負荷後において胆道径の拡張をみとめ，膵液胆道逆流現象の存在が示唆される

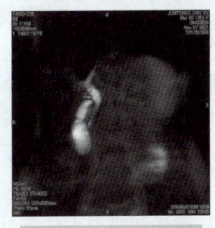

（崔　仁煥）

9）胆管癌（肝門部・中下部）

診断のポイント

1. 胆管癌の進展度診断は胆管壁に沿った水平方向の進展度診断と，胆管壁外への垂直方向の深達度診断の2項目に分けて評価する
2. 浸潤型胆管癌の胆管壁内進展は，十分に充盈された精密胆管造影で胆管内腔の狭窄所見を読影する
3. 限局型胆管癌の表層拡大進展は胆管造影像での胆管壁の細かな不整像で診断するが，胆道鏡または生検でなければ正確な範囲の診断は困難である

治療のポイント

1. 広範肝切除を行う症例では，減黄の後に残存肝予備能の評価を行い，術後の肝不全を回避する
2. 各種肝切除術式における固有の胆管分離限界点を胆管造影で正確に同定し，癌進展範囲診断と合わせて術式選択を行う

1 疾患の概念と治療

　　胆管の内腔面から発生する胆管癌は容易に管腔を閉塞し，黄疸という特異的症状が発現する．そのため，比較的早期に発見され，診断時に肝・腹膜転移などの遠隔転移を伴うことはほとんどなく，外科的切除のよい適応となる．癌の局所進展度や範囲の正確な診断およびそれに基づいた適切な術式選択を行い，癌遺残のない切除を行うことが重要である．

2 診断

　　胆管癌の進展度診断は胆管壁に沿った水平方向の進展度診断

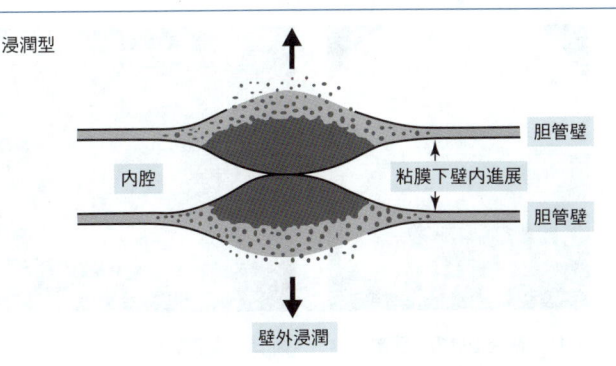

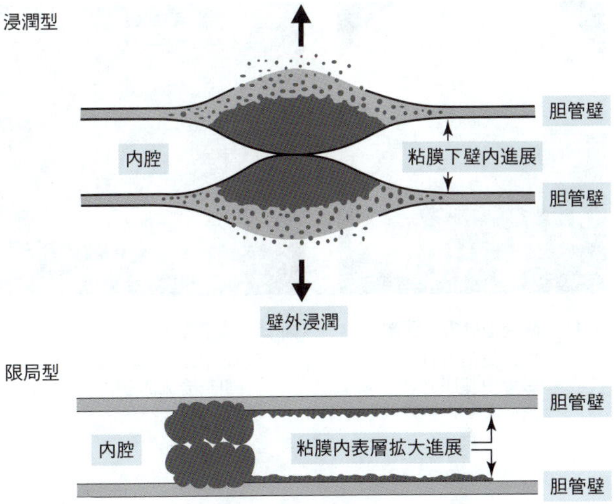

浸潤型

胆管壁
内腔 粘膜下壁内進展
胆管壁

壁外浸潤

限局型

胆管壁
内腔 粘膜内表層拡大進展
胆管壁

図1 ◆ 胆管癌の伸展様式
文献4より

と，血管浸潤などの胆管壁外への垂直方向の深達度診断の2項目に分けて評価する．

1）水平方向進展度診断

　胆管癌には大別して**浸潤型**と**限局型**とがあり（図1），水平方向の進展度診断の方法が異なる．浸潤型は粘膜下浸潤と線維化により胆管壁が肥厚し内腔を狭小化するため，**精密胆管造影**で狭窄所見を読影する．限局型は比較的境界明瞭な隆起性病変を形成し，2～3割に粘膜上皮を置換して連続する**表層拡大進展**を伴う（図2, 3）．表層拡大進展は胆管造影像では壁の細かな不整像として認識できるが，経口胆道鏡（peroral cholangioscopy：POCS）または経皮経肝胆道鏡（percutaneous transhepatic cholangioscopy：PTCS）検査を追加して行った方が確実である．さらに，生検で進展範囲をマッピングすることでより正確な診断が可能となる．

　近年，胆管壁肥厚・内腔狭小化の診断については最近ではMRCP（magnetic resonance cholangiopancreatography），MDCT（multidetector-row CT），管腔内超音波検査（intraduc-

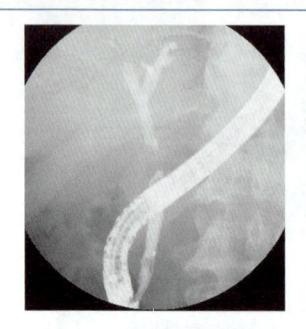

図2 ◆ 限局型癌の胆管像
内視鏡的逆行性胆道造影で中部胆管に急峻な狭窄像を呈する

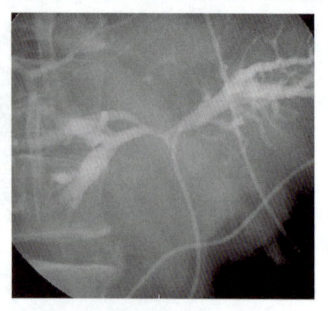

図3 ◆ 浸潤型癌の胆管像
ENBDチューブ造影で左右肝管合流部を中心に,なだらかなテーパリングを伴う狭窄所見を認める

tal ultrasonography:IDUS)の進歩が目覚ましく,精密胆管造影が不要と思われる症例も散見されるようになった.しかし,これらの検査は**胆管ドレナージ後では診断能が著しく低下する**ため,ドレナージ前に行った場合にのみ信頼性がある.

2)垂直方向深達度診断

垂直方向の診断,すなわち肝動脈・門脈・膵頭部などへの腫瘍の浸潤の診断には MDCT や IDUS を用い,合併切除の要否を判定する.

肝門部胆管癌では浸潤型が多く,限局型は中下部胆管癌に多くみられるがときに肝門部胆管癌でも認められる.MDCT や MRCP で肝門部での胆管閉塞や狭窄を認めた場合,その所見から予定切除側を決定し,温存側のドレナージを行う.浸潤型の胆管癌では表層拡大進展はごくまれで胆道鏡検査を行う必要性はない.病巣辺縁部では正常粘膜下に癌細胞が浸潤しているため,内視鏡検査や直視下生検は無意味である.胆道鏡検査に伴う胆管内圧上昇が区域性胆管炎を惹起する可能性があるため,むしろ行わない方がよい(図4).

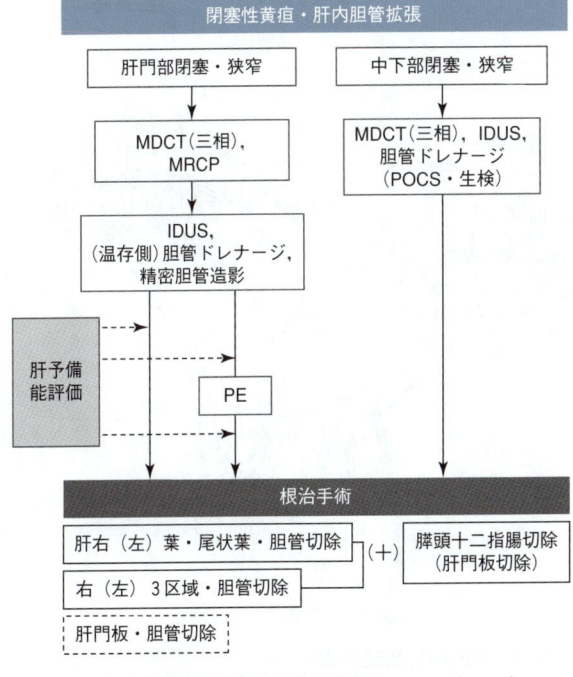

```
┌─────────────────────────────────┐
│   閉塞性黄疸・肝内胆管拡張        │
└─────────────────────────────────┘
        │                    │
┌───────────────┐   ┌───────────────┐
│ 肝門部閉塞・狭窄 │   │ 中下部閉塞・狭窄 │
└───────────────┘   └───────────────┘
        │                    │
┌───────────────┐   ┌───────────────┐
│  MDCT(三相),   │   │ MDCT(三相), IDUS,│
│    MRCP       │   │  胆管ドレナージ  │
│               │   │  (POCS・生検)   │
└───────────────┘   └───────────────┘
        │                    │
┌───────────────┐            │
│    IDUS,      │            │
│(温存側)胆管ドレナージ,│     │
│   精密胆管造影  │            │
└───────────────┘            │
        │                    │
┌──────┐   ┌────┐            │
│肝予備 │---│ PE │            │
│能評価 │   └────┘            │
└──────┘     │               │
        │    │               │
┌─────────────────────────────────┐
│          根治手術               │
└─────────────────────────────────┘
```

肝右(左)葉・尾状葉・胆管切除	(+)	膵頭十二指腸切除
右(左)3区域・胆管切除		(肝門板切除)
肝門板・胆管切除		

図4 ◆ 胆管癌診断から治療までのフローチャート

3 治療

1) 減黄処置

最近,中下部胆管癌に対する膵頭十二指腸切除術においては,胆管炎発症例や肝機能不良例を除けば減黄処置が不要であるとするコンセンサスが得られつつある.

肝切除を要する胆管癌においては温存予定肝(片葉)の確実な胆管ドレナージを行い,血清ビリルビン値 2.0mg/dL 未満とするべきである.減黄がなされていても温存予定肝の一部がドレナージされていない場合には追加のドレナージを行う.切除予定肝の非ドレナージ領域に**区域性胆管炎**の徴候を察知したら,直ちに選択的緊急ドレナージを行う.

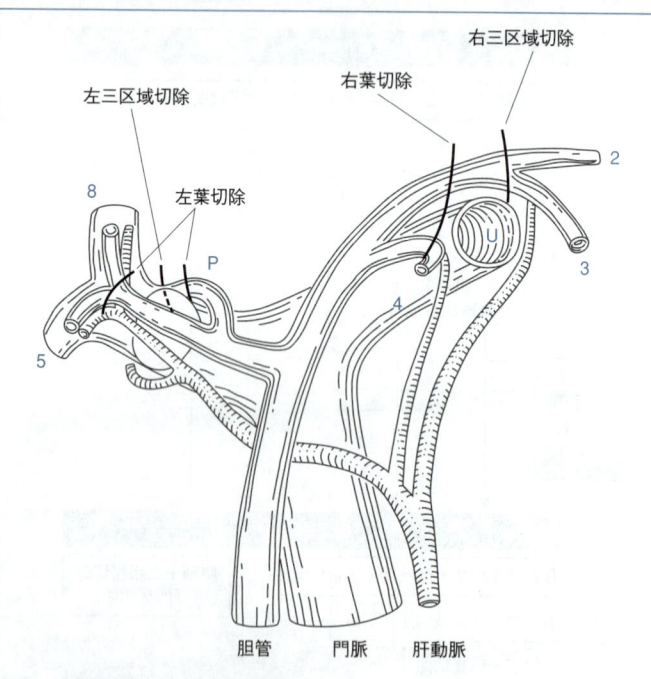

図5 ◆肝切除術式と胆管分離限界点

各術式において胆管の門脈・動脈からの分離限界点が，すなわち切離限界となる．肝右葉・尾状葉切除の場合，門脈右枝を切離後，門脈左枝横行部を左に脱転できるため，左肝管は門脈臍部の中央付近まで分離できる．さらに右三区域切除を行えば，門脈内側区域枝を切離することにより，門脈臍部（U）が左側に脱転できるため，臍部の左縁が分離限界点となる．左葉・尾状葉切除では胆管後区域枝（P）は門脈右枝の頭側に回り込む点が分離限界点であり，前区域枝は前上区域枝（8）と全下区域枝（5）の合流部付近が限界点となる．さらに左三区域切除を行えば，門脈前区域枝が切離されるため，胆管後区域枝は頭側が分離限界点はより背側になる

2）術式選択

中下部胆管癌に対する膵頭十二指腸切除術においては肝側胆管切除断端の癌陰性化が重要である．表層拡大進展が上流側胆管に及ぶ場合は肝門板切除を行うなど，術前進展度診断に即した切除範囲の決定が必要である．

肝門部・上部胆管癌においては左右肝管合流部が解剖学的に

肝右葉グリソン根部に存在するため肝右葉（左肝管優位の場合は左葉）・尾状葉・胆管切除が標準術式として合理性がある．各肝切除術式に固有の**胆管分離限界点**（図 5）を胆管造影で正確に同定し，癌進展範囲診断と合わせて肝葉切除のみでよいか 3 区域切除が必要かの診断を行う．

黄疸肝に対して大量肝切除を行う場合，**温存肝予備能の評価**が重要である．CT で温存予定肝容積を測定し，減黄後の ICG_{R15}，胆管炎の有無から総合的に判断する．黄疸肝で右肝葉切除（左からの場合は左 3 区域切除）以上を予定する場合は術前**門脈塞栓術**を行い，再度温存肝の予備能を評価する．肝予備能が不十分と判断されれば，縮小根治手術（肝門板胆管切除など）を選択する．病変が肝門から下部胆管まで広範囲に及ぶ場合は肝切除に膵頭十二指腸切除を併施する（図 4）．

> **Memo** 減黄不良例に対する対策
>
> 温存予定肝にドレナージ不良域がないかを造影 CT により確認する．全域が良好にドレナージされているにもかかわらず減黄が不良な場合，切除側をドレナージすべきかどうかは議論が分かれる．例え切除予定肝のドレナージにより機能回復がはかられても，術後の肝機能は温存肝のみで維持されなければならず，そもそも肝切除に耐えうる肝機能を有していない可能性がある．まずは利胆薬投与，外瘻胆汁の返還（経口摂取あるいは経鼻カテーテル投与），経腸栄養の付加などを積極的にすすめるべきであろう．

evidence 肝門部胆管癌外科切除における prospective study の結果：手術関連死亡なく，全胆管断端陰性となった連続 40 例の報告

目的：肝門部胆管癌に対する外科切除の安全性および根治性を追求したガイドラインを設定し，前向き研究により評価する．

対象：肝門部胆管癌患者 40 例

方法：ガイドラインとして術前減黄，術前門脈塞栓術の施行，精密胆管造影による進展範囲診断，胆管分離限界点での胆管切離など7項目を設定し，切除を行った．

結果：合併症発生頻度は48％であったが，手術関連死亡はなかった．全例，胆管断端は陰性となった．切除術式では肝右葉切除例で予後良好であり，肝門部で左右肝管合流部を一塊に切除可能な右側からの肝葉切除の優位性が示唆された．

出典：文献3

文献

1) 胆道癌診療ガイドライン作成出版委員会 編：「エビデンスに基づいた胆道癌診療ガイドライン 第1版」：医学図書出版，2007
2) 二村雄次 編：「胆道外科の要点と盲点」：文光堂，2002
3) Kondo, S. et al.: Ann. Surg., 240, 95-101, 2004
4) 新臨床外科学 第3版, p663：医学書院，1998

（平野 聡，近藤 哲）

日常臨床のポイント

31. 肝門部胆管癌に対する術前門脈塞栓術・胆管ドレナージ

1) 術前門脈塞栓術 (PE)

術前門脈塞栓術 (PE) は切除予定肝の門脈枝を塞栓して肝実質を萎縮させ, 2～3週間後に温存予定肝の代償性肥大を待って肝切除術を行う方法で, あらかじめ肝機能を全肝から温存予定肝にシフトしておくことで術後の肝への負荷を分割することができる. 実際に PE が導入されてから術後肝不全は激減したが, RCT を行う時期をすでに逸してしまっており, その有効性が明瞭なエビデンスとして確立しているわけではない.

門脈枝へのアプローチ法別に経皮経肝的門脈塞栓術 (percutaneous transhepatic portal vein embolization:PTPE) と小開腹下の経回結腸静脈的門脈塞栓術 (transileocolic portal vein embolization:TIPE) があるが通常は PTPE を第一選択とする. PTPE には塞栓側の門脈枝を穿刺する方法 (ipsilateral approach) と, 非塞栓側の門脈枝を穿刺する方法 (contralateral approach) の2通りがあるが, 穿刺による門脈, 動脈損傷の危険があるため, 前者を第一選択とする. 塞栓物質にはフィブリン糊, ゼラチンスポンジ, エタノールなどが用いられている. 非塞栓葉の肥大が不良である症例では, 予定領域が確実に塞栓されているかを造影 CT で確認し, 塞栓不良域があれば再度塞栓を行う.

門脈塞栓術そのものに伴う合併症の頻度は低いが, 塞栓物質の塞栓予定領域以外への逸脱は術式の変更が必要になることがあり, 適応症例に限りこれを行うべきである.

2) 胆管ドレナージ

① 術前減黄に関するエビデンス

欧米では1980年代に術前減黄処置に対する RCT が行われ, 術前減黄は必要性がないと結論づけている報告が多い. しかしこれらのランダム化比較試験 (RCT) の対象に肝切除例が少なかったこと, PTBD そのものの合併症がかなりの高頻度であっ

たことから，評価が困難とされていた．実際，広範肝切除においてはいまだ合併症による死亡率は 10 %前後と高く，主たる死因として肝不全があげられること，さらに胆管閉塞状態では肝再生能が低下し，腸管の bacterial translocation が促進されるとの報告もあり，わが国では減黄後に手術を行うことが推奨されている．

② 術前胆管ドレナージの方法

胆管ドレナージ法には経皮経肝的ドレナージ（percutaneous transhepatic biliary drainage：PTBD）と内視鏡的経乳頭的ドレナージ（endoscopic biliary drainage：EBD あるいは endoscopic naso-biliary drainage：ENBD）の2種類があり，その選択については議論がある．ただし，EBD は胆汁排出状態の確認ができず，潜在的な胆管炎を見逃すことになるので術後肝不全が問題となる例では避けるべきである．また精密胆管造影も施行できないため，進展範囲診断が完了していない場合は使用できない．

③ ドレナージチューブの管理

ドレナージ中には以下の点に注意を要する．

i）胆汁ドレナージ量と性状，チューブの脇漏れ

一定量の黄色透明胆汁の排出を毎日確認する．胆汁排出量の低下，緑色化，チューブの脇漏れなどはドレナージ不良を意味する．

ii）区域性胆管炎

ドレナージが良好で肝機能もほぼ正常で発熱を起こす．強圧胆管造影などが誘因になるが，誘因のないことも多い．既存のチューブをガイドワイヤー操作で非ドレナージ領域に送り込む（PTBD の場合）か，新たにドレナージを置く．

iii）血性胆汁の対処

カテーテル操作や生検などによる出血は 1～2 日で止血する．いったん止血しても再度出血する場合には血管損傷を疑う．門脈出血に対しては，太径カテーテルへの交換による圧迫（あるいは PTPE）で止血されるが動脈出血に対しては早めに TAE を行うが，すでに PE が施行されていると肝壊死から膿瘍化することもあるので，TAE の範囲は最小限にする．

iv) PTBD に伴う門脈枝の閉塞

胆管穿刺時に併走する門脈枝を貫通あるいは損傷することがある．胆道出血を太径カテーテルで圧迫止血すればこの門脈枝は閉塞する．胆道出血を経験せずに門脈枝閉塞が起こることはまれである．かなり大きな領域の門脈枝が閉塞すると術式を変更せねばならないので，PTBD を行った際には必ず確認しておく必要がある．

v) 胆汁の監視培養

いったん，胆管内にチューブが留置されれば細菌感染は至であり，菌を同定し感受性のある抗生剤を確認しておく．区域性胆管炎に対しては選択的ドレナージが治療の第一選択であるが，重症時などには感受性のある抗生剤も使用する．また，術後感染症（SSI）対策として術中・術後にも予防的に使用する．

vi) ドレナージ中の血液凝固障害

胆汁外瘻に伴う脂質吸収障害により，ビタミン K 不足に基づく血液凝固障害が起こる．ビタミン K の経静脈投与により 2〜3 日で回復する．

文献

1) 胆道癌診療ガイドライン作成出版委員会 編：「エビデンスに基づいた胆道癌診療ガイドライン 第 1 版」：医学図書出版，2007
2) 二村雄次 編：「胆道外科の要点と盲点」：文光堂，2002

（平野　聡，近藤　哲）

10）閉塞性黄疸

診断のポイント
❶ 肝胆道系酵素の上昇と高ビリルビン血症（直接ビリルビン優位）を認める
❷ MRCP や MDCT など，近年の画像診断の進歩により閉塞性黄疸の原因・進行度診断は，より容易となっており，これらをもとに適切な治療方針を早期に決定する

治療のポイント
❶ 悪性胆道閉塞においては，手術適応と術式選択を考慮した胆道ドレナージを行う
❷ 切除不能悪性胆道閉塞に対する胆道内瘻術は，低侵襲であること，死亡時までステント閉塞を認めないことが理想であるが，閉塞時治療も考慮したステンティングを行う

1 疾患概念と病態

　黄疸には肝細胞性黄疸と胆汁鬱滞性黄疸がある．後者のうち，肝外胆管閉塞による胆汁鬱滞が原因で発症するものを，一般的に閉塞性黄疸と定義する．通常，直接（抱合型）ビリルビンは胆汁として肝細胞から毛細胆管へ排泄され，毛細胆管→小葉内胆管→小葉間胆管→隔壁胆管→肝内胆管→総肝管→総胆管→十二指腸へと流出するが，胆汁鬱滞により胆道内圧が上昇すると，胆汁成分が肝細胞から血液中に逆流することとなる．このため，閉塞性黄疸においては直接ビリルビン優位の高ビリルビン血症を認めると同時に AST，ALT，ALP，γ-GTP，LAP などの肝胆道系酵素の上昇がみられる．また，ビリルビンが腸管に排出されないため尿中ウロビリノーゲンは陰性となる．
　閉塞性黄疸の病態は，胆汁成分の血液中・肝細胞内での増加，および胆汁成分の腸管への流出量減少により生じる．したがっ

て，閉塞性黄疸においては肝機能障害だけではなく，免疫能の低下（易感染性）や腎の尿細管障害のほか，胆汁中に含まれる胆汁酸・リン脂質の減少により脂肪の消化吸収障害，脂溶性ビタミン（A, D, K）の吸収障害が生じ，脂肪便，骨粗鬆症，出血傾向を認め，さらに，消化管粘膜の防御因子の低下やグラム陰性菌の増加を伴い腸内細菌叢の異常もきたす．これらの病態は胆道内瘻術により胆汁鬱滞が解除され，胆汁の腸肝循環が回復すると改善するが，胆汁鬱滞が遷延すると不可逆性の胆汁性肝硬変・肝不全に陥るため，早期に診断し，治療を行うことが重要である．

2 診断

1）症状

閉塞性黄疸の主な臨床症状は，眼球結膜・皮膚の黄染，皮膚掻痒感，褐色尿，灰白色便などである．また，下部胆管閉塞では無痛性の胆嚢腫大（Courvoisier 徴候）を認めることがよく知られている．これらを問診あるいは理学的所見として把握することは，血液検査とあわせて診断の参考になる．また，炎症（急性胆管炎）を伴う場合では発熱・腹痛・黄疸（Charcot の 3 徴），重症胆管炎ではこれにショック・意識障害を加えた Reynolds の 5 徴が代表的な症状である．なお，急性胆管炎の診断・重症度判定・治療方針については診療ガイドライン[1]を参照されたい．

2）画像診断

閉塞性黄疸の原因には，良性疾患・悪性疾患が存在する（表1）が，診断の際に最も重要なのは，画像診断における肝内胆管拡張（胆汁うっ滞）の証明である．肝内胆管拡張は，体外式超音波検査により容易に描出できる（図1A，図1B，図2A）．さらに，拡張胆管の下流側を追っていくことにより閉塞部位・原因を同定することも可能である（図1C，図2B）．その後，精査を進めていくが，さらに近年においては，MRCP や MDCT（multidetector row-CT）などの画像診断の進歩により，閉塞部位・原因の診断だけではなく，手術適応や術式選択，適切な胆道ドレナージ法の選択などに必要な詳細な情報までもが得られるようになっている．

表1 ◆閉塞性黄疸の原因

良性疾患	悪性疾患
1）総胆管結石	1）胆管癌
2）肝内結石	2）胆囊癌
3）Mirizzi 症候群	3）胆囊管癌
4）急性膵炎	4）膵癌
5）慢性膵炎	5）乳頭部癌
6）自己免疫性膵炎	6）胆管細胞癌
7）乳頭機能不全	7）肝細胞癌
8）傍乳頭憩室（Remmel 症候群）	8）転移性肝腫瘍
9）原発性硬化性胆管炎	9）リンパ節転移
10）術後胆管狭窄	など
など	

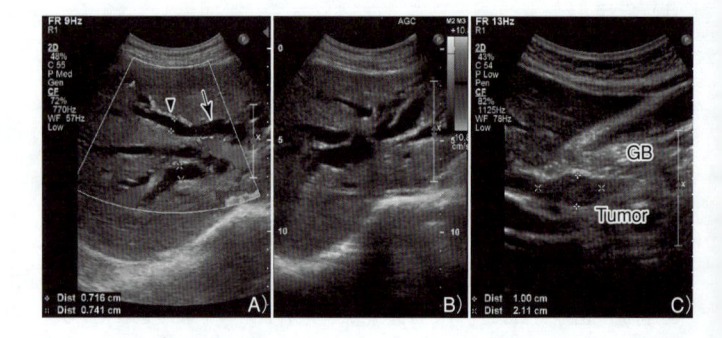

図1 ◆上部胆管癌症例の体外式超音波所見 (→ AとCは巻頭カラー写真9参照)
A）カラードップラー法により，拡張した肝内胆管（矢印）と門脈（矢頭）が容易に区別できる．B）下部胆管症例（図2）にくらべて，著明に拡張した肝内胆管を認める．一般的に，肝門部胆管閉塞では肝外胆管閉塞にくらべて肝内胆管の拡張は高度である．C）低エコー腫瘤（Tumor）が上部胆管腔を埋めるように存在する．三管合流部より上流での閉塞であるため胆囊（GB）は萎縮している

3 治療

閉塞性黄疸の治療においては，原疾患に対する治療（図3）とともに胆道ドレナージが重要である．

結石が原因の場合は胆管炎を併発していることが多く，結石

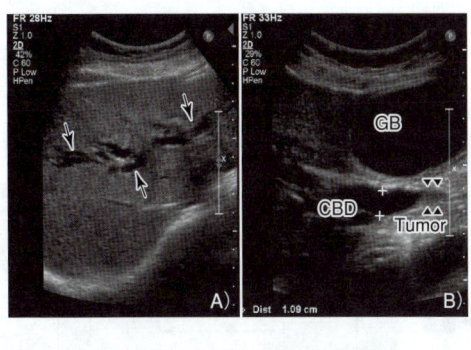

図2 ◆ 下部胆管癌症例の体外式超音波所見

A) 軽度の肝内胆管拡張（矢印）を認める．B) 拡張した総胆管（CBD：+）と腫大した胆嚢（GB）を認め，胆管閉塞部が三管合流部より下流であることが推測できる．下部胆管に低エコー腫瘤（Tumor：矢頭）を認める

除去を行うタイミングは重症度により異なる．つまり，胆道ドレナージにより胆管炎の沈静化をはかり，全身状態・出血傾向などを改善させることが先決となる．

良性胆管閉塞に対しては内視鏡的胆道内瘻術を行うことが多いが，難治例などにおいては外科の手術も考慮される．

悪性胆道閉塞に対しては外科切除が唯一根治を期待できる治療であるが，わが国においては術前に胆道ドレナージを行うのが一般的である．しかし，実際にはその有効性を証明する十分なエビデンスは今のところ証明されていない[2]．

胆道ドレナージを行う場合には，当初より手術適応と術式選択を考慮に入れる必要がある．一般に中下部胆管閉塞においては1本のドレナージチューブで対応可能であるが，肝門部胆管閉塞においては残肝ドレナージを基本とし，1本のドレナージチューブで減黄・炎症の沈静化のコントロールが不良な場合には複数本のドレナージを行う．

近年，わが国においても胆道ドレナージは内視鏡的な方法が主流となりつつある．低侵襲であることやQOLの低下を避けることに重点が置かれるようになったこと，内視鏡治療における

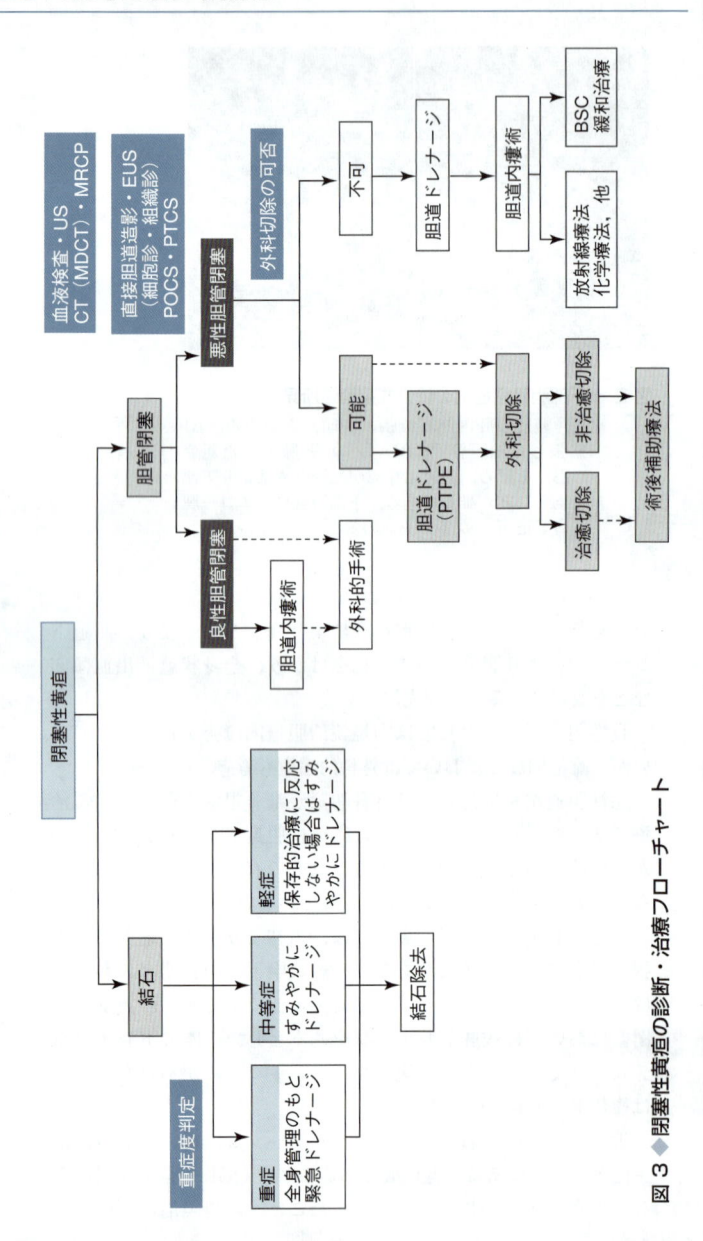

図 3 ◆ 閉塞性黄疸の診断・治療フローチャート

デバイスの発達が主な理由であるが，経皮的治療と内視鏡的治療のどちらを第一選択とするかについてのコンセンサスはいまだ得られていない．

　胆道ドレナージは，切除可能な悪性胆道閉塞症例においては術後不要となるが，切除不能例においては一生かかわる問題となる．したがって，QOLの向上に重要な役割を担う胆道内瘻術は，低侵襲であり死亡時までステント閉塞を認めないのが理想であるが，一方ではステント閉塞時の対応も考慮したステンティングを行うことが重要である．

文献

1) 急性胆道炎の診療ガイドライン作成出版委員会 編：「科学的根拠に基づく急性胆管炎・胆嚢炎の診療ガイドライン 第1版」：医学図書出版，2005
2) 胆道癌診療ガイドライン作成出版委員会 編：「エビデンスに基づいた胆道癌診療ガイドライン 第1版」：医学図書出版，2007

（向井　強，安田一朗）

日常臨床のポイント

32. 肝門部胆管閉塞に対する胆道ドレナージ

胆道ドレナージのポイントは以下の3点である.
- ドレナージ前に MRCP を施行すべき
- 手術予定症例では残存予定肝のみドレナージ
- 非切除例では基本は MS の片葉ドレナージ

　肝門部悪性胆道閉塞に対する胆道ドレナージは,手術予定症例でも非切除例でも,その後の治療が円滑に進むかどうかは初回のドレナージにかかっているといっても過言ではない.安易に内視鏡的にドレナージを行った後に,コントロール不能な胆管炎や肝膿瘍を発症し,不幸な経過をたどる患者さんを目にする.ドレナージは胆管炎や肝膿瘍などの胆道感染症に留意し,慎重に行う必要があり,十分なトレーニングを積んだ術者や,その監督下において種々の手技は施行した方がよい.ドレナージ後の胆管炎には,非ドレナージ領域の胆管炎とステント不全の胆管炎があることを念頭におき,適切に対処する必要がある.ドレナージ前に MRCP を施行し,目標の胆管枝を事前に定め,必要以上に造影を行わずにドレナージを行うことが胆道感染症を予防するのに大切である.

　手術予定症例では,切除予定肝のドレナージを行わないほうが,残存予定肝の肥大が得られるため,残存予定肝のみドレナージを行うのが基本である.アプローチルートについては,内視鏡的,経皮的のどちらを選択すべきか議論が多い.われわれ

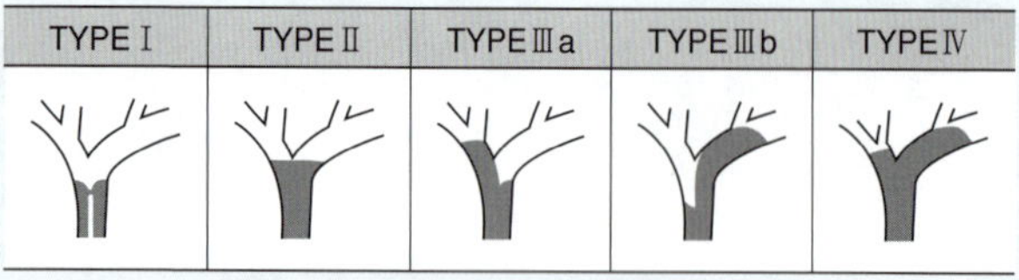

TYPE Ⅰ	TYPE Ⅱ	TYPE Ⅲa	TYPE Ⅲb	TYPE Ⅳ

図 1 ◆ Bismuth 分類

表1 ◆ 初回ドレナージのアプローチルート別の胆道感染症発症率

	内視鏡的 (N=54)	経皮的 (N=64)	*p*値
胆道感染症	8(14.8)	2(3.1)	0.0421
非ドレナージ領域の胆管炎	3(5.6)	2(3.1)	0.6592
Tube閉塞による胆管炎	3(5.6)	0	0.0929
胆嚢炎	2(3.7)	0	0.2073
Bismuth Ⅲ/Ⅳ例における 非ドレナージ領域の胆管炎(%)	3/26(11.5)	2/50(4.0)	0.3311

表2 ◆ ドレナージルート，Bismuth分類別の肝膿瘍発症率

	Bismuth Ⅰ+Ⅱ	Bismuth Ⅲ+Ⅳ
内視鏡	0例/25例 0%	1例/18例 5.6%
経皮	0例/13例 0%	2例/33例 6.1%

は，Bismuth分類を参考にしている（図1）．Bismuth Ⅰ，Ⅱであれば，内視鏡的アプローチも比較的安全と考えているが，Bismuth Ⅲ，Ⅳでは，やはり非ドレナージ領域の胆管炎が危惧され，手術に影響を及ぼすことを極力避けるため，経皮的アプローチを選択することが多い．

非切除例では，患者さんのQOLを考え，なるべく内視鏡的アプローチを選択している．経皮的アプローチが望ましいのは高度に胆管枝が分断された症例で，内視鏡的ドレナージでは多数の非ドレナージ領域の胆管炎を起こす可能性がある症例である．当科の検討でも，内視鏡的アプローチと経皮的アプローチでは，胆道感染症の合併が有意に内視鏡的アプローチの方で多かった．特にBismuth Ⅲ，Ⅳでは，アプローチルートによらず非ドレナージ領域の胆管炎や肝膿瘍の発症率が高いので，注意を要する（表1，2）．また，肝門部胆管癌に対する腔内照射のためには経皮的ルートが必要である．内視鏡的には，プラスチックステント vs メタリックステント（MS），片葉 vs 両葉のランダム化比較試験が発表されており，現時点ではMSの片葉ドレナージでよいとされている．われわれも基本的にはMSの片葉ドレナー

ジを第一選択としており，ドレナージ領域がもっとも広く，門脈もしっかり灌流している領域に stenting を行っているが，種々の事情で複数本挿入が必要となることがあるので，multi-stenting のテクニックは身につけておく必要がある．

文献

1) Wagner, H. J. et al.: Endoscopy., 25 : 213-218, 1993
2) De Palma, G. D. et al.: Gastrointest Endosc., 53 : 547-553, 2001
3) 伊佐山 浩通ほか：「肝門部胆管癌非切除例に対する Metallic Stenting」，消化器内視鏡，18 : 79-86, 東京医学社，2006

（木暮宏史）

33. アナムネと身体所見でわかる胆道疾患の鑑別

胆道疾患の病態を考えると，おのずと身体所見や病歴からの鑑別方法がわかってくる．胆道専門医を志す諸氏にはぜひ知っておいてもらいたい事項である．

胆管閉塞で起こることをおさえておく．胆道内圧上昇により胆汁は類洞を通って血管内に流入する．胆汁が全身をめぐるので黄疸が出る．腸管から排泄されなかった胆汁は腎臓から排泄されるようになり，褐色尿（ビリルビン尿）を呈する．胆汁は便中に排泄され，便の色は胆汁の色を反映しているので，閉塞性黄疸では灰白色便となる．また，腸肝循環が失われているので脂肪の吸収が阻害され，患者さんはやせてくる．膵癌は体重減少の著明な癌であり，これには腫瘍のエネルギー消費のみならず，膵外分泌能低下による脂肪の消化吸収障害のほか，腸肝循環も関与しているものと推察される．ちなみに閉塞性黄疸では血清コレステロールの胆汁酸への異化代謝が抑制されて血清コレステロール値は上昇する．

胆道疾患でよくみられる腹痛と発熱について述べる．腹痛は右季肋部に限定するが，胆嚢炎では Murphy 徴候を認める（**MEMO**：Murphy 徴候 参照）．これは肝臓および胆嚢・胆道系が深吸気で横隔膜に押されて下がってくるからである．最も触れやすい胆嚢の炎症で認めやすい徴候と考えられる．胆管炎

表3 ◆ アナムネと身体所見でわかる閉塞性黄疸の鑑別

	悪性胆道閉塞	総胆管結石
腹痛	少ない	多い
発熱	まれ	多い
体重減少	あり	なし
臨床経過	緩徐	急速

でも認められるが,胆嚢炎と胆管炎では腹痛に若干違いがある.胆嚢炎では胆嚢周囲に限局しているが,胆管炎では肝臓,肝外胆管のみならず,炎症が波及していれば胆嚢も痛いことがある.心窩部で触れる肝の辺縁にも痛みを感じる場合は胆管炎と考える.もちろん黄疸の有無で鑑別はつくが,腹痛のメカニズムと身体所見の関係を知っておきたい.ちなみに胆道系に起因する腹痛を**胃痙攣**などと表現する患者さんもいるので,注意する必要がある.

次に発熱であるが,胆嚢炎の発熱は高熱となることも多いが胆管内圧上昇に伴う Cholangio-venous reflux を伴わないので,菌血症への移行頻度は胆管炎に比較して低い.一方,菌血症必発の胆管炎では悪寒・戦慄を認めることが多い.「寒気がして震えが来た」という訴えを聞いた途端に,超音波を用意して胆管拡張の有無を確認するくらいになれば本物である.

閉塞性黄疸の鑑別について述べる(表3).良性の閉塞性黄疸の主原因は総胆管結石である.総胆管結石は胆管下端または乳頭部に急激に嵌頓することで胆管閉塞を発症する.嵌頓した痛みと急激な胆道内圧の上昇により,腹痛を生じる.そして嵌頓することにより乳頭を内部から押し広げて乳頭の機能不全を生じる.このため逆行性感染,胆管炎が起こると考えられる.急激な変化のために胆管の拡張は軽度であり,黄疸も軽度である.一方,悪性胆道閉塞では緩徐に進行し,最後まで胆汁の排泄および乳頭機能は保たれる.このため腹痛はあまり認めず,感染も少ない.症状に乏しいため,気づいたときには黄疸は高度で,胆管拡張も高度となっている.ただし,乳頭部癌や乳頭直上の下部胆管癌では,乳頭機能が不良となっている可能性があり,主症状が黄疸よりも繰り返す胆管炎であることがある.

悪性胆道閉塞の場所について解説する．胆嚢管合流部（三管合流部）よりも肝臓側で閉塞した場合，瘙痒感が出現する．中下部胆管閉塞では瘙痒感は少ない．その違いとして瘙痒の原因となる成分が胆嚢で吸収されている可能性が考えられる．下部胆管閉塞では無痛性の胆嚢腫大（Courvoisier 徴候，MEMO：Courvoisier 徴候 参照）を認める．

> **Memo　Murphy 徴候**
>
> 右鎖骨中線内側と心窩部の間を下から季肋部に向かい手で圧迫しながら患者に深吸気させると，鋭い痛みのために吸気が停止する．特に急性胆嚢炎のときにみられる．

> **Memo　Courvoisier 徴候**
>
> 無痛性黄疸とともに著明に腫大した胆嚢を触知する所見であり，膵頭部癌，胆嚢管起始部より下部の胆管癌，乳頭部癌で認められる．

（木暮宏史）

11）乳頭部腫瘍

診断のポイント

1. 乳頭部腫瘍には腺腫や腺腫由来の癌があり，それらは大十二指腸乳糖（Ad）を発生母地とし，褪色調の上皮性変化を有することが多い
2. 乳頭部癌は，腫瘤型，潰瘍型，混在型，その他の型に肉眼的形態分類され，潰瘍型や混在型は進行癌である
3. 進展度診断には EUS や IDUS が有用であり，内視鏡的切除の適否決定には IDUS 所見が重要である

治療のポイント

1. 乳頭部癌の基本術式は幽門輪温存膵頭十二指腸切除術であり，早期癌はこれによりほぼ根治が得られる
2. 近年，乳頭部腺腫や腺腫内癌に対して，内視鏡的乳頭切除術が施行されるようになっている

1 疾患概念と病態

　十二指腸乳頭部腫瘍には，まれなカルチノイド腫瘍や内分泌細胞腫瘍も含まれるが，腺腫や腺腫，特に腺癌の占める割合が大きい．乳頭部は，乳頭部胆管（Ab），乳頭部膵管（Ap），共通管部（Ac），大十二指腸乳頭（Ad）の総称であり，肝外胆道系の一部としてみた場合，Oddi 筋に囲まれた部分とされる．臨床的に乳頭部癌は胆道癌として扱われ，早期乳頭部癌は，「組織学的深達度が粘膜内または Oddi 筋内にとどまるもので，リンパ節転移の有無は問わない」と定義される[1]．

　乳頭部癌は，古典的には消長する黄疸を特徴とし，胆道癌や膵頭部領域癌としては，早期に発見されやすいため，比較的予後のよい腫瘍とされてきた．実際には，消長する黄疸例はそれほど多くなく，一般的な健康への関心や病識，画像診断法など

臨床レベルの向上に伴い，初回の黄疸出現時に確定診断に至る例が多いためである．また，健診受診者の増加や内視鏡施行医の意識の向上もあり，無症状の乳頭部癌や乳頭部腺腫例が増加してきている．

2 診断

1) 診断法

乳頭部腫瘍のほとんどの例が，内視鏡を用いて肉眼形態学的に診断され，同時に施行する生検診断にて確定診断となる．存在診断，質的診断，進展度診断を行い，治療法の決定となるが，それらにかかわる検査法として，US，CT，MRI，HDG（低緊張性十二指腸造影），内視鏡検査，EUS（超音波内視鏡検査），ERCP，胆管内および膵管内 IDUS（管腔内超音波検査）などがあげられる．

後述するごとく，一般に乳頭部癌は外科的に切除されるが，近年では腺腫や腺腫内癌など，内視鏡的に切除される例も増加している〔Part1 § 3-4）参照］．このため治療法の選択に際して，局所の精密診断がより重要となってきている．US，CT，MRI では十分な局所診断は困難であり，併存疾患の有無や癌である際の転移の有無などの評価が中心となる．

2) 内視鏡診断

一般的な乳頭部癌（腺癌）には腺腫由来の癌と *de novo* の癌が存在する．腺腫例もしくは腺腫成分を有する癌は，褪色調の乳頭状もしくは粗大顆粒状上皮性変化を示し（図1），*de novo* の癌とは異なった内視鏡像を呈することが多い．乳頭部腫瘍は Ab，Ap，Ac，Ad を発生母地とする腫瘍の集合であり，Ad 原発とその他の間には，病態としての臨床的態度が少し異なる．すなわち，Ad 原発腫瘍には，大きさのわりに柔らかい印象をもつ腺腫や腺腫内癌例が多く含まれ，しばしば内視鏡的切除の適応となる．一方で，胆膵管原発の腫瘍はほとんどが癌で，病変の主座からも内視鏡的切除の適応となることはほとんどない．

3) 進展度診断

腫瘍の進展度診断には，EUS および IDUS が有用である[2)～5)]．特に早期癌診断も可能で，胆膵管内進展の有無の評価にも高い

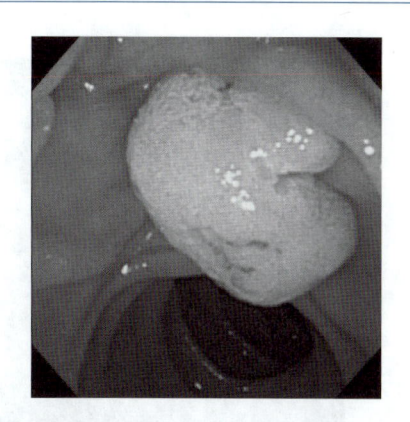

図1 ◆乳頭部腺腫例の内視鏡像（→巻頭カラー写真16参照）
十二指腸乳頭部は，全体に腫大し，褪色調の上皮性変化を認め，Ad原発の腺腫に特徴的な所見を呈している

診断能を有する点においては，後者の方が信頼度は高く，内視鏡治療の適応決定に際しては必須の検査法である．

EUSは癌症例のstagingに有用であり，浸潤癌と診断されればすなわち外科的治療の適応であり，その際はIDUSによる精査はほとんど必要ないといえる．

4) 肉眼的形態分類

形態学的な内視鏡所見から深達度診断はある程度可能である．胆道癌取扱い規約では，① 腫瘤型（非露出腫瘤型，露出腫瘤型），② 混在型（腫瘤潰瘍型，潰瘍腫瘤型），③ 潰瘍型，④ その他の型（正常型，ポリープ型，特殊型）に分類されるが[1]，混在型や潰瘍型はすべて進行癌であり，膵浸潤を伴っていることが多い（図2）．一方，露出腫瘤型の場合は深達度と大きさは必ずしも相関せず，しばしば腫瘍径の大きな早期癌や腺腫例が存在する．また，非露出腫瘤型は，発生母地がAd以外の腫瘍であり，内視鏡的治療の適応とはなり得ない．

3 治療

黄疸例では，切除に先立って，内視鏡的あるいは経皮経肝的胆道ドレナージにより減黄を行う．実際の臨床においては，ほ

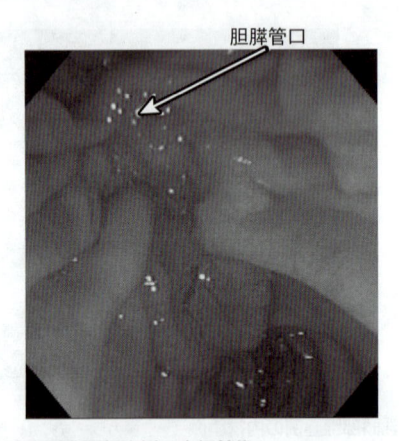

図2 ◆ 腫瘤潰瘍型乳頭部癌例の内視鏡像(→巻頭カラー写真17参照)
　　腫瘤潰瘍型の乳頭部癌で内視鏡所見で進行癌と診断できる．胆膵
　　管開口部は，腫瘍の口側寄りに位置している

とんどの例（癌）が，外科的治療の適応病変である．術式は，幽門輪温存膵頭十二指腸切除術（PpPD）が主流であり，早期癌ではこれによりほぼ根治が得られると考えられている．

　主に腺腫例などの外科的切除法として乳頭切除術（局所切除）も実施されるが，理論上は内視鏡的にも同等の切除が可能であり，侵襲の点からも優位である内視鏡的切除術が，近年注目されている．胆膵管内進展を伴わない腺腫や腺腫内癌はそのよい適応とされ，診断技術と治療技術の向上により，内視鏡的切除例は増加している．

文献

1) 日本胆道外科研究会 編：「外科・病理 胆道癌取扱い規約 第5版」：金原出版，2003
2) Yasuda, K. et al.：Endoscopy, 20：218-222, 1988
3) Mitake, M. et al.：J. Ultrasound. Med., 9：645-650, 1990
4) Tio, T. L. et al.：Radiology, 175：455-461, 1990
5) Itoh, A. et al.：Gastrointest. Endosc., 45：251-260, 1997

（伊藤彰浩，丹羽康正）

12）急性膵炎・重症急性膵炎

診断のポイント

❶ 激しい腹痛を訴える患者では，急性膵炎を念頭におき血中膵酵素の測定を忘れないこと
❷ 発症48時間以内に重症度判定基準に従って重症度を判定し，治療方針を決める

治療のポイント

❶ 初期治療として，血圧，脈拍数，尿量を指標に十分量の輸液を行うことが重要
❷ 急性膵炎では病態が刻々変化するため，厳重な観察と治療への反応に注意を払う
❸ 重症と判定されたら，高次医療施設への搬送を考慮する

1 疾患の概念と治療

　急性膵炎とは，膵臓内で活性化された膵酵素が膵臓と周囲臓器を自己消化する腹腔内の急性炎症である．

　活性化膵酵素や自己消化によって生成された化学メディエーターが血流やリンパを介して全身におよび，ショック，呼吸不全，腎不全など重要臓器障害を起こすのが重症急性膵炎である．重症例の致命率が高い原因として，循環不全を中心とする多臓器不全による発症2週間以内の早期死亡と，敗血症など重篤な感染症による発症2週間以降の後期合併症による死亡の大きく2つの原因がある．

2 診断

　急性膵炎の診断は，① 上腹部に急性腹痛発作と圧痛がある，

②血中または尿中に膵酵素の上昇がある，③US，CTあるいはMRIで膵に急性膵炎を示す所見がある，以上3項目のうち2項目以上を満たし，他の膵疾患および急性腹症を除外したものを急性膵炎と診断する．ただし，慢性膵炎の急性増悪は急性膵炎に含める．膵酵素としては膵特異性の高い膵アミラーゼやリパーゼを測定することが望ましい．膵酵素の血中や尿中での上昇の程度は，急性膵炎の重症度を反映しない．

重症度判定は9項目からなる予後因子のうち，3項目以上が認められる場合，あるいは造影CTで膵の造影不良域の範囲と炎症の腹腔内への広がり（炎症の膵外進展度）で判定し，Grade 2以上を重症とする（表1）．いずれも発症後48時間以内に判定することを原則とする．予後因子3点以上の致命率は19.1％であり，スコアが高いほど臓器障害の合併頻度も高くなる．

3 治療

1）急性膵炎に対する一般的治療

急性膵炎と診断されたら直ちに入院のうえ，時間尿量，血圧，脈拍を参考に末梢輸液ルートから乳酸リンゲルあるいは酢酸リンゲルの輸液を開始する．治療の柱は，絶飲食による膵の安静，十分量の輸液，ブプレノルフィン塩酸塩（レペタン®，0.1～0.2 mg筋注または静注，または0.3 mg/時間点滴静注）や塩酸ペンタゾシン（ソセゴン®，7.5～15 mg筋注または静注，または15～30 mg/時間点滴静注）を用いた十分な鎮痛，蛋白分解酵素阻害薬〔ガベキサートメシル酸塩（FOY®，200～600 mg/日），ナファモスタットメシル酸塩（フサン®，10～60 mg/日），ウリナスタチン（ミラクリッド®，50,000～15万単位/日）など〕の点滴静注による膵炎進展の阻止，重症例には早期から予防的な抗菌薬を投与することである．これらのうち，十分量の輸液は初期治療として特に重要であり，輸液が不十分だと循環不全や腎不全に陥りやすい．重症と判定された場合や来院時すでにショックやプレショックをきたしており，輸液への反応が悪い例については，早めに集中治療管理が可能な高次医療施設への転送を考慮する（図1）．

表1 ◆ 急性膵炎重症度判定基準

造影CTによる CT Grade 分類

		炎症の膵外進展度		
		前腎傍腔	結腸間膜根部	腎下極以遠
造影不良域	<1/3	CT Grade 1	CT Grade 1	CT Grade 2
	1/3〜1/2	CT Grade 1	CT Grade 2	CT Grade 3
	1/2<	CT Grade 2	CT Grade 3	CT Grade 3

浮腫性膵炎は造影不良域：<1/3とする
原則として発症後48時間以内に判定する

予後因子

① BE≦−3 mEqまたはショック
② PaO_2≦60 mmHg（room air）または呼吸不全
③ BUN≧40 mg/dL（またはCr≧2.0 mg/dL）または乏尿
④ LDH≧基準値上限の2倍
⑤ 血小板≦10万/mm^3
⑥ 総Ca値≦7.5 mg/dL
⑦ CRP≧15 mg/dL
⑧ SIRS診断基準における陽性項目数≧3
⑨ 年齢≧70歳

臨床徴候は以下の基準とする

ショック：収縮期血圧が80 mmHg以下
呼吸不全：人工呼吸を必要とするもの
乏尿　　：輸液後も一日尿量が400 mL以下であるもの

SIRS診断基準項目：
　① 体温＞38℃あるいは＜36℃
　② 脈拍＞90回／分
　③ 呼吸数＞20回／分あるいは$PaCO_2$＜32 torr
　④ 白血球数＞12,000/mm^3か＜4,000mm^3
　　または10％幼若球出現

原則として発症後48時間以内に判定する．
予後因子は各1点とする．スコア2点以下は軽症．3点以上を重症とする．
また，造影CT Grade≧2であれば，予後因子スコアにかかわらず重症とする．

肝胆膵診療エキスパートマニュアル

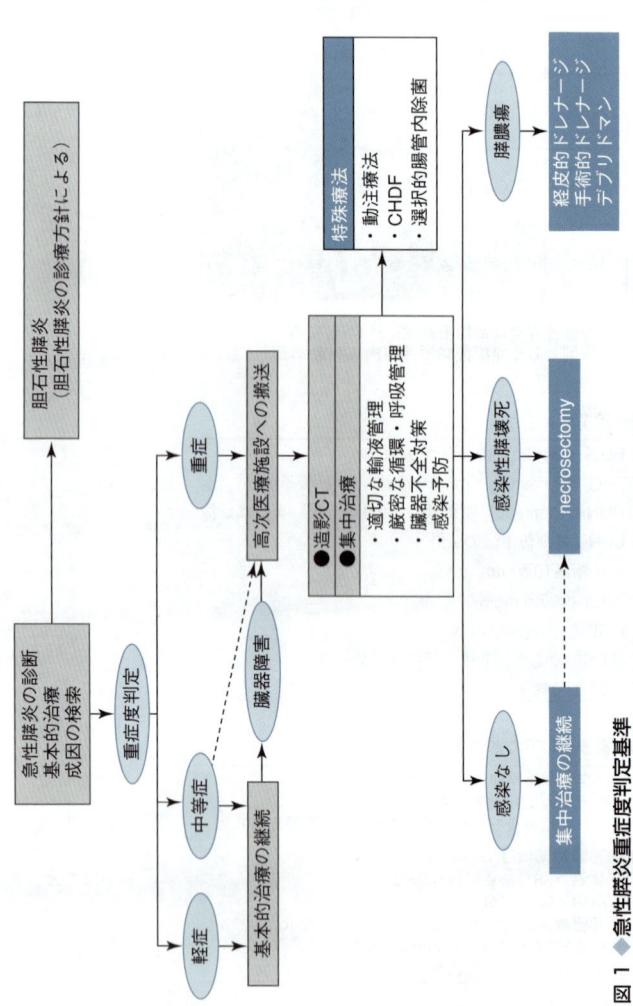

図1 ◆急性膵炎重症度判定基準
特殊療法（CRAI, CHDF, SDD）については日常臨床のポイント34を参照

2) 重症急性膵炎の治療

重症例に対しては全身モニター下に中心静脈ルートからの大量の輸液，蛋白分解酵素の大量投与と強力な抗菌薬治療を基本とし，臓器不全に応じて人工呼吸器の装着，血液浄化療法などが必要となる．重症膵炎に対する特殊療法として，膵炎の進展阻止と膵壊死巣への感染阻止を目的とした蛋白分解酵素阻害薬・抗菌薬持続動注療法（continuous regional arterial infusion of protease inhibitors and antibody：CRAI）や，膵炎によって生成される有害な化学メディエーターを除去することを狙った持続的血液濾過透析（continous hemodiafiltration：CHDF）などが行われる（日常臨床のポイント34を参照）．

3) 胆石性膵炎の治療

胆石性膵炎例で，胆管炎合併例や胆道通過障害の遷延を疑う場合には，十二指腸乳頭切開術を含む緊急の内視鏡処置が推奨されている．特に重症例では有用性が高いとされる．

> **Memo　Grey-Turner 徴候，Cullen 徴候**
>
> 重症急性膵炎の臨床徴候として側腹部（Grey-Turner 徴候）や臍周囲（Cullen 徴候）に紫赤色の皮膚の変色を認めることがある．発症後3～7日後に認められることが多く，Grey-Turner 徴候を示す例では，膵壊死が高度で炎症が後腹膜腔に広く進展している．出現頻度は3％と低く，その意義については議論があるが，Grey-Turner 徴候を伴う例では多臓器不全や敗血症の合併頻度が高く，予後が不良であることが多い．

文献

1) 急性膵炎の診療ガイドライン第2版作成出版委員会 編：「エビデンスに基づいた急性膵炎の診療ガイドライン 第2版」，金原出版，2007
2) 厚生労働省難治性疾患克服研究事業 難治性膵疾患に関する調査研究班 編：「急性膵炎における初期診療のコンセンサス 改訂第2版」：アークメデイア，2008

（下瀬川 徹）

日常臨床のポイント

34. 重症急性膵炎に対する CRAI・CHDF・SDD

わが国では重症急性膵炎の生命予後を改善するために，高次医療施設において蛋白分解酵素阻害薬・抗菌薬持続動注療法（continuous regional arterial infusion of protease inhibitors and antibiotics：CRAI）や持続的血液濾過透析（continuous hemodiafiltration：CHDF），選択的消化管除菌（selective decontamination of the digestive tract：SDD）などの特殊療法が積極的に行われている．発症 48 時間以内の重症度判定基準〔Part3 § 2-12) 表 1 を参照〕による重症度スコアが高いほど致命率が高いことから，発症早期の病態への積極的介入によって多臓器不全を中心とする早期合併症および重症感染症などの後期合併症を減らそうという意図がある．しかし，重症急性膵炎は致命率が高いためランダム化比較試験が行いにくい疾患であり，いずれの有効性についても十分なエビデンスは得られていない．保険診療上，重症急性膵炎に対する CHDF には適応が認められているが，持続動注療法に対してはいまだに保険適応がない．

1) CRAI

造影 CT で膵臓に造影不良域が認められる壊死性膵炎に対して行われる．腹腔動脈本幹や脾動脈，上腸間膜動脈などにカテーテルを留置し，大量の蛋白分解酵素阻害薬を持続動注する．さらに，カルバペネム系抗菌薬を動注することによって，これら薬剤の膵組織濃度を高めて膵炎の局所進展を封じ込め，膵壊死巣への細菌感染を阻止しようとする治療法である．原法ではナファモスタットメシル酸塩（フサン®）240mg を 5％ブドウ糖液 500mL に溶解し，持続動注する．抗菌薬にはイミペネム・シラスタチンナトリウム（チエナム®）0.5g を生理食塩液 100mL に溶解し，12 時間ごとに 30 ～ 60 分で動注する．原則 5 日間行う．発症早期に導入すると有効性が高いとされる．

2) CHDF

重症急性膵炎では急性腎不全を合併する場合が多く，十分な

初期輸液にもかかわらず，循環動態が不安定で利尿が得られない症例に推奨される．酸塩基平衡と水ならびに電解質バランスを調整し，腎不全による有害物質を除去するばかりでなく，血中に逸脱した活性化膵酵素や膵炎によって生成される有害な化学メディエーターを除去することも狙いとする．重症急性膵炎では 7 ～ 10 日間の適応があるが，あくまで発症早期の臓器不全に対する補助的意味合いが大きい．

3) SDD

重症急性膵炎では腸管粘膜バリアの破綻によって細菌移行（bacterial translocation）が生じ，膵や膵周囲壊死巣へグラム陰性桿菌が感染することによって敗血症などの重篤な感染症を合併する．発症早期に腸管運動麻痺に対して腸管減圧を目的に挿入されるイレウスチューブから非吸収性抗菌薬や抗真菌薬を投与し，腸内細菌，特にグラム陰性桿菌を選択的に根絶するという目的で行われる．

文献

1) 急性膵炎の診療ガイドライン第 2 版作成出版委員会 編：「エビデンスに基づいた急性膵炎の診療ガイドライン 第 2 版」，金原出版, 2007
2) 厚生労働省難治性疾患克服研究事業 難治性膵疾患に関する調査研究班 編：「急性膵炎における初期診療のコンセンサス 改訂第 2 版」：アークメデイア, 2008

（下瀬川 徹）

35. 胆石膵炎の内視鏡治療

胆石膵炎とは，総胆管結石が乳頭部に嵌頓して膵管口を閉塞することによる閉塞性膵炎である．乳頭部の胆管は共通管となっており，胆膵管ともに閉塞状態となる（common channel theory）．このときに胆汁が膵管に逆流することにより膵液が活性化される．総胆管結石の嵌頓を解除することが閉塞性膵・胆管炎の治療となる，あるいは早期に行うことによって膵炎の重症化を予防するのが治療のコンセプトである．通常急性膵炎に対

する ERCP は, 膵炎を悪化させる可能性があり, 原則禁忌であるが, 胆石膵炎に関しては, ERCP のベネフィットがリスクを上回る可能性がある.

治療としては嵌頓を解除し, EST で胆膵管を分流, 胆管炎に対してドレナージチューブを挿入する. しかし, 胆石膵炎に対する緊急 ERCP/EST の是非についてはこれまでランダム化比較試験やメタアナリシスがいくつか行われているが, 共通した結果は得られておらず, コンセンサスは得られていない. わが国[1]をはじめとして米国の ACG[2], AGA[3], 英国[4]でガイドラインが作成されているが, ガイドライン間にも乖離がみられるのが現状である.

胆管炎を伴っているときは, 胆道ドレナージが必要なため, 緊急 ERCP の対象として問題ないと思われる. 胆管炎を伴わない場合は, ガイドライン間に相違がみられる. 海外では, 軽症であれば ERCP は不要であるとしている. 重症の場合には, 英国のガイドラインでは ERCP を推奨しており, ACG は反対, AGA はどちらともいえない, としている. わが国のガイドラインでは, 「胆道通過障害を疑う症例, 胆管炎合併例には緊急 ERCP/EST を施行すべきである. 特に重症急性膵炎例にその有益性が高いと考えられる」とされており, 重症度で分けてはいない.

海外で EST が必須と考えられているのに対し, わが国では, non-EST での EBD, ENBD 留置が広く受け入れられている. しかし, 急性膵炎での有用性・安全性に関する質の高いエビデンスはなく, 今後の検討を要する. われわれの施設 (東京大学消化器内科) では, 画像で明らかな結石嵌頓がある, あるいは急性胆管炎を起こしている場合に緊急胆道ドレナージを行っているが, その際には EPBD や EST などの乳頭処置はせず, 切石も行っていない. 当科の 23 例の経験では膵炎の増悪は皆無であり, 全例その後 EPBD を施行して結石を除去している.

以上のように, 胆石膵炎に対する内視鏡治療の適応・方法について現状では明確なコンセンサスはなく, 各施設の方針で行われているのが現状である. 今後, さらに質の高いエビデンスを集積していく必要があろう.

文献

1) 急性膵炎の診療ガイドライン第2版作成出版委員会 編:「エビデンスに基づいた急性膵炎の診療ガイドライン 第2版」:金原出版, 2007
2) Banks, P. A. & Freeman, M. L.: Am. J. Gastroenterol. 101 : 2379-2400, 2006
3) Forsmark, C. E. & Baillie, J.: Gastroenterol., 132 : 2022-2044, 2007
4) Working Party of the British Society of Gastroenterology : Gut., 54 (suppl 3): 1-9, 2005

(松原三郎)

36. 膵炎の重症化を考える

1) 重症化における重要因子

急性膵炎の重症化は, ① 局所の強い炎症, ② SIRS と多臓器不全, ③ 感染性合併症, の要素から考える. 膵局所の炎症は比較的軽症な浮腫性膵炎と出血・壊死性膵炎に分類され, 後者のほうが重症化率は高い. また, 膵から遊離した膵酵素が周囲の脂肪組織を消化する脂肪壊死も重症化に重要な因子である. これら局所の炎症が引き金になって, 炎症性サイトカインが多量に放出され全身の血管透過性が亢進しサードスペースに多量の膠質液が漏出する結果血管内脱水となり, 過剰なサイトカインは全身的な反応である全身性炎症反応症候群 (systemic inflammatory response syndrome : SIRS) を惹起し, 多臓器不全 (multiple organ failure : MOF) に至る.

重症化を考えるうえでは局所の強い炎症である「壊死性膵炎」と「広範な脂肪壊死」が重要な因子である (表1)[1]. 近年肥満が重症化と関係するという報告がなされており, BMI (body mass index) ≧ 30 が重症化の危険因子とされているのは, 脂肪の壊死量との関係が示唆される[2].

表 1 ◆膵炎重症化における重要な因子

① 壊死性膵炎
② 広範囲脂肪壊死
③ 肥満（BMI≧30）
④ 慢性臓器障害（心，腎，呼吸器など）
⑤ 不十分な初期治療
　（輸液量不足，治療開始の遅れ）
⑥ 感染性膵壊死，acute fluid correction・post-necrotizing pseudocystへの感染

2）治療

膵炎の初期治療は循環血液量を保つための大量輸液がまず一番であり，それはときに1日の輸液量が10,000mL以上に達するほどの量となり，呼吸不全のため一時的人工呼吸管理を要することもしばしばである．初期の輸液量の不足は重症化の1つの要因である．大量輸液が難しい慢性心不全・腎不全・呼吸不全を抱える患者では重症化の危険は増加するのみならず，MOFに陥りやすい．重症膵炎の発症2週間以内の初期死亡は循環不全・心不全・呼吸不全・腎不全が多いという理由も膵炎の初期の病態がSIRSと理解すれば容易であろう．

2週間を過ぎると，敗血症が主な死因となる．感染性膵壊死，acute fluid correction・post-necrotizing pseudocystへの感染が重要であり，その感染経路は腸管から膵への細菌移行（bacterial translocation）である．感染予防のための治療として，早期からのカルバペネム系抗生剤投与や膵局所への抗生剤動注，選択的消化管除菌（selective decontamination of digestive tract：SDD），または早期からの経胃または経腸栄養などがあげられる．

文献

1）急性膵炎の診療ガイドライン第2版作成出版委員会 編：「エビデンスに基づいた急性膵炎の診療ガイドライン 第2版」金原出版，2007
2）Martinez, J. et al.：Pancreatology, 4：42-48, 2004

〔八島陽子〕

13) 慢性膵炎・膵石症

診断のポイント

1. アルコール多飲歴と上腹部痛から慢性膵炎を疑い，腹部超音波検査やCTで膵石灰化を見出せば，典型例の診断は容易である
2. 腹部不定愁訴のなかに慢性膵炎が潜んでいる可能性や，逆に，腹部不定愁訴のみから慢性膵炎とされている症例もあり，非典型例の診断には注意を要する
3. 膵癌に伴う閉塞性膵炎の可能性を見落としてはならない

治療のポイント

1. 膵性糖尿病ではインスリン分泌のみならずグルカゴン分泌も低下しており，低血糖にも注意を要する
2. 膵石・仮性嚢胞・胆管狭窄などの多彩な病態を呈し，病態に応じた治療法を検討する必要がある
3. 膵石症に対するESWL/内視鏡治療で症状緩和は得られるが，内外分泌機能の改善は得られず，無症状膵石症に対する治療のエビデンスはない

1 疾患の概念と病態

　慢性膵炎は，膵臓の内部に不規則な線維化や膵実質の脱落，肉芽組織などの慢性変化が生じ，腹痛などの臨床症状を繰り返し，次第に膵外分泌・内分泌機能が低下する，難治性進行性疾患である．アルコール性が67.5％を占めるが，原因不明（特発性）のものや，若年発症（家族性・遺伝性）のものもある．

2 診断

　慢性膵炎の診断基準は，腹部超音波やX線CT検査による膵内石灰化やERCP/MRCPによる膵管不整像などの画像所見，

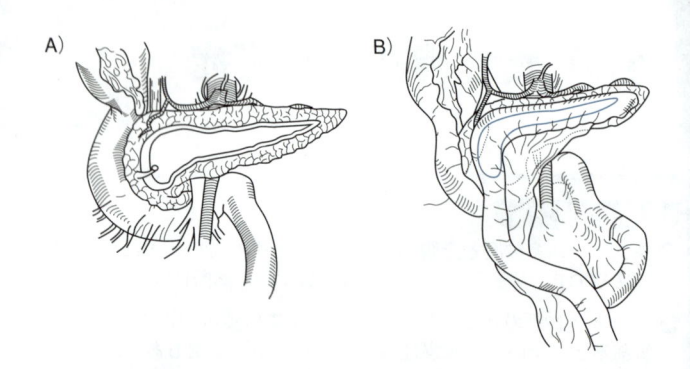

図1 ◆Frey 手術：膵頭部のくり抜きおよび膵管の解放（A），膵空腸吻合（B）の模式図

BT-PABA 試験（PFD 試験）などの膵外分泌機能検査，組織所見のいずれかからなるが，より早期の慢性膵炎を診断する試みとして，超音波内視鏡（EUS）による診断が注目されている．

3 治療

禁酒・禁煙指導のうえ，疼痛や内外分泌機能不全など，症状に応じた治療が必要であるが，膵石や膵管狭窄に伴う頑固な疼痛や仮性嚢胞，膵内胆管狭窄による閉塞性黄疸に対しては，種々のインターベンションが必要となる．

1）外科的治療

膵頭部に炎症性腫瘤を形成し，膵管の多発狭窄と尾側膵管の著明な拡張を伴うような症例では，膵頭部の coring out を伴う膵管空腸側々吻合術（Frey 手術）が有効である（図1）．

2）体外衝撃波結石破砕療法（ESWL）および内視鏡的膵石治療（図2）

膵石が膵頭部に限局し，尾側膵管の拡張を伴う例が，ESWL および内視鏡治療の最もよい適応である日常臨床のポイント37を参照．

3）仮性嚢胞に対する内視鏡的ドレナージ（図3）

慢性膵炎に伴う仮性嚢胞の多くは，膵管狭窄や膵石による膵

A) 膵石

B)

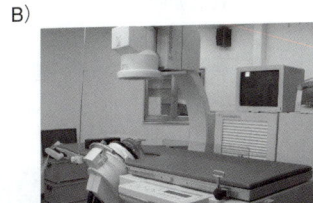

C)

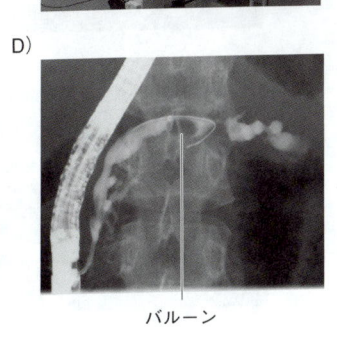

D) バルーン

図2 ◆ 膵石 ESWL/内視鏡的治療(→ Cは巻頭カラー写真5参照)
A) 治療前 ERP, B) ESWL, C) 破砕片をバスケット鉗子で截石,
D) バルーンカテーテルで膵管内残石の確認

液流出障害からの膵管破綻を主因としていることが多く,経乳頭的に破綻の尾側まで膵管をバイパスする内視鏡的膵管ドレナージが奏功することが多い(図3A).経乳頭的なアプローチが困難な場合や,感染を伴う症例では,EUS下に仮性囊胞を直接ドレナージする経消化管的囊胞ドレナージを行う(図3B).

4) 胆管狭窄に対するステント療法

膵頭部の炎症の強い症例では,膵内胆管の狭窄により,閉塞性黄疸をきたすことがあり,短期的には,ステント療法が有用である.膵石や仮性囊胞など,胆管狭窄の原因がある場合には,その治療を行うことでステントは抜去できる可能性が高いが,抜去できない場合,胆管空腸吻合術などを必要とすることもある.

A) 経乳頭的

①

②

ドレナージ
チューブ

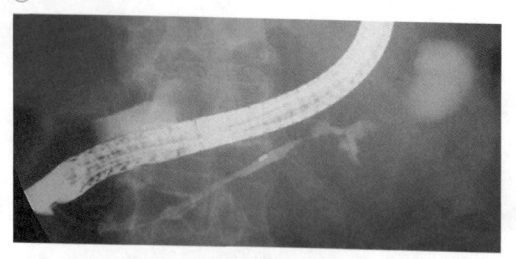

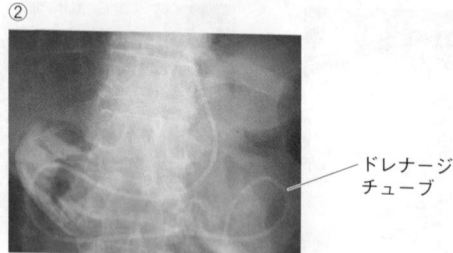

B) 経胃的

① ②

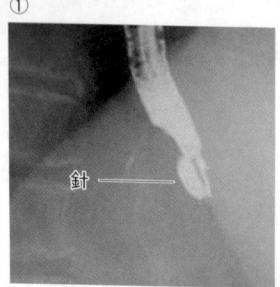

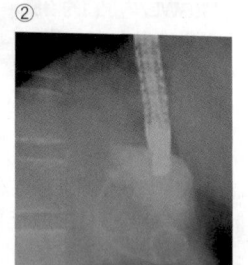

針

図3 ◆仮性嚢胞に対する内視鏡的ドレナージ

A) 経乳頭的：① ERPで仮性嚢胞との交通を確認，② 仮性嚢胞内にドレナージチューブを留置．B) 経胃的：① 超音波内視鏡下に仮性嚢胞を穿刺（X線写真），② 仮性嚢胞内にドレナージチューブを留置

文献

1) Ammann, R. W.: Gastroenterology, 86: 820-828, 1984
2) Witt, H.: Gastroenterology, 132: 1557-1573, 2007
3) Kozarek, R. A.: Endoscopy, 40: 55-60, 2008

(笹平直樹)

37. 膵石症に対する ESWL とステント療法

膵石症に対する標準治療は，膵管空腸吻合術や膵切除術などの外科的治療であるが Part3 § 2-13) を参照，最近はより低侵襲な治療として ESWL が注目されている．

2007 年に報告された手術 vs ESWL/内視鏡治療のランダム化比較試験[1]では，治療の成功率や疼痛緩和効果において手術の方が有意に優れているとの結果であったが，膵石症のなかでもかなり進んだ症例を対象としており，ESWL/内視鏡治療のよい適応とされる，膵頭部限局結石は除外されている．したがって，頭部に限局した膵石に対しては，まず ESWL/内視鏡治療を行い，膵全体にび慢性に石灰化を伴う症例には手術を選択する，という治療方針が妥当と思われる．ESWL が保険適応になっていない現状では，臨床試験としてしか行えないが，比較的安全に施行可能であり，今後の展開に期待したい．

膵石症の多くは高度の膵管狭窄を有しており，狭窄解除が再発抑止につながる可能性があり，われわれも，高度の膵管狭窄に対する 1 年間のステント療法を行った．その結果，膵管狭窄の軽い症例と同様の予後を辿ることを報告した[2]が，同時に，ステント閉塞による膵炎にも高頻度に遭遇し，現在では，再発予防としてのステント療法は行っていない．2007 年に報告された，ESWL 単独と内視鏡治療併用のランダム化比較試験[3]でも疼痛の再発率に差はなかったとしており，エビデンスとしては，いまだ ESWL に内視鏡治療を付加する意義は見出せていない．

2007 年までのわれわれの 53 例の治療成績として，膵石除去は約 9 割の症例で可能で，症状緩和効果は全例で得られている．長期的にも約半数の症例が，膵炎や疼痛などの症状の再発なく経過している（図 1）

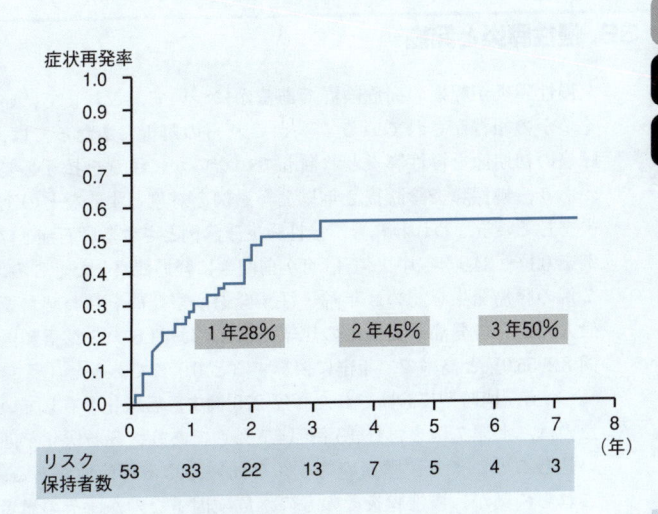

図1 ◆ 膵石症に対する ESWL/内視鏡治療の予後

1年28%　2年45%　3年50%

リスク保持者数: 53, 33, 22, 13, 7, 5, 4, 3

文献

1) Cahen, D. L. : N. Engl. J. Med., 356 : 676-684, 2007
2) Sasahira, N. : J. Gastroenterol., 42 : 63-69, 2007
3) Dumonceau, J. M. : Gut., 56 : 545-552, 2007

(笹平直樹)

38. 慢性膵炎と発癌

　慢性膵炎が膵癌の高危険群であるかについて，これまでにいくつかの報告がされている[1)~3)]．これらの解析にあたっては，膵癌の初期像を慢性膵炎と診断していないかに注意を払う必要があり，慢性膵炎診断後2年以上経過例を対象とするなどの工夫をしている．われわれも，慢性膵炎確例とされる膵石症147例を0.1～34.9年（中央値4.1年）前向きに経過観察したところ，7例の膵癌発生を認め，年齢・性・経過観察期間を合わせた一般人口からの発癌予測値との比率（SIR）は31.6（95％信頼区間 8.2-55.0）と高率で，年率に換算すると0.9％であった（表1）[4)]．一方，同時期に診断された膵癌278例中，石灰化を有していたのは，上記7例を含む13例（4.7％）であり，膵石灰化を囲い込むことにより，膵癌の約5％を囲い込める可能性がある．これらの例が，慢性膵炎そのものが危険因子なのか，その患者背景にあるアルコール多飲や喫煙によるものなのか，議論を有するところであるが，日常診療で遭遇する多くのアルコール性慢性膵炎患者が発癌の高危険群であることはほぼ間違いない．ただし，慢性膵炎のなかから小さな膵癌を早期に発見することは容易ではなく，腫瘍マーカーや造影CTなどの画像検査を，どれくらいの間隔で行えばよいか，今後の検討を要する．

表1 ◆慢性膵炎からの発癌

著者 （年）	国	患者数 （人）	平均年齢 （歳）	石灰化 （％）
Lowenfels, A. B. （1993）	（＊）	1552	44.6	988 (64)
Talamini, G. （1999）	イタリア	715	40.8	539 (76)
Malka, P. （2002）	フランス	373	42	308 (83)
自験例		147	54	147 (100)

SIR（standardized incidence ratio）：年齢・性・経過観察期間を合わせた一般人口からの発癌予測値との比率
＊イタリア，スイス，ドイツ，デンマーク，アメリカ，スウェーデンの6カ国

文献

1) Lowenfels, A. B.: N. Engl. J. Med., 328 : 1433-1437, 1993
2) Talamini, G.: Am. J. Gastroenterol., 94 : 1253-1260, 1999
3) Malka, D.: Gut., 51 : 849-52, 2002
4) 笹平直樹:「慢性石灰化膵炎と発癌」, 胆と膵, 29 : 235-241, 医学図書, 2008

(笹平直樹)

平均経過観察年数（年）	発癌（年率％）	SIR	95％信頼区間
7.4	56 (0.49)	16.5	11.1〜23.7
10.2	14 (0.19)	18.5	10.0〜30.9
9.2	4 (0.12)	26.7	7.3〜68.3
5.3	7 (0.90)	31.6	8.2〜55.0

14) 膵仮性囊胞

診断のポイント

❶ 膵仮性囊胞はその成因から，急性膵炎後・慢性膵炎急性増悪後の壊死後性仮性囊胞（Type-Ⅰ・Ⅱ）と慢性膵炎などで膵管閉塞に伴う貯留囊胞（Type-Ⅲ）に分類される

❷ 腫瘍性囊胞か非腫瘍性囊胞かの鑑別は重要である

治療のポイント

❶ 治療適応は，有症状，囊胞内出血／感染，囊胞径が6 cm以上

❷ 経乳頭的および経消化管的ドレナージがある

❸ Type-Ⅰ・Ⅱに対しては経消化管的ドレナージを第一選択としてよい．Type-Ⅲに対しては経乳頭的ドレナージが第一選択

❹ ドレナージには外瘻と内瘻の2つの方法がある．感染例では外瘻法を選択する

1 疾患概念と病態

膵仮性囊胞の概念は，「線維または肉芽組織の壁で被包された膵液貯留で，急性膵炎，外傷，慢性膵炎に起因するもの」である．治療といった観点からは，膵仮性囊胞を ① 急性膵炎に続発する仮性囊胞（Type-Ⅰ），② 慢性膵炎急性増悪に続発する仮性囊胞（Type-Ⅱ），③ 貯留囊胞（Type-Ⅲ），の3つに分け理解するとよい．

上記の Type-Ⅰ・Ⅱはいずれも壊死後性仮性囊胞の病態である．膵外への炎症波及に伴い，膵と胃の間に存在する網囊腔への浸出液貯留が起こり Winslow's 孔は閉鎖される．こうして網囊腔自体が囊胞腔となり仮性囊胞が形成される．したがって胃壁が囊胞壁となる（図1A）．一方，Type-Ⅲの場合，その囊胞は基本的には膵内囊胞であり，消化管壁と囊胞壁は別に存在する（図1B）．囊胞が大きくなっても炎症を起こさない限りは囊

A) Type-Ⅰ・Ⅱ

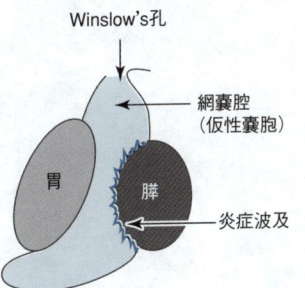

- Winslow's孔
- 網嚢腔（仮性嚢胞）
- 胃
- 膵
- 炎症波及

B) Type-Ⅲ

- Winslow's孔
- 網嚢腔
- 胃
- 膵
- 仮性嚢胞

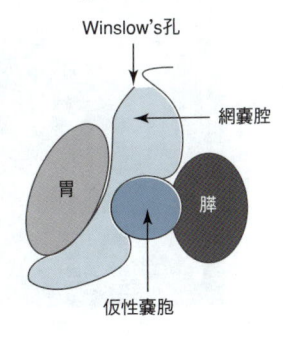

図1 ◆ 膵仮性嚢胞の病態

胞壁が胃壁に癒着することはない[1]．

2 診断

嚢胞が腫瘍性か非腫瘍性かの鑑別は重要であり，各種画像診断を駆使して慎重に行う（MEMO参照）．Type-Ⅰ・Ⅱの仮性嚢胞は，腫瘍性病変に起因する急性炎症が原因のこともある．また，膵石などの慢性膵炎変化がみられType-Ⅲの仮性嚢胞と考えられる場合でも，腫瘍性閉塞による貯留嚢胞の可能性を考慮しなくてはならない．

3 治療

1）治療適応となる仮性嚢胞

痛み，腹部膨満，消化不良，感染などの症状を呈する場合はすみやかに治療を行う．また，症状がない場合でも，嚢胞径が6 cmを超えるものは嚢胞内出血，感染，破裂などのリスクが高まるため治療適応である[2]．

2）治療法

内視鏡的・経皮的ドレナージ，外科的治療があるが，そのほとんどは内視鏡的治療で対処可能である．内視鏡的治療には，

A)

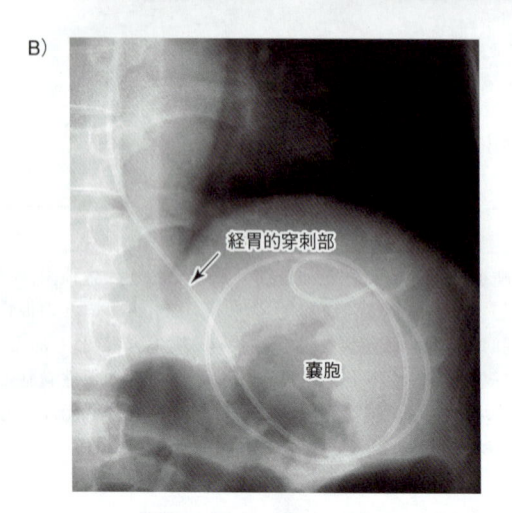

囊胞

乳頭部

B)

経胃的穿刺部

囊胞

図2 ◆仮性囊胞への内視鏡的治療
　　A) 経乳頭ドレナージ，B) 経消化管穿刺ドレナージ

経乳頭的ドレナージ（図2A）と，経消化管的穿刺ドレナージ（図2B）がある．いずれも内瘻または外瘻法が選択されるが，感染性囊胞に対する治療の際には外瘻法が望ましい．

3) 膵囊胞の成因に応じた治療法の選択

　Type-Ⅰ・Ⅱの仮性囊胞では胃壁そのものが囊胞壁となるため，経消化管的アプローチを第一選択としてよい．Type-Ⅲの

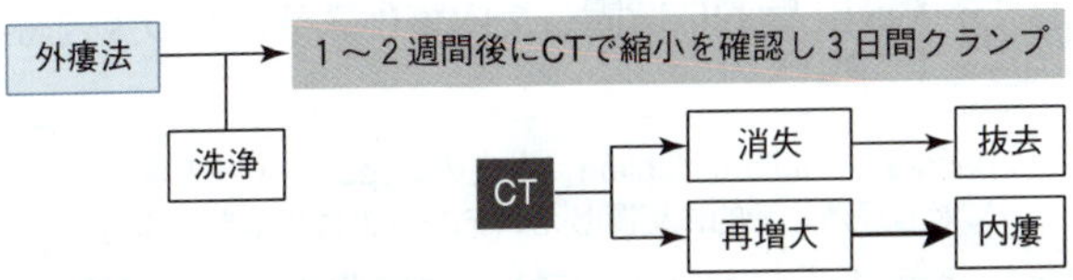

```
外瘻法 ─→ 1〜2週間後にCTで縮小を確認し3日間クランプ
     ↓
     洗浄              ┌→ 消失 → 抜去
              CT ─┤
                       └→ 再増大 → 内瘻
```

図3 ◆ ドレナージ後の管理の仕方

場合は経胃的な穿刺により嚢胞内容液の腹腔内漏出をきたしてしまう可能性があるため,まずは経乳頭的にアプローチする.Type-Ⅲの場合でも炎症を繰り返すことにより消化管壁との癒着が起きることもある.このような症例では経消化管的ドレナージも考慮される.

4) 治療の実際

① 経乳頭的ドレナージ

ERCP手技により嚢胞内にドレナージチューブを留置する.嚢胞内にドレナージチューブが先進しなくとも,嚢胞形成の原因と考えられる膵管狭窄部(膵管破綻部)を超えたところにチューブ先端が留置されれば嚢胞消失は期待できる.

② 経消化管的ドレナージ

EUSガイド下にEUS-FNA針またはニードルナイフを用いて穿刺する.ガイドワイヤーを嚢胞内に挿入し,ダイレーターで穿刺部を拡張した後ドレナージチューブを留置する.内瘻化の場合に使用するステントは両側ピッグテイルタイプがよい.

5) ドレナージ後の管理

管理の方法を図3に示した.経消化管的ドレナージの際の内瘻ステント抜去に関しては,Type-Ⅰ・Ⅱでは抜去せず放置しておくことが再発防止に有用との報告[3]がある.また,食事開始時期の目安は施行後のCTで嚢胞の縮小・消失が得られたころと考えてよい.

6) 偶発症

日常臨床のポイント39を参照.

evidence 経消化管的に留置した内瘻化ステントの抜去時期について

目的：pancreatic-fluid collection（本文の Type-Ⅰ・Ⅱと考えてよい）に対し経消化管的に留置したステントの抜去時期を検討．

対象：pancreatic-fluid collection に対して内瘻化ステントを留置された患者 28 名．

方法：囊胞消失時点でステントを抜去した群と留置したままの群で再発率を比較した．

結果：ステントを抜去した群で再発率が高かった．

出典：文献 3

> **Memo 膵仮性囊胞成因の判断について**
>
> Type-Ⅰ・Ⅱの囊胞は，画像では多房性を呈することが多く，CT で囊胞壁と胃壁とが癒着しているようにみえる部分は胃壁そのものが囊胞壁を形成していると考えてよい（図 4A）．Type-Ⅲの場合はほとんどが球形の単房に観察され，囊胞が大きければあたかも胃壁と癒着しているようにみられる（図 4B）．

文献

1) 入澤篤志 ほか：「内視鏡的膵囊胞ドレナージ術」，臨床消化器内科，23，2008
2) 日本消化器内視鏡学会卒後教育委員会 編：「超音波内視鏡ガイド下穿刺術ガイドライン」消化器内視鏡ガイドライン 第3版：180-187，医学書院，2006
3) Arvanitakis, M. et al.: Gastrointest. Endosc., 65 : 609-619, 2007

A) この部分は胃壁が囊胞壁そのものである

B) 球形の単房に観察される

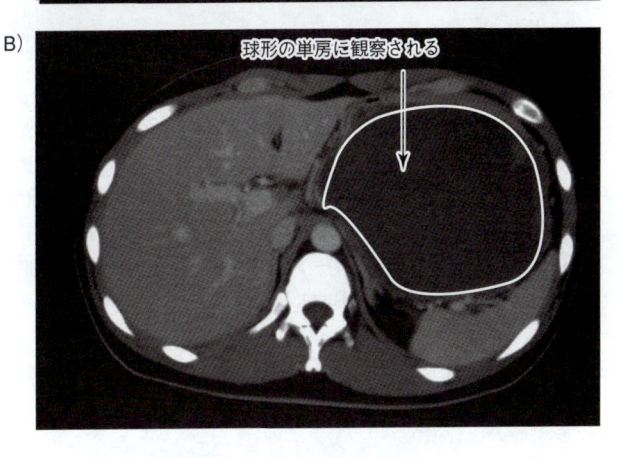

図4 ◆ 膵仮性囊胞成因別の典型的な CT 像
　A) Type-Ⅰ・Ⅱの囊胞, B) Type-Ⅲの囊胞

（入澤篤志）

日常臨床のポイント

39. 経消化管的膵仮性嚢胞ドレナージにおける偶発症の予防と対策

EUS ガイド下での経消化管的膵仮性嚢胞ドレナージは，比較的簡便で高い治療効果をもたらす手技として認識されている Part3 § 2-14) を参照．しかし，観血的手技である以上は施行に際しての偶発症の理解は必要である．以下に簡単ではあるが，EUS ガイド下膵仮性嚢胞ドレナージにおける偶発症とその対策について記す．

1) 嚢胞内容液の腹腔内への漏出→腹膜炎

①原因
消化管と嚢胞壁との癒着がないこと．

②対策
貯留嚢胞（Type-Ⅲ）と考えられる場合は，経乳頭的ドレナージを治療の第一選択として考える．嚢胞内容液の腹腔内漏出が最も起きやすいのは，穿刺ラインの拡張後である．この際には強い腹痛を訴える．対処としては，途中で手技をやめずに可能な限りドレナージ（5Fr の ENBD チューブの留置がよい）を完遂する．ドレナージチューブ挿入ができない場合は，経時的に CT などで腹水貯留を確認し，必要に応じて外科的治療を選択する．

2) 出血（嚢胞内，胃内腔側）

①原因
穿刺時の血管損傷．

②対策
穿刺ライン上に明らかな血管がないことを十分に確認して穿刺する．また，胃壁内には膵炎による脾静脈閉塞がもたらす側副血行路の発達がみられる症例が多いことは認識すべきである．嚢胞内出血は放置しても自然止血することが多い．

3) 留置した内瘻ステントの閉塞・嚢胞内感染

①原因
嚢胞内容物による閉塞または，食事開始後の閉塞．

②対策

囊胞内容液が感染や出血により混濁している場合は外瘻とする．内瘻後の閉塞・感染に関しては，応急処置としてガイドワイヤーをステントに通して管腔内を洗浄する．また，ステントを挿入している脇からガイドワイヤーのみを囊胞内に進め，新しいステントを挿入・留置する．

4) ステントの囊胞内迷入

①原因

不用意な留置操作．

②対策

ピッグテール型のステントを使用するときにはあらかじめ油性マジックペンでステント中央部にマーキングしておく．ステント迷入時の対処として，壊死後性囊胞（Type-Ⅰ・Ⅱ）であれば穿刺ルートを食道拡張用の 15 mm 以上のバルーンで強制拡張させて直視型内視鏡を囊胞内に直接挿入し回収することができる．

5) 囊胞壁穿孔

①原因

穿刺時の穿孔．ガイドワイヤー挿入時の穿孔．

②対策

EUS-FNA の基本的手技を理解する．ガイドワイヤーは基本的にはアングル型を用いる．穿孔した際には，あわてずに穿刺針やガイドワイヤー先端を囊胞内に戻し，確実に外瘻法でのドレナージを図る．

6) 胆囊誤穿刺

①原因

長期の絶食などにより，胆囊があたかも膵囊胞のようにみえることがある．

②対策

透視下および内視鏡観察下で胆囊や膵仮性囊胞の位置関係を十分に把握したうえで穿刺する．

文献

1) 入澤篤志, 引地拓人, 渋川悟朗 ほか:「内視鏡的膵囊胞ドレナージ術の基本とコツ - 経胃(経十二指腸)ドレナージ -」, 消化器内視鏡, 17 : 1850-1857, 2005
2) 入澤篤志, 渋川悟朗, 引地拓人 ほか:「内視鏡的膵囊胞ドレナージ術」, 臨牀消化器内科, 23 : 873-883, 2008
3) 今村秀道, 入澤篤志, 引地拓人 ほか:「ESU ガイド下膵仮性囊胞ドレナージの偶発症と対処法」, 胆と膵, 29 : 637-644, 2008

(入澤篤志)

15) 自己免疫性膵炎

診断のポイント

1. 臨床所見としては膵臓の腫大，膵管狭細像，血清 IgG4 の高値，組織所見としてはリンパ球や形質細胞の浸潤と線維化が重要である
2. さまざまな膵外病変をきたすが，硬化性胆管炎，後腹膜線維症，硬化性唾液腺炎は特に頻度が高い

治療のポイント

1. ステロイド不使用でも症状や画像所見が改善することがあるが，多くは再燃する．このため，ステロイド治療が原則である
2. ステロイドの維持療法を行うか否かは統一見解がないが，再燃はステロイド中断例に多く，現時点では維持療法を行う方が無難である

1 疾患概念と病態

　自己免疫性膵炎（autoimmune pancreatitis：AIP）は自己抗体の存在や免疫グロブリンの上昇，膵の腫大，主膵管の壁不整と狭細像，リンパ球・形質細胞の浸潤と線維化がみられ，さらにこれらの所見がステロイドによって改善するという特異な膵の慢性炎症である[1) 2)]．

　高齢者に多く，60 歳代をピークとし，40 ～ 80 歳で 9 割を占める．男女比は 4 ～ 5：1 程度で男性に多い．

　痛みはあっても軽度のことが多く，下部胆管閉塞による黄疸で発症することが多い．糖尿病の急激な悪化や体重減少が認められる場合もある．最近，健診での膵酵素や膵画像所見の異常を契機に診断される無症状例もみられる．膵臓以外にも硬化性胆管炎，後腹膜線維症，硬化性唾液腺炎などのさまざまな膵外病変を合併する（日常臨床のポイント 40 を参照）．ステロイド

により膵の形態や内外分泌機能は回復しうるが,一方,無治療期間が長いと多くの例で膵機能は進行性に低下し,膵萎縮,膵石の形成,インスリン依存の糖尿病などが認められ,通常の慢性膵炎と同じような病態となる.

2 診断

1) 診断基準

2006年に日本膵臓学会より診断基準改訂版が提唱されている.以下にその要旨を記す.

① びまん性ないし限局性の膵腫大かつ主膵管狭細像を認める.
② 高γグロブリン血症($\geq$ 2 g/dL),高 IgG 血症($\geq$ 1,800 mg/dL),高 IgG4($\geq$ 135mg/dL),自己抗体のいずれかを認める.
③ 病理組織学的所見で膵にリンパ球,形質細胞の著明な浸潤と線維化を認める.

上記 ① を含んで2項目以上を満たし,悪性疾患が除外されている症例を自己免疫性膵炎と診断する.

このほか米国や韓国からも診断基準が提唱されている.米韓の診断基準が日本と大きく異なる点は,画像所見が非典型的であってもステロイドに対する反応性が認められれば AIP と診断可能な点である.また,米国基準では膵への IgG4 陽性形質細胞浸潤が強拡一視野あたり11個以上認められれば AIP と診断可能としている.

膵臓学会診断基準は米韓の診断基準と比較して特異度は高いが感度は劣る.自験例における膵臓学会診断基準合致例は70%(39/56)であった.膵腫大が不明瞭,膵管造影で膵管狭細像が描出できない(体尾部限局 AIP)などが診断基準不一致の理由である.

2) 画像所見

超音波では膵は低エコーを示す.小さな高エコーが散見される場合もある.ダイナミックCTでは早期相では造影効果不良であるが,後期相では正常膵とほぼ同程度に染まる.また,膵周囲に被膜様構造(capsule-like rim)が認められることが多く,膵癌との鑑別に役立つ(図1).

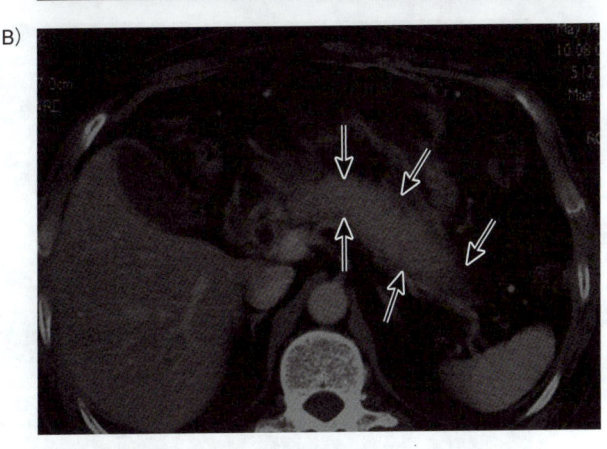

図1 ◆膵体尾部腫大例のエコー，CT像

A) 腹部エコー像．膵全体が腫大し，低エコーを呈する．
B) 造影CT（後期相）．膵は腫大し，膵周囲に low density の被膜用構造（capsule-like rim）を認める（矢印）

MRIではT1強調で他の慢性膵炎同様に低信号を示す．T2強調での信号強度はさまざまである．造影MRIではダイナミックCT同様，遅延相増強パターンを呈する．

膵管像はびまん性あるいは限局性の不整狭細像を特徴とする．膵腫大部位と狭細部位は必ずしも一致せず，狭細―拡張―狭細

A)

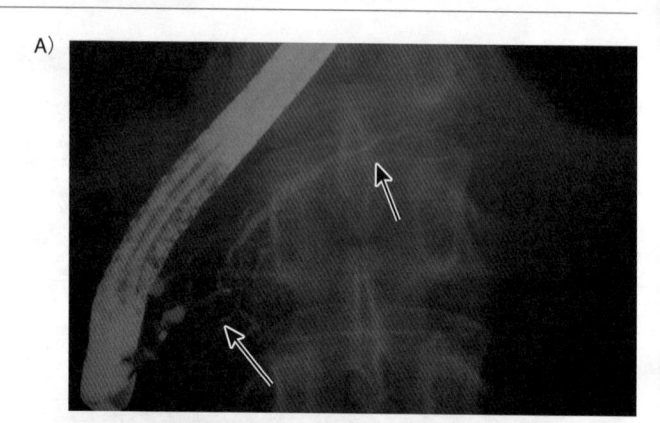

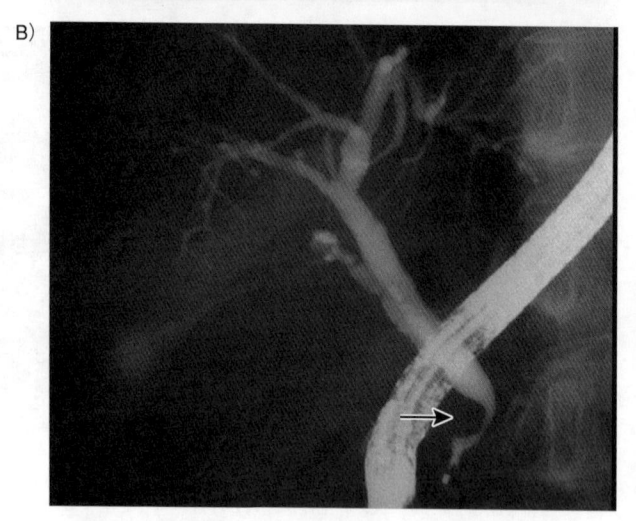

B)

図2◆膵管像, 胆管像
A) 全体的に主膵管の壁不整が認められる. 狭細像は頭部と体尾部で目立つ. B) 膵内胆管の狭窄が認められる (矢印)

と狭細部位がスキップして存在する症例もみられる (図2A). 体尾部限局の AIP では膵管狭細像が描出できず, 途絶様にみえる場合がある. また, 膵内腫瘤のパターンを呈するタイプでは膵管の変化は乏しいこともあり, 膵管像のみでの診断は難しく

なる.

胆管像に関しては，多くの症例で膵浮腫に伴う膵内胆管の狭窄が認められる（図 2B）．また，AIP に合併する硬化性胆管炎のため膵外胆管にも狭窄像を認めることがあり，肝門部胆管で狭窄が強い傾向がある．造影上，膵外胆管に狭窄がない場合でも，管腔内超音波検査では胆管壁の肥厚を認める例が多い.

PET で膵癌と AIP を鑑別することは必ずしも容易ではないが，膵全体に病変が及んでいる場合や膵外病変が認められる場合は AIP を疑う根拠になる．

3）血液所見

高γグロブリン血症（≧ 2g/dL），高 IgG 血症（≧ 1,800 mg/dL），高 IgG4（≧135mg/dL），自己抗体陽性のいずれかが条件であるが，IgG4 の陽性率が最も高く，70 〜 95％と報告されている．

4）病理学的所見

リンパ球・形質細胞の著明な浸潤と線維化，閉塞性静脈炎が特徴とされ，AIP は病理学的には LPSP（lymphoplasmacytic sclerosing pancreatitis）と呼称される．これらの所見は手術検体では容易に確認されるが，針生検ではしばしば捉えられない．抗 IgG4 抗体を用いた免疫染色では IgG4 陽性の形質細胞が認められることにより，診断能が向上するが，採取した検体にある程度細胞浸潤が認められないと効果的ではない．

炎症性腸疾患を有する若年者に AIP 様の画像所見を呈する膵病変が認められることがあるが，痛みが強い，IgG4 高値の頻度が低い，など AIP とは異なる特徴がみられる．こうした症例では，病理学的にも LPSP と異なり膵管上皮への好中球浸潤が特徴とされ IDCP（idiopathic duct-centric chronic pancreatitis）と呼称される．基本的には AIP = LPSP であり，IDCP は AIP に含めないのが一般的である．

多彩な膵外病変をきたし，硬化性胆管炎，後腹膜線維症，硬化性唾液腺炎はそれぞれ 2 〜 3 割の患者に合併する．このほか，間質性肺炎，間質性腎炎，肺や肝臓の炎症性偽腫瘍，甲状腺機能低下，免疫性血小板減少，前立腺炎，などの報告がある．膵外病変は膵病変と異時性に出現することがあり，注意を要する．

3 治療

膵腫大や胆管狭窄は自然経過，あるいはドレナージのみで改善する場合もある．ただし，無治療例を長期経過観察すると膵病変や膵外病変の再燃，増悪はきわめて高率であり[3]，AIP の治療原則はステロイド内服である．

プレドニゾロン（プレドニン®）30 ～ 40mg/日から開始し，2 ～ 4 週間投与後に 2 週ごとに 5 mg 減量する．15mg 程度からは減量速度をゆっくりとし，最終的に 2.5 ～ 5 mg で維持する．中断すると再燃率は高まるため，現時点では維持療法は可能な限り続ける．

閉塞性黄疸例でステロイド投与前に胆道ドレナージを行うか否かについては，非感染合併例では不要との意見もある．しかしながら，細菌性胆管炎予防，すみやかな減黄効果，といった観点からドレナージを行うのが無難であり，一般的である．

ステロイド投与にて膵の腫大，胆管の狭窄，膵外病変は短期的にはほぼ全例改善する．内外分泌機能も早期に治療されれば回復が期待できる．しかしながら，長期的には 3 割程度に膵病変，膵外病変による再燃が認められ，明らかな再燃がない場合でも，膵の萎縮や膵石形成が徐々に認められるようになる例がある．

文献

1) Okazaki, K. et al.: J. Gastroenterol., 41 : 626-631, 2006
2) Finkelberg, D. L. et al.: N. Engl. J. Med., 355 : 2670-2676, 2006
3) Hirano, K. et al.: Gut., 56 : 1719-1724, 2007

（平野賢二）

16) 膵癌

診断のポイント

1. 腹痛・背部痛や体重減少など非特異的な症状が多いため早期診断が困難であり，有症状時は進行癌であることが多い
2. 膵癌の危険因子は，糖尿病・膵嚢胞・慢性膵炎・喫煙・膵癌の家族歴などがある．早期診断には糖尿病より膵嚢胞が有用な可能性がある
3. CA19-9 は膵癌の早期診断には有用ではない

治療のポイント

1. 造影 CT・EUS が，遠隔転移・主要血管への浸潤の評価に有用であり，切除の適応を決定する
2. 遠隔転移例の標準治療は，塩酸ゲムシタビン（ジェムザール®）による全身化学療法である．局所進行例は，フルオロウラシル（5-FU®）を用いた放射線化学療法と塩酸ゲムシタビンによる全身化学療法のいずれかを選択する

1 疾患概念と病態

- 90 %が外分泌腫瘍である膵管癌である．
- 近年膵臓癌の頻度は増加しており，死因の第 5 位である．
- 年間罹患数・年間死亡数ともに約 20,000 人とほぼ同数であり，死亡率が高く，予後不良である．

2 診断

- 初発症状は，腹痛／背部痛（40 %）・黄疸（15 %）・体重減少（6 %）などあるが，早期診断には有用な特異的な症状はない．
- 有症状例での切除率は 20 %と低いが，無症状で診断された

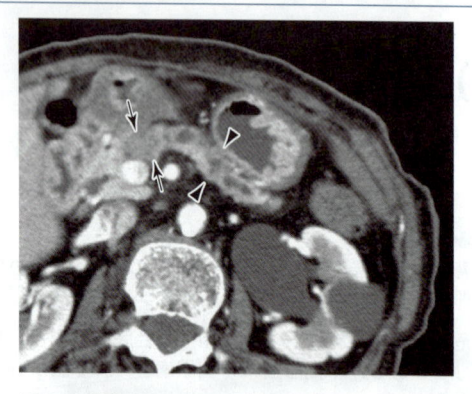

図1 ◆造影CT
膵頭部癌：膵頭部に造影効果の乏しい腫瘤（矢印）と尾側膵管の拡張（矢頭）

症例では40％の症例で切除可能であった．

- 血中膵酵素（アミラーゼ・リパーゼ・エラスターゼ）やCA19-9を含む腫瘍マーカーは膵癌の診断に役立つが，早期診断には有用でない．
- 画像診断では，腹部超音波検査（US）は侵襲がなく，膵癌診断のスクリーニングとして用いられるが，膵癌の診断における感度は低く，腫瘍自体の検出だけでなく，膵管の拡張・膵嚢胞の存在など副次所見から精査へまわすことが重要である．
- 膵癌の病期診断には，造影CT（図1）・超音波内視鏡（EUS）（図2）が有用である．
- 原発巣・リンパ節転移・遠隔転移の評価により進行度を診断する．膵癌取り扱い規約（表1）やUICCによるTNM分類が用いられている．
- 必要に応じて，MRCP（magnetic resonance cholangiopancreatography）・内視鏡的逆行性膵胆管造影検査（ERCP）・PETを組合わせて用いる．膵癌のスクリーニングによる早期診断は依然困難であり，高危険群の設定が課題である．
- 高危険群として最近注目されているのが，発症2年以内の新

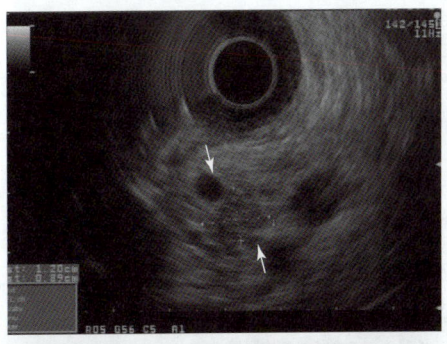

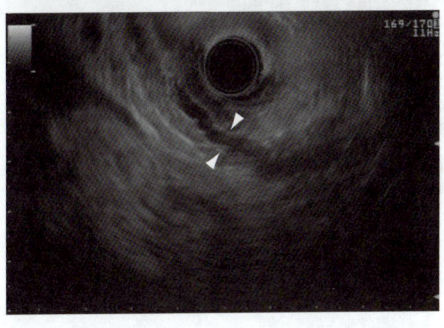

図2 ◆ EUS
膵頭部癌：膵頭部に低エコー腫瘤（矢印）と尾側膵管の拡張（矢頭）

規糖尿病・膵囊胞である．他にも慢性膵炎・膵癌の家族歴・喫煙などがあり，危険因子を複数有する場合は定期的なスクリーニングによる早期発見に努める．
- 当科361例の検討では，新規糖尿病による診断例の多くが進行癌であり，膵囊胞による診断例がより早期に診断可能であった．

表 1 ◆膵癌取り扱い規約 第 5 版

	M0			M1
	N0	N1	N2	
Tis	0			
T1	I	II	III	
T2	II	III	III	IVb
T3	III	III	IVa	
T4	IVa	IVa	IVb	

Tis：非浸潤癌
T1：腫瘍径 2 cm 以下，膵内限局
T2：腫瘍径が 2 cm を越え，膵内限局
T3：膵内胆管・十二指腸・膵周囲組織のいずれかに浸潤あり
T4：隣接大血管・膵外神経叢・他臓器のいずれかに浸潤あり

N0：リンパ節転移なし
N1：1 群リンパ節転移
N2：2 群リンパ節転移

M0：遠隔転移なし
M1：3 群リンパ節を含む遠隔転移あり

3 治療

病期診断に基づいて治療を選択する（図 3）.

1) 切除

- 現時点では外科的切除が唯一根治を期待できる治療法である．遠隔転移のない例・主要血管（腹腔動脈・上腸間膜動脈）浸潤のない例が外科的切除の対象となる．
- リンパ節・神経叢隔清の拡大手術による予後改善については否定的な結果が出ている一方で，近年塩酸ゲムシタビンによる術後補助化学療法の臨床試験が行われ，その有効性が期待されている．

2) 切除不能進行例

① 局所進行例

フルオロウラシルを用いた放射線化学療法が標準療法とされていたが，近年塩酸ゲムシタビンによる全身化学療法も同等の成績が報告されており，現状では各施設の状況に応じて治療法が選択されている（**Part 2-1**）参照）.

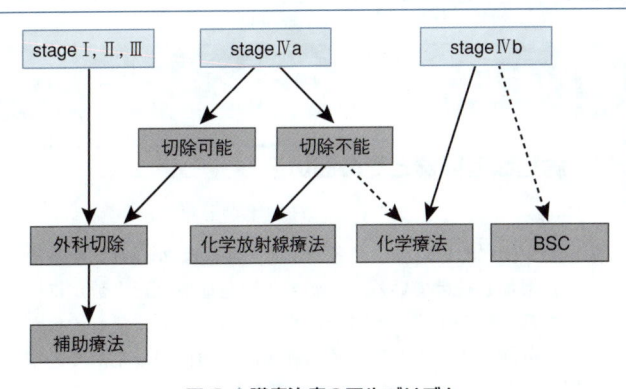

図3 ◆ 膵癌治療のアルゴリズム
文献3より

② 遠隔転移例

塩酸ゲムシタビンによる全身化学療法が世界的な標準療法である．わが国では2006年よりS-1（ティーエスワン®）が保険適応となり，塩酸ゲムシタビンとの併用療法・塩酸ゲムシタビン無効例での二次治療として期待されている．

3) 予後

- 切除例でも再発率が高く，5年生存率は癌取り扱い規約によるstage Ⅰで50％，stage Ⅱで40.7％，stage Ⅲで18.8％，stage Ⅳaで9.9％，stage Ⅳbでは2.0％と予後不良である．
- 切除不能進行膵癌の予後はさらに悪く，局所進行癌で6〜12カ月，遠隔転移例で3〜6カ月とされている．有効な化学療法の開発により徐々に改善はしているが，依然不良である．

文献

1) Burris, H. A., 3rd et al.: J. Clin. Oncol., 15: 2403-2413, 1997
2) Oettle, H. et al.: Jama., 297: 267-277, 2007
3) 日本膵臓学会膵癌診療ガイドライン作成小委員会:「科学的根拠に基づく膵癌診療ガイドライン2006年版」: 金原出版, 2006

（中井陽介）

日常臨床のポイント

40. 膵癌高危険群とその囲い込み

1) 概要

わが国における膵癌患者の年間発症数は 20,000 人を越え，確実に増加し続けている．しかも年間発症数と死亡数がほぼ同じである事実が示すように，消化器癌のなかでは最も治癒が難しい．危険因子が不明のために膵癌高危険群の設定ができず，早期発見が難しいことがその一因である．

今まで報告されてきた高危険因子は，遺伝性膵炎，膵癌家族歴（膵癌多発家系），慢性膵炎，喫煙，糖尿病である[1]．このうち相対危険率が約 50 倍と最も高い遺伝性膵炎はまれであり，また喫煙，糖尿病は危険因子としては 2 倍程度とリスク比が低く，膵癌早期発見のためにはさらなる危険因子の探索が必要である（表1）．なお，糖尿病に関しては最近 2 年以内の新規発症に限ればリスク比が上昇すると再検証が行われている[2]．

最近注目されている高危険群は，膵嚢胞・IPMN (intraductal papillary mucinous neoplasm) である[3]．

2) 膵嚢胞経過観察による膵癌発生

膵癌にて高頻度に異常が認められる *K-ras* 遺伝子変異が膵液中に認められる膵嚢胞性病変に着目し，膵癌高危険群候補として経過を観察してきた．

① 対象

膵嚢胞および経過観察可能（悪性病変の可能性が低く切除不要）と診断された分枝型 IPMN 計 197 例である．背景は，男女比 1：1，平均年齢 65（24 ～ 87）歳，IPMN（膵管と交通が認められた嚢胞）対嚢胞比 2：1，平均嚢胞径 18mm，嚢胞数は単発 114 例，多発 83 例であった．

② 膵癌発生率

平均 3.8（最長 10）年の経過観察期間中，197 例中 7 例に膵癌の発生を認めた．経過観察後平均 3.5（1.2 ～ 5.1）年で発見され，膵癌診断時の年齢は平均 72（68 ～ 84）歳，男女比 6：1，IPMN と嚢胞の分類にて発生率に差を認めず，年率換算 0.95 %

表 1 ◆ 膵癌危険群

① ハイリスク	遺伝性膵炎，膵癌家族歴，慢性膵炎
② 中等度リスク	喫煙，糖尿病
③ 最近注目されているリスク	膵嚢胞・IPMN，最近（2年以内）発症した糖尿病

の発癌率で予測値 0.042％ の 22 倍と高率であった．

③ 発生した膵癌の特徴

経過中に発見された膵癌 7 例中 1 例は TS1 膵癌，2 例は T1 早期膵癌であった．このうち少なくとも 2 例では，元来存在した膵の嚢胞性病変とは離れた部位に膵癌が発生していた．膵癌発生 7 例について Cox 比例ハザードモデルによる解析を行ったが，年齢以外に膵癌発生症例に関連する特異的な因子は認められなかった．

以上のように，膵嚢胞症例群（IPMN のみならず膵嚢胞を含めて）は膵癌の高危険群であり，経過観察が膵癌早期発見につながる．

文献
1) 日本膵臓学会膵臓診療ガイドライン作成小委員会 編：「科学的根拠に基づく膵癌診療ガイドライン（2006 年版）」，金原出版，2006
2) Pannala, R. et al.: Gastroenterology, 134：981-987, 2008
3) Tada. M. et al. Clin. Gastroenterol. Hepatol., 4：1265-1270, 2006

（多田　稔）

41. 膵癌に対する手術適応―外科の立場から

浸潤性膵管癌（膵癌）は癌細胞の増殖・浸潤・転移能などの生物学的悪性度が高いことに加え，膵臓の臓器特性や解剖学的局在性も要因となり，予後不良な難治性癌の代表である．

この膵癌において，治癒が目指せる治療手段は外科切除のみである．2006 年に出版された膵癌診療ガイドラインでは，「stage

Ⅳaまでの膵癌には,根治を目指した手術切除療法を行うことが進められる(グレードB)」とされている.

1) 外科手術の適応

この推奨度の根拠となった厚生労働省今村班の研究は,「膵癌取扱規約第5版」におけるA+(上腸間膜動脈や総肝動脈などの主要動脈浸潤)症例は除外されていることに注意が必要である.すなわち切除可能膵癌症例のなかで,動脈切除なしに,治癒切除(=R0)ができるstage Ⅳa症例までが手術適応と理解すべきである[1].

膵癌手術療法に消極的な欧米と異なり,わが国ではリンパ節広範郭清を伴う拡大手術にて,膵癌治療成績の向上を試みてきた経緯があるが,厚生労働省二村班の拡大手術の意義を問う臨床研究の結果,定型的拡大リンパ節郭清手術の有用性を証明するには至らなかった[2].

2) 薬物療法

膵癌治療において塩酸ゲムシタビン(ジェムザール®)の出現以降,化学療法や分子標的療法への注目は高まっているが,治癒切除(R0)の成績には遠く及ばない.逆に局所癌遺残症例(R2)は,非切除の治療成績と有意差なく,このような症例に安易に手術をしてはならない.しかし,治癒切除を目指した結果,R1になっても非切除より長期生存することが知られている.さらに,最近の臨床研究(CONKO-001試験や厚生労働省小菅班)では,術後補助化学療法が手術成績を向上させる(無再発生存期間をおよび全生存期間を延長させる)と報告しており,今後は,手術適応膵癌に対する治癒切除+術後補助化学療法が標準治療となっていくと思われる(現在,膵癌診療ガイドラインの改訂が進行中)[3].

日常臨床で遭遇する膵癌の大半はstage Ⅳ進行癌であり,治癒切除できる症例は事実少ないが,治癒切除が唯一,長期生存が期待できる治療手段である以上,stage Ⅳa局所進行膵癌までは治癒切除をチャレンジすべきである.外科医の立場では,内科に診断いただいた手術適応膵癌に対して,極力局所癌遺残のない治癒切除を工夫努力して,術後化学療法までを安全に施行することが責務であると考える.内科医には,治癒・長期生存の可能性のある手術適応膵癌は,ぜひ,われわれ膵臓外科への

ご紹介をお願いしたい.

文献

1) Imamura, M. et al.: Surgery, 136 : 1003-1011, 2004
2) 梛野正人, 二村雄次:「膵癌治療―最近の動向 拡大手術は生存率向上に寄与するか?」, 日外会誌, 107 : 173-176, 2006
3) Oettle, H. et al.: JAMA, 297 : 267-277, 2007

(飛田浩輔, 今泉俊秀)

42. 膵癌合併症(胆管・十二指腸狭窄)への対応

非切除膵癌の QOL は不良であり,その原因ともなる胆管・十二指腸狭窄の治療はなるべく低侵襲に行われるべきである.この観点からは内視鏡的治療が推奨される.合併症のコントロールにより化学療法が可能となり,予想外に長期の生存期間が得られることがあるので,膵癌患者を診るうえでは合併症コントロールのスキルをもつ必要がある.

1)胆管狭窄

胆管狭窄では下記2点がポイントである.
① 内視鏡的な CMS(covered metallic stent)の留置が第一選択
② 逆行性感染と胆管ステントの屈曲に注意

膵癌の場合肝門部胆管閉塞例は稀であり,中下部胆管の閉塞が殆どであるため,低侵襲で一期的に内瘻化が可能な内視鏡的ドレナージがファーストチョイスである.使用するステントは,CMS が推奨される[1].1990年代にプラスチックステント(plastic stent:PS)よりも UMS(uncovered metalic stent)の開存期間が長いことが報告されたが,現在では CMS がより長いとされている[2)~4)].これは,膵癌では UMS の閉塞原因で腫瘍ステント内増殖(tumor ingrowth)が多いからであると考えられる.CMS では閉塞以外の合併症が増加するといわれており,その予防が重要であるが,この点については日常臨床のポイント6 を参照されたい.

膵癌のステント留置では消化管狭窄も伴うことがあり,その

ような例では逆行性感染が多い．特に乳頭よりも肛門側の狭窄が明らかな場合には高率に逆行性感染を惹起するので，乳頭括約筋機能が失われるステンティングは困難である．膵癌に特徴的なことは，胆管屈曲が高度な症例が存在することである．このような症例に胆管軸方向への伸展力（axial force）が強いWallstentのシリーズを使用するとステントの上端で胆管がステントの屈曲することがある．このような症例では胆管軸方向への伸展力の弱いステント（ComVi stentなど）を使用するべきである．

2) 十二指腸狭窄

十二指腸狭窄では下記2点がポイントである．
① 内視鏡的ステント留置は有効であるが保険適応外である
② ステントの長所はPS不良例でも有効であることと，食事開始が早いこと

十二指腸狭窄は膵癌の9～23％でみられる[5)6)]．通常は開腹下にバイパス手術を施行するが，それが発現するのは膵癌が高度に進行した状態であり，生命予後が不良なことが多い．そのためより低侵襲で，効果発現の早い治療が求められ，従来の胃空腸吻合術に代わりステント留置術が行われるようになっている．

わが国では保険適応外であるので，限られた施設で，臨床試験として施行されているのが現状である．現在，最も使用しやすいのは内視鏡の鉗子孔からステントを出すtype（through the scope type）で順応性が高いNiti-S stent, Pyloric type（Taewoong社製，韓国）と考えられる．内視鏡のチャンネル内を通過可能なので，十二指腸の水平部よりも肛門側でも使用可能である．しかし，外科的なバイパス術と比較した大規模なRandomized studyは存在しないので，どちらがよいかの結論はついていない．PSのよい症例では特に迷うが，耐術困難なPS不良例ではステントの方がよいと考えられる．最近では胆管・十二指腸ステントの同時留置も可能となってきた[7)]．その場合には，十二指腸ステントを通過して処置を行うと逸脱やステント破損が起きることがあるので，できるだけ胆管ステントを先に留置する．

文献

1) 胆道癌診療ガイドライン作成出版委員会 編：「エビデンスに基づいた胆道癌診療ガイドライン 第1版」, 106-111, 医学図書出版, 2007
2) Prat, F. et al.: Gastrointest. Endosc., 47 : 1-7, 1998
3) Isayama, H. et al.: Gut., 53 : 729-734, 2004
4) 伊佐山 浩通 ほか：「中下部胆道閉塞例に対する胆道ステンティングー疾患別の留置成績と治療戦略ー」, 胆と膵, 28 : 241-246, 2007
5) Gouma, D. J. et al.: Ann. Oncol., 10 : S269-272, 1999
6) Conio, M. et al.: Clin. Rev. Oncol. Hemat., 37 : 127-135, 2001
7) 前谷 容：「十二指腸狭窄合併例に対する胆道・十二指腸 ダブルステンティング」, 胆と膵, 28 : 293-298, 2007

(伊藤 由紀子)

17) IPMN

診断のポイント
① 悪性頻度の違いにより，主膵管型と分枝型に分類される
② 通常発育は緩徐で主病変から上皮内癌を経て浸潤癌へ変化する
③ 主病変から離れた部位に通常型膵癌が発生することがある

治療のポイント
● 良悪性の鑑別診断に確実な指標はないが，国際診療ガイドラインにより切除基準が提案された
  ・有症状例（膵炎など）
  ・主膵管型
  ・分枝型で壁在結節を有する場合，主膵管径 10mm ≧，囊胞径 > 30mm

1 疾患概念と病態

1) 概念

膵管上皮に発生する膵腫瘍で，病理学的には腺腫，癌を包括する．1980年大橋らにより大量の膵管内粘液貯留による十二指腸乳頭の腫大，乳頭開口部の開大，乳頭開口部からの粘液の排出，主膵管の拡張を特徴とする"粘液産生膵腫瘍"として報告，提唱された[1]．名称には変遷があり，IPMT（intraductal papillary mucinous tumor）を経て，現在ではIPMN（intraductal papillary mucinous neoplasm）となった．

2) 分類

悪性頻度の違いにより，腫瘍の主座が主膵管に存在して著明な主膵管の拡張を呈する主膵管型と，膵管二次分枝より末梢に存在して囊胞状の分枝膵管の拡張を伴う分枝型に分類される（図1）[2)3)]．純粋な主膵管型はまれで分枝型が多い．主膵管型は分枝型と比較して悪性例が多い．

A) 主膵管型　　　　B) 分枝型

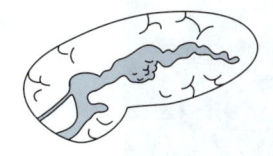

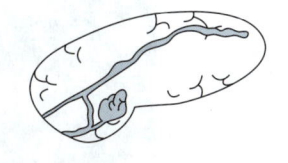

図1 ◆主膵管型，分枝型 IPMN シェーマ

3) 病態

通常進行は緩徐で，主病変から上皮内癌（intraductal papillary mucinous carcinoma : IPMC）を経て浸潤癌へ変化する，adenoma-carcinoma sequence に該当する．また，浸潤癌化しても通常の膵癌とくらべると予後がよい．一般的には IPMN の病態は大腸ポリープと類似する点が多く，大腸ポリープの膵臓版と捉えると理解しやすい．

4) 最近の注目点

IPMN 患者に進行が早く予後不良の普通の膵癌（通常型膵癌）も発生することが明らかになってきた[4]．

2 診断

無症状で検診や他疾患受診の際に，偶然腹部エコーや CT にて発見されることが多い．繰り返す膵炎症状が契機となることもある．重症膵炎発症例もまれであるが存在する．無症状でも膵管内の粘液鬱滞を反映してアミラーゼなど膵酵素の上昇を認めることが多い．CA199，CEA などの腫瘍マーカーは浸潤癌では上昇するが，腺腫では正常範囲，上皮内癌でも正常〜軽度上昇に留まることが多い．

1) 各種画像診断とその特徴

① 腹部エコー・CT にて主膵管の拡張または膵に囊胞を認めた場合は，核磁気共鳴胆管膵管撮像法（magnetic resonance cholangiopancreatography : MRCP）が病変全体像の把握に最も役立つ．

② 細かな壁在結節（murale nodule）の存在診断には超音波内

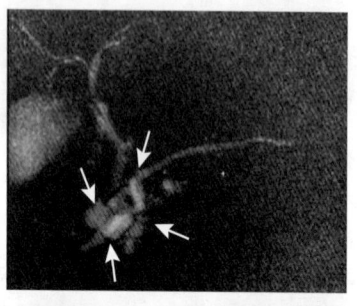

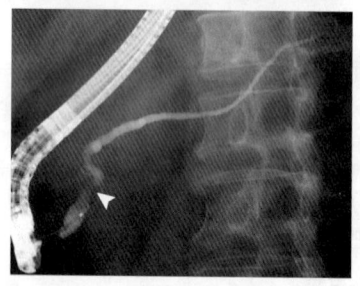

図2 ◆ MRCP, ERCP像
MRCPでは膵頭部にぶどうの房状の分枝膵管の拡張を認める．ERCPでは粘稠な粘液（透亮像の部分）によりこの部分は描出されていない

視鏡（endoscopic ultrasonography：EUS）が有用である．
③ 内視鏡的逆行性膵胆管造影（endoscopic retrograde cholangiopancreatography：ERCP）では，乳頭部の所見と造影像（主膵管のびまん性拡張や囊胞状に拡張した分枝膵管とその中の透亮像）が特徴的であるが，粘稠な粘液により必ずしも全体像は得られない（図2）．
④ 膵液採取で細胞診を補助診断に用いる．膵液中の $K\text{-}ras$ 遺伝子解析では，約60％の症例でこの遺伝子変異が陽性となるが，良悪性の鑑別の指標にはならない．
⑤ 切除断端決定のためには主膵管進展範囲の評価が重要となるが，管腔内超音波（intraductal US：IDUS），膵管鏡が有用である．膵管鏡によるいくら状腫瘍は典型的な腫瘍像

表1 ◆ IPMNの切除基準

有症状例	膵炎など
主膵管型	通常主膵管が10mm以上に拡張し，拡張膵管内に腫瘍性隆起である壁在結節を認める
分枝型	① 壁在結節が存在する ② 主膵管径≧10mm ③ 嚢胞径＞30mm

である．

2) 鑑別診断

慢性膵炎と病態，形態（特に主膵管型）が類似することがあり，鑑別には注意を要する．まれに膵石合併症例，仮性嚢胞と鑑別を要する症例がある．

他の嚢胞性膵腫瘍，特に粘液性嚢胞腺腫，漿液性嚢胞腺腫とも鑑別を要する．

3 治療

予後良好で，無症候性分枝型を中心に経過観察でよい例は多い．しかし良性，悪性の区別は実際には難しく，切除してから明らかになることもある．

1) ガイドラインによる切除基準

現在のところ良悪性の鑑別に決定的な指標はないが，2006年にIPMN・MCN国際診療ガイドラインが刊行され，切除対象の参考とされる[3]．有症状例（膵炎など），主膵管型（通常，主膵管が10mm以上に拡張し，拡張膵管内に腫瘍性隆起である壁在結節を認める），分枝型のうち ① 壁在結節が存在する，② 主膵管径≧10mm，③ 嚢胞径＞30mm，では病理学的に悪性（上皮内癌を含む）症例が多く，手術適応とされている（表1）．ただし嚢胞径に関しては ①，② と比較して重要な因子ではないとの議論も多い．病変は膵頭部に多く侵襲の大きな膵頭十二指腸切除術となる場合，特に高齢者・他疾患合併者では切除について事前に十分なインフォームドコンセントが求められる．

2) 予後

予後は通常発育が遅く浸潤や転移が少なく，腺腫～上皮内癌

にて切除された場合は5年生存率90％以上と良好である．浸潤癌では予後不良となるが，それでも通常の膵癌より進行が遅いことが多い．嚢胞状に拡張した膵管上皮由来の発癌（いわゆるIPMN由来膵癌）のみならず，嚢胞とは離れた部位に発生する予後不良の通常型膵癌が発生する，別の発癌形式があることが認識されてきた[4]．このような，浸潤癌は嚢胞壁に隆起病変が出現し悪性化するIPMN由来癌と異なり，発見は難しく，かつ進行は早いと推定され，このタイプの悪性化があることを十分に念頭におき，経過をみる必要がある．

3）他臓器疾患

高齢者が多いためか，膵以外の他臓器悪性腫瘍の合併が多い可能性が指摘されており，重複癌に注意に要す．

文献

1) 大橋計彦 ほか：「粘液産生膵癌の4例」，Progress of Digestive Endoscopy, 17：261-264, 1982
2) 池田靖洋 編：「消化器病セミナー 79 粘液産生膵腫瘍（膵管内乳頭腫瘍）―診断と治療の進歩」，ヘルス出版，2000
3) Tanaka, M. et al.：Pancreatology, 29：17-32, 2005
4) Tada, M. et al.：Clin. Gastroenterol. Hepatol., 4：1265-1270, 2006

（多田　稔）

18）その他の膵嚢胞性腫瘍

診断のポイント

1. 画像診断の進歩により無症状の膵嚢胞の発見頻度が増加している．これらは貯留嚢胞や仮性嚢胞などの非腫瘍性嚢胞と腫瘍性嚢胞に分類される
2. 嚢胞性腫瘍の多くは良性であるが，悪性化の可能性を有する例や悪性の例もあり正確な診断が求められる
3. 画像所見だけでなく年齢・性も鑑別診断に非常に重要である

治療のポイント

1. 腹痛や閉塞性黄疸など有症状例では外科的切除が行われる
2. 無症状でも悪性化の可能性の高い MCN，SPN では全例切除の対象となる．SCN は基本的に経過観察でよい

1 疾患概念と病態

膵嚢胞性腫瘍で最も頻度が高いのは分枝型 IPMN である．IPMN 以外で比較的多く遭遇するものに粘液性嚢胞腫瘍（mucinous cystic neoplasm：MCN），漿液性嚢胞腫瘍（serous cystic neoplasm：SCN），SPN（solid pseudopapillary neoplasm）がある（表1）．その他には，悪性腫瘍では膵管癌・腺房細胞癌・内分泌腫瘍などの嚢胞変性したもの，良性腫瘍ではリンパ上皮性嚢胞，膵内副脾の類上皮嚢胞，血管腫，リンパ管腫，奇形腫などがあるがいずれもまれである．

2 診断

US，CT，MRI（MRCP）が診断に有用である．EUS や ERCP は侵襲的であり精密検査として位置づけられている．

表 1 ◆代表的な膵嚢胞性腫瘍の比較

	分枝型IPMN	MCN	SCN	SPN
性	男性に多い	95%以上女性	60～70%女性	女性に多い
好発年齢	60～70代	40～50代	40～70代	20～30代
嚢胞性腫瘍での頻度	最多	比較的多い	比較的多い	比較的まれ
好発部位	膵頭部	膵体尾部（>95%）	特になし	特になし
被膜	なし	あり	なし	あり
石灰化	なし	稀に皮膜にあり	稀に中心部にあり	30%にあり
形態	ぶどうの房状	夏みかん状	蜂巣状（まれにsolid variant, macrocystic variantあり）	充実部分と嚢胞の混在した類円形腫瘤
嚢胞の構造	cyst by cyst	cyst in cyst		
膵管との交通	あり	まれ	まれ	まれ
主膵管	正常あるいは拡張	正常か圧排	正常か圧排	正常か圧排
卵巣様間質	なし	あり	なし	なし
悪性化	あり	あり	非常にまれ	あり
治療法	ハイリスク例のみ切除	切除	経過観察	切除

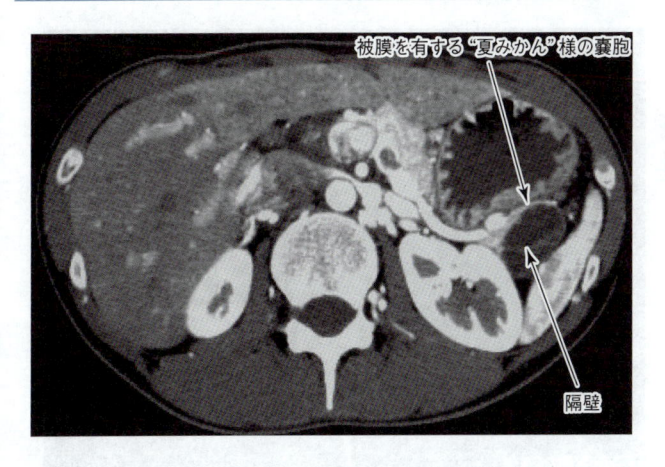

図1 ◆ MCN の CT 像

(画像注記: 被膜を有する"夏みかん"様の嚢胞／隔壁)

1) MCN（図1）

MCN は IPMN とともに粘液を産生する腫瘍であり, 以前は混同されていたが, 現在は別の疾患とされている. 両者は予後や治療方針が異なるため鑑別が重要である.

形態的には, IPMN の"ぶどうの房"状の形態に対し, MCN は厚い線維性の被膜に覆われた"夏みかん"様の嚢胞であり, 通常膵管との交通はない.

組織学的には"卵巣様間質"の存在が MCN に特徴的な所見である. IPMN は高齢男性の膵頭部に多く, MCN はほぼ全例中年女性の膵体尾部に発生する. 男性で膵頭部の嚢胞の場合は MCN を否定してよい. MCN の場合一見単房性嚢胞にみえても EUS で嚢胞の内腔に向かって凸に存在する小嚢胞 (cyst in cyst) が検出される場合があり, 診断に有用である.

2) SCN（図2）

グリコーゲンを含む細胞で構成される微小嚢胞が蜂巣状に集簇 (microcystic type) する多房性嚢胞腫瘍である. 造影 CT で隔壁が蜂巣状に濃染される (honeycomb appearance). CT や US では液体成分が目立たず, 一見充実性腫瘍のようにみえることもあるが, MRI の T2 強調画像では液体成分を反映して著名

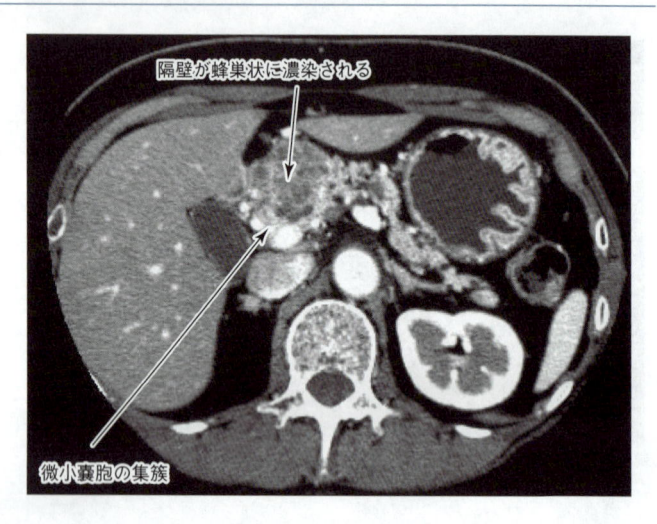

図2 ◆ SCN の CT 像

(画像内注記: 隔壁が蜂巣状に濃染される／微小嚢胞の集簇)

な高信号を呈する．

最近は大きな嚢胞で構成されている macrocystic variant や，極小の嚢胞で構成され完全に充実性腫瘍にみえる solid variant などの存在も明らかになった．macrocystic variant は MCN と，solid variant は内分泌腫瘍との鑑別が重要である．

3) SPN

線維性被膜で覆われた壊死傾向の強い充実性の腫瘍で，充実性部分と嚢胞性部分からなる．嚢胞の成因は腫瘍中心部の出血壊死による．石灰化を伴うことが多く，圧倒的に若年女性に多い．

3 治療

1) MCN

全例切除適応である．MCN はすべて悪性化の可能性を有し，また比較的若年に発症するため余命は長く発癌の危険性は大きい．癌化した場合の完全切除率はきわめて低く予後も不良である．また，通常は膵体尾部切除で済むことから比較的容易で合併症が少ない．さらに IPMN と異なり，完全切除後は再発はな

くフォローも不要である．

2) SCN

基本的に経過観察である．SCN の悪性例は 20 例ほど報告があるのみで，悪性化はきわめてまれと考えられている．緩徐に増大することが多く，腹痛や総胆管を圧排して閉塞性黄疸などの症状を呈する場合や，MCN などとの鑑別困難例では切除の適応となる．4 cm を超えると増大速度が速くなり症状が出やすくなること，悪性率が高くなるということで 4 cm 以上を切除適応とする施設もある．

3) SPN

悪性例が 5％ほどあり，無症状であっても**手術が原則**である．生物学的な悪性度は低く，肝転移を伴う症例であっても転移巣も含めた手術で長期生存が得られる例も少なくない．

文献

1) 国際膵臓学会ワーキンググループ：「IPMN/MCN 国際診療ガイドライン 日本語版・解説」：医学書院，2006
2) Brugge, W. R. et al.： N. Engl. J. Med., 351 ： 1218-26, 2004
3) Khalid, A. et al.： Am. J. Gastroenterol., 102 ： 2339-49, 2007
4) 大橋計彦，山雄健次 編：「膵嚢胞製疾患の診断」：医学書院，2003

（松原三郎）

19) 膵内分泌腫瘍・腺房細胞癌

診断のポイント

❶ 症候性膵内分泌腫瘍は症状から本疾患を疑うことが大切
❷ 膵内分泌腫瘍，腺房細胞癌とも血管造影や CT 造影早期相で濃染することが多い．小さい腫瘍の検出には EUS が有用
❸ インスリノーマ，ガストリノーマの局在を同定するにはそれぞれカルシウム，セクレチン選択的動脈内注入法が有用

治療のポイント

❶ 治療は可能であれば手術．膵内分泌腫瘍は肝転移例でも肝移植を含めた積極的手術で良好な成績の報告もある
❷ 手術不能の場合は延命を目的とした化学療法が行われ，フルオロウラシル（5-FU®）などが用いられる
❸ 膵内分泌腫瘍では過剰ホルモンによる症状を抑制するには酢酸オクトレオチド（サンドスタチン®）が有効

1 疾患概念と病態

1）膵内分泌腫瘍

　膵内分泌腫瘍は産生するインスリン，ガストリン，グルカゴンなどの過剰なホルモンによる症状を呈する症候性と，症状を呈さない無症候性に分類される．治療は外科的切除，化学療法および過剰ホルモンによる症状をコントロールするためのサンドスタチン®投与がある．

2）腺房細胞癌

　腺房細胞癌は膵腺房細胞由来の腫瘍である．リパーゼなどの膵外分泌酵素を産生し，全身の皮下脂肪壊死や関節障害を合併することがある．

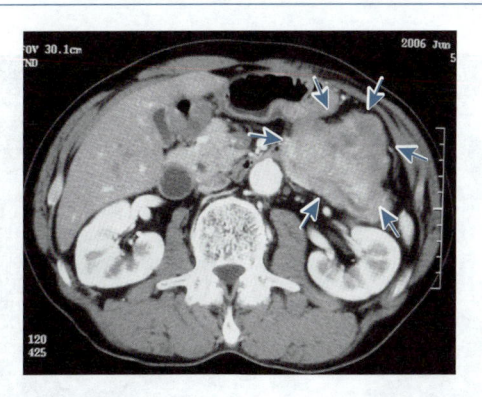

図1 ◆膵内分泌腫瘍
膵体尾部のCT造影早期相で不均一に濃染する腫瘍

2 診断

1）膵内分泌腫瘍

　症候性腫瘍は症状から本疾患を疑うことが大切である．インスリノーマの空腹時低血糖症状，ガストリノーマの難治性，多発性消化性潰瘍などである．本症を疑ったら空腹時血中インスリン／血糖値，ガストリン値などを測定しスクリーニングする．家族歴から多発性内分泌腫瘍1型（MEN1）が疑われる場合も同様である．

　画像診断的特徴は浸潤傾向に乏しい境界明瞭な腫瘍で，多血性腫瘍であることを反映して血管造影やCT造影早期相で濃染することが多い（図1, 2）．内部が石灰化，囊胞変性することもある．血管造影やCTで描出困難な小さい腫瘍もEUSなら検出可能なことがある．MEN1に合併するインスリノーマ，ガストリノーマは多発することがありうるが，これらの微小腫瘍，多発性腫瘍の局在を同定するにはそれぞれカルシウム，セクレチン選択的動脈内刺激薬注入法が有用である[1]．

2）腺房細胞癌

　通常型膵癌とくらべ黄疸などの症状が出にくい．腫瘍の増大に伴う腹部膨満感，食欲低下などが主訴となる．膨張性に発育し内部に出血や壊死を伴うことから，画像的特徴は境界明瞭な

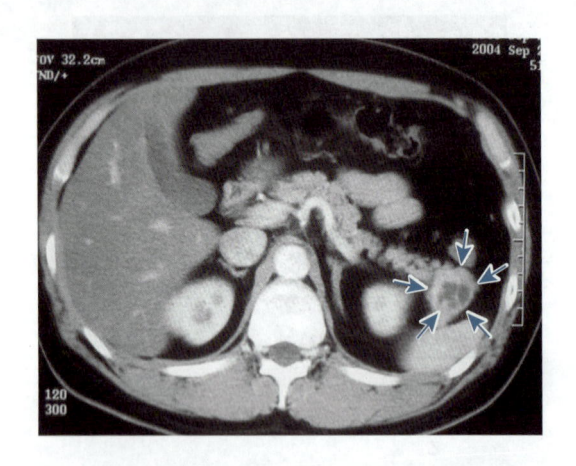

図2 ◆ 膵内分泌腫瘍
膵尾部の CT 造影早期相で不均一に濃染する腫瘍．内部が囊胞変性している

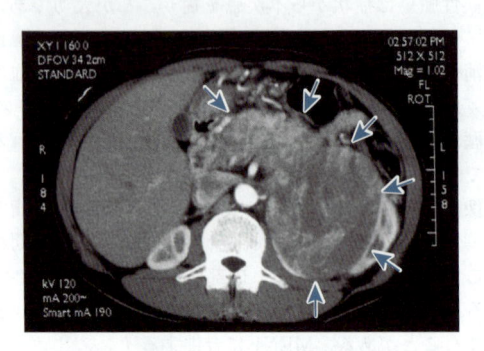

図3 ◆ 腺房細胞癌
膵体尾部の動脈相にて不均一に濃染する巨大腫瘤．周辺臓器に対して浸潤性に乏しく膨張性に発育している

大きな腫瘤で，内部に囊胞成分がみられることもある．膵内分泌腫瘍同様多血性で血管造影や CT 造影早期相で濃染することが多いとされている（図3）．

3 治療

1）膵内分泌腫瘍

① 外科手術
治療は可能であれば手術が選択され，肝転移例でも肝移植を含めた積極的手術で良好な成績の報告もある[2]．

② 化学療法
切除不能の場合は延命を目的とした化学療法が行われ，フルオロウラシル（5-FU®）などが用いられる[3]．広範な肝転移例に対しては肝動脈塞栓術が症状緩和のため有効なこともある．

③ 症状のコントロール
過剰ホルモンによる症状をコントロールするために，サンドスタチン® 100μgの投与が有効である[4]．

2）腺房細胞癌
有効な化学療法，放射線療法は確立されておらず，切除可能であれば外科治療が優先される．

文献
1) Imamura, M. et al.: Ann. Surg., 205: 230-239. 1987
2) Sarmiento, J. M. et al.: J. Am. Coll. Surg. 197: 29-37. 2003
3) Moertel, C. G. et al.: N. Engl. J. Med., 326: 519-523. 1992
4) Maton, P. N. et al.: Dig. Dis. Sci., 34: 28S-39S, 1989

（戸田信夫）

日常臨床のポイント

43. 画像診断による膵腫瘍の鑑別

　膵の充実性腫瘍の多くは手術適応になるが嚢胞性腫瘍はしばしば経過観察されるので，両者の区別は重要である．嚢胞性腫瘍は，非造影CTにて内部が水の吸収値を示すこと，MRIのT2強調像にて非常に強い高信号を示すこと，が特徴である．充実性腫瘍に内包された嚢胞や随伴する嚢胞を除外するため，壁が薄く均一であることを確認したい．嚢胞性腫瘍のうち漿液性嚢胞腫瘍は増強効果を示す膵腫瘤のなかでは珍しく良性なので，他との区別が重要である．網目状の壁構造と，壁に沿って走行する腫瘍血管がヒントになる．膵管内乳頭粘液性腫瘍（IPMT）や粘液性嚢胞腫瘍（MCT）など他の嚢胞性腫瘍のおのおのを区別することも無駄ではないが，むしろ壁在結節や浸潤癌合併の有無の方が重要である．壁在結節の検索は造影CTやMRIでも可能だが，不明確な場合はEUSが有用である．嚢胞性腫瘍と鑑別を要する非腫瘍性病変の代表は仮性嚢胞で，急性膵炎の既往や画像所見の推移がわかっていれば診断は容易だが，嚢胞の乳頭側に腫瘍が隠れていないか検索する習慣をつけるとよい（図1）．

　充実性膵腫瘍の画像は，vascularityと，主膵管に与える影響とに注目して読影する．vascularityはダイナミックCT/MRIの造影早期相にて，膵実質より白ければ多血性，黒ければ乏血性，とみなす．主膵管に与える影響は，結節より上流（膵尾部側），結節近傍，結節より下流（乳頭側）の三領域について，拡張や狭窄の有無を評価する．主膵管が拡張した領域については，膵実質萎縮の有無にも注目する．乏血性結節のなかで最も重要な通常型膵癌（図2）においては，結節近傍で主膵管が強く狭窄するので上流の主膵管は拡張し膵実質は萎縮する．腫瘍に囲まれた動脈の鋸歯状変形や途絶は特徴的で，他との鑑別に役立つ．一方，限局性自己免疫性膵炎は同様に乏血性となりうるが，膵癌に比して主膵管狭窄の程度が弱いため上流の主膵管拡張や膵実質萎縮はより軽微で，動脈も狭窄しない．ERCPやMRCPで

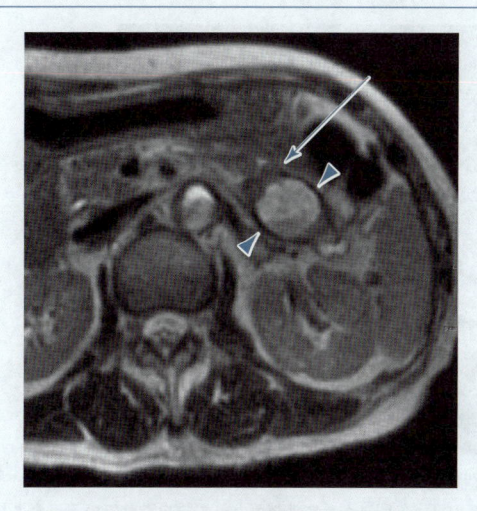

図1 ◆ 膵癌に随伴する仮性囊胞

MRIのT2強調像にて膵尾部の仮性囊胞の壁は低信号を（矢頭）を示しているが，その乳頭側には淡い高信号を示す不整な部分（矢印）が認められ，膵癌に随伴する仮性囊胞であることがわかる

は病変内を貫通して開存する主膵管が確認できることがあり，duct penetrating signと呼ばれる．

多血性結節については，漿液性囊胞腫瘍と膵内副脾の除外が肝要である．漿液性囊胞腫瘍は充実性腫瘍と紛らわしいので，非造影CTやMRIのT2強調像・MRCPに注目する．膵尾部の多血性結節については膵内副脾の可能性があるので，リゾビスト造影MRIを追加する．造影前後のすべての撮像法にて脾実質と同様の信号ならば，副脾とみなす．残った多血性結節は内分泌腫瘍などを疑って手術適応となる．

膵腫瘍と紛らわしい病変として，膵に接するparagangliomaやGISTやリンパ節病変があがる．膵表面の動脈が膵と腫瘤の間を走行していれば，膵外腫瘤を疑う（図3）．一方，腫瘤に沿った膵実質のbeakがあれば，膵腫瘤である可能性が高い．

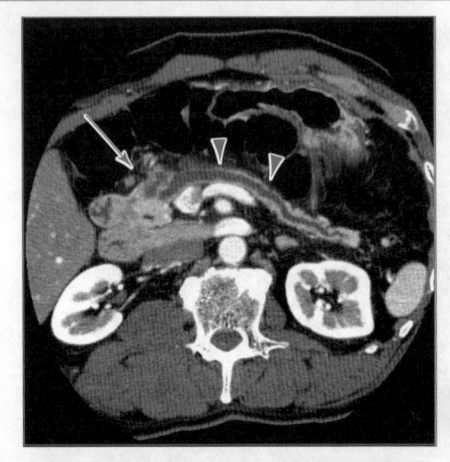

図2 ◆ 通常型膵癌
膵頭部の癌(矢印)が乏血性結節として描出されている．癌より上流の主膵管は拡張し膵実質は萎縮している(矢頭)

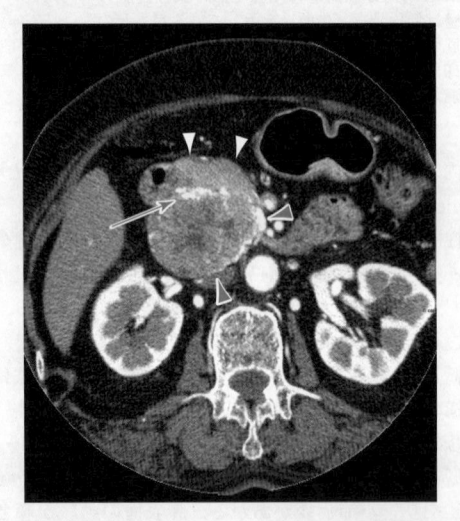

図3 ◆ 十二指腸 GIST
膵頭部(青矢頭)と腫瘤(白矢頭)の間に後上膵十二指腸動脈(青矢印)が走行しているので，膵外腫瘤であることがわかる

(赤羽正章)

20) 原発性硬化性胆管炎

診断のポイント

1. 胆道造影にて肝内外の胆管に狭窄性病変（通常は多発）をきたし、その原因が不明の場合に原発性硬化性胆管炎の診断がなされる。胆管病変は進行性に悪化する
2. 炎症性腸疾患との合併が4割程度に認められる。特に、若年患者では高頻度に合併する

治療のポイント

1. ウルソデオキシコール酸やベザフィブラートの内服により胆道系酵素の改善がしばしば認められるが、長期予後改善効果については明らかでない
2. 根治的な治療は肝移植しかないのが現状である

1 疾患概念と病態

　肝内，肝外の胆管が進行性に硬化・狭窄をきたし，胆汁の流出障害を起こす疾患である．このうち，原因が明らかでないものを原発性硬化性胆管炎（primary sclerosing cholangitis：PSC）と呼ぶ．胆管に硬化性，狭窄性病変があり，原因がはっきりしないと何でも PSC になってしまうという側面はあり，つい数年前までは，自己免疫性膵炎にしばしば合併する IgG4 関連硬化性胆管炎（IgG4-SC）も PSC として扱われていた．最近は IgG4-SC は PSC から除外されるようになったが，PSC がいくつかの異なった病態の症例が混ざったものである可能性は依然として高いものと思われる[1]．

　2003 年の全国調査では男女比はおよそ 5：3 である．好発年齢は 20 歳代と 60 歳代にピークがあり，欧米にはない高齢者の PSC が存在している点が興味深い．若年者の PSC には炎症性腸疾患（inflammatory bowel disease：IBD）の合併が多いが，

表 1 ◆ PSC の診断基準

1. あらゆる部位の胆管に生じた典型的な胆管造影の異常所見
2. 臨床像（IBD の病歴，胆汁うっ滞の症状）および血液生化学データ（半年以上にわたり ALP が 2～3 倍に上昇）
3. 二次性硬化性胆管炎の明らかな原因の除外
    a. AIDS の胆管病変
    b. 胆管悪性腫瘍（PSC 診断後は除外）
    c. 胆道の手術，外傷
    d. 総胆管結石
    e. 先天性胆道異常
    f. 腐食性硬化性胆管炎
    g. 胆管の虚血性狭窄
    h. floxuridine 動注による胆管障害や狭窄

高齢者の PSC において IBD の合併が少ないことが分かっており，PSC が heterogeneous な疾患であることをうかがわせる．

治療に関しては，確実に有効といえる薬物治療はなく，末期進行例については肝移植のみが唯一の治療であるが，移植後の再発は少なくない．

2 診断

1）診断基準

Mayo Clinic の最新の診断基準（表 1）が用いられることが多いが，いろいろな問題点がある診断基準である．この診断基準では IgG4-SC も PSC に含まれてしまうが，最近では PSC に含めないのが一般的となっている．

総胆管結石と硬化性胆管炎が合併している場合，総胆管結石が二次性硬化性胆管炎を引き起こしたか，PSC に伴う胆汁うっ滞の結果として総胆管結石ができたのかは厳密には区別できない．しかしながら，胆管結石再発を繰り返す患者をフォローしても硬化性胆管病変をきたす症例はまれであり，ほとんどは後者と思われる．また，胆管像に異常があれば ALP の高値を伴わなくても PSC と診断している施設が大半である．

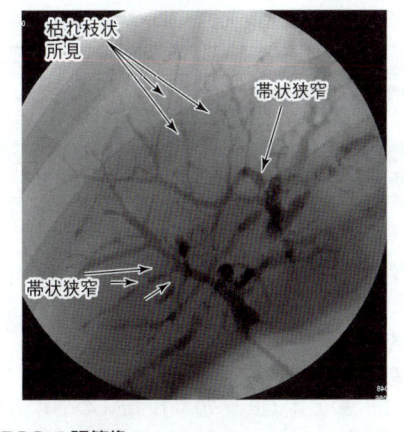

図1 ◆ PSC の胆管像
ERCP において，肝内胆管の多発する胆管狭窄像が認められる．枯れ枝状所見もみられる

2) 合併疾患

IBD，とりわけ潰瘍性大腸炎（ulcerative colitis : UC）の合併が多い．欧米での IBD 合併率は 75 % 程度と高率であるが，わが国では 37 % である．若年者には IBD 合併が多いが高齢になるに従い，IBD 合併は少なくなる．また，PSC を有する UC 患者は，大腸癌のハイリスク例であることが知られている．胆管癌の累積合併頻度は 10 % 程度であるが，早期診断が難しく，肝機能も低下していることから，治療に難渋する例が多い．

3) 画像所見

胆管像で帯状狭窄，数珠状狭窄，枯れ枝状所見，憩室様所見は PSC に比較的特徴的な所見である（図1）．ほとんどの症例で肝内胆管の病変が認められ，肝外胆管病変のみの症例は 5 % 程度である．ERCP により胆管像が得られれば診断には理想的であるが，多発狭窄病変があれば ERCP 後の感染リスクが懸念されるだけに実際には MRCP で代用される場合も少なくない．

4) 病理所見

胆管周囲の同心円状の線維化（onion skin fibrosis）は PSC の診断上有用な所見であるが，生検により確認できるのは 10 % 程度に過ぎない．肝生検例において特異的な所見は得られにくいため，PSC の診断に肝生検は必須とはいえないが，他疾患の除

表2 ◆ PSC の組織学的病期分類（Ludwig 分類）

Ⅰ期	炎症性変化が門脈域にとどまる病期
Ⅱ期	門脈域辺縁限界板の破壊性変化を伴う病期であり，慢性胆汁うっ滞所見を伴う．不完全な隔壁形成もみられる
Ⅲ期	門脈域と門脈域あるいは中心静脈を結ぶ隔壁形成がある
Ⅳ期	肝全体が再生結節で置換された肝硬変期

外，病期分類（Ludwig 分類，Stage Ⅰ-Ⅳ，表2）のために行われることが多い．

5）血液所見

報告により異常の頻度はかなり異なる．括弧内におおよその目安を記す．IgG の上昇（40 ～ 70％），IgM の上昇（25 ～ 50％），抗核抗体陽性（6 ～ 36％），好酸球上昇（30 ～ 40％），p-ANCA 陽性（わが国 13％，海外 60 ～ 70％）などが知られている．また，自験例では 50 歳以上の患者において IgE 高値が 80％に認められた．p-ANCA=MPO-ANCA と勘違いされやすいが，MPO-ANCA は p-ANCA の1つである．MPO-ANCA 単独の陽性率は p-ANCA 陽性率よりさらに低下する．

IgG4-SC との鑑別においては，血清 IgG4 の測定が最も有用であるが，PSC においても 9％で IgG4 が高値になるという報告もあり，IgG4 だけでは鑑別しきれない側面がある．

3 治療

1）内科的治療

薬剤は，ウルソデオキシコール酸（ウルソ®）が用いられることが多い．600 mg 分3 が標準的な投与方法であるが，高用量（30 mg/kg）の方が効果が高いとする報告が散見される．胆道閉塞患者には禁忌になるため，胆道閉塞起因の黄疸患者には使いづらい．

ベザフィブラート（ベザトール SR®）も胆道系酵素改善作用があり，よく用いられる．400 mg 分2 が標準的な投与法である．自験例でもベザフィブラートで胆道系酵素が正常化した症例があり，われわれはベザフィブラート，ウルソデオキシコール酸を併用している．しかしながら，ベザフィブラートの大規模試

験での検討はなく，長期成績はいまだ不明である．

また，ステロイドについては長期的な予後を改善させるとのエビデンスはなく，骨粗鬆症や代謝異常の副作用の面から使用は推奨されない．他の免疫抑制剤〔アザチオプリン（イムラン®），サイクロスポリン（サイロスポリンA®），メトトレキサート（メソトレキセート®）〕についても十分なエビデンスはない．

非手術的治療として，一時的な胆道ドレナージ，狭窄部のバルーン拡張，プラスチックステントの留置が有効なことがある．しかしながら，根本的な解決策ではなく，肝不全への進行を少しでも遅らせるという意味合いが強い．

その他，脂溶性ビタミンの補給，掻痒感の治療，骨粗鬆症の治療などを適宜行う．肝硬変に至った場合は，食道静脈瘤，腹水，肝性脳症などの合併症に対して通常の肝硬変に準じた治療を行う〔Part3 § 1-4）を参照〕．

2) 肝移植

末期肝不全に対する根治的な治療は肝移植しかないのが現状である．移植時期についてはNew Mayo Modelに基づくリスクスコア[3]で2点を上回る症例がハイリスクグループとなり移植適応を検討すべきと考えられる．リスクスコアが4点を超えると胆管癌の合併率が高くなるため，2点を超え，4点を大きく超えないうちに移植を行う．また，わが国におけるPSCに対する脳死肝移植適応評価基準によればChild-Pugh分類のカテゴリーBで移植を検討し，カテゴリーCで移植の適応にするとある．PSCの診断から肝移植までの中央値は12～18年である．肝移植後のPSCの再発は12～37％と報告される．移植後の累積生存率は5年67.8％，10年39.1％と決して高いものとはいえない[2]．

文献

1) 滝川 一ほか：「原発性硬化性胆管炎（PSC）—全国調査から」，肝胆膵，54：179-183，2007
2) 成田諭隆ほか：「原発性硬化性胆管炎の治療」，肝胆膵，54：269-275，2007
3) http://www.mayoclinic.org/gi-rst/may-omodel3.html

（平野賢二）

日常臨床のポイント

44. IgG4 関連硬化性胆管炎と PSC

　自己免疫性膵炎（AIP）には高率に胆管病変を合併することが知られており，自験例では ERCP 施行例において，膵内胆管狭窄例が 78 %，膵外胆管狭窄が 35%に認められた．しかしながら，造影で膵外胆管狭窄が明らかでなくても，胆管腔内超音波では壁肥厚所見が認められるという症例も膵外胆管病変ありとみなせば，膵外胆管病変の合併率は 75 %程度になる．膵外胆管病変は膵内胆管狭窄より遅れて顕在化する場合が多い（特にステロイド不使用例）．膵内胆管は胆管壁固有の肥厚に加えて，膵浮腫による圧迫の影響を強く受けるため，明らかな狭窄を早期に呈しやすいものと推測される．

　AIP に合併する「硬化性胆管炎」という場合，膵内胆管狭窄のみの病変を含めるのか，膵外胆管に明らかな狭窄病変を示すもののみとするのかは報告者によって異なり注意を要する．われわれは，膵内胆管のみの狭窄例は膵浮腫の影響の要因が強いと考え，硬化性胆管炎には含めていない．また，PSC の診断が胆管造影所見を重視して行われることから，AIP 合併の膵外胆管病変においても造影で明らかな狭窄を有する場合のみを硬化性胆管炎としている．

　ときに AIP の膵病変より硬化性胆管炎が先行する例や，膵病変の存在がはっきりしない例があり，このような場合，AIP 合併硬化性胆管炎とはいえない．膵病変にせよ，胆管病変にせよ IgG4 陽性形質細胞が浸潤するという特徴は同じであり，膵病変の有無を問わず病態を表せる用語として「IgG4 関連硬化性胆管炎」（IgG4-SC）という疾患名が最近は使われる〔Part3 § 2-20〕を参照）．IgG4-SC と PSC の鑑別はほとんどの場合，膵病変の有無と血清 IgG4 の高低をみれば可能である．膵病変が不明瞭な場合でも，後腹膜線維症や硬化性唾液腺炎の合併があれば IgG4-SC を疑う有力な根拠となる．また潰瘍性大腸炎があれば PSC を疑うことになる．

　胆管病変のみの場合，血清 IgG4 が有力な鑑別マーカーになる

表1 ◆ IgG4関連硬化性胆管炎と原発性硬化性胆管炎の鑑別のポイント

	IgG4関連硬化性胆管炎	原発性硬化性胆管炎
好発年齢	中高年	若年に多いが高齢者もあり
黄疸	早期から出やすい	最初は胆道系酵素上昇のみ
血清IgG4	80%以上で高値	高値は10%以下
IgG4陽性形質細胞浸潤	認められる	認められない
胆管像所見	PSCよりスムーズで長めの狭窄，狭窄部末梢の胆管拡張，肝門部で変化が強い	帯状狭窄，数珠状狭窄，憩室様所見，枯れ枝状所見
膵病変	90%以上に合併	まれ
炎症性腸疾患	まれ	本邦では37%に合併
ステロイド効果	きわめて有効	あっても一時的

ものの，絶対的な指標とまではいえない．胆管像，病理所見，治療効果なども含め，総合的に判断する必要がある．IgG4-SCはPSCに比較してステロイドが著効を示し，予後良好と考えられるが，無治療のまま長期に放置すれば肝硬変に至ることもある．硬化性胆管病変をみた場合，IgG4-SCを見落とさないようにしなければならない．表1に鑑別の要点を記す．

文献

1) 平野賢二 ほか：「自己免疫性膵炎における胆管病変」，肝胆膵，50：593-597，2005
2) 浜田英明 ほか：「膵病変を有さないIgG4関連硬化性胆管炎」，肝胆膵，54：193-197，2007

(平野賢二)

資料1 ◆ 体表面積換算表

kg\cm	140	141	142	143	144	145	146	147	148	149	150	151
30	1.097	1.102	1.108	1.114	1.119	1.125	1.131	1.136	1.142	1.147	1.153	1.159
31	1.112	1.118	1.124	1.129	1.135	1.141	1.146	1.152	1.158	1.163	1.169	1.175
32	1.127	1.133	1.139	1.145	1.150	1.156	1.162	1.168	1.174	1.179	1.185	1.191
33	1.142	1.148	1.154	1.160	1.166	1.171	1.177	1.183	1.189	1.195	1.201	1.206
34	1.157	1.163	1.169	1.175	1.180	1.186	1.192	1.198	1.204	1.210	1.216	1.222
35	1.171	1.177	1.183	1.189	1.195	1.201	1.207	1.213	1.219	1.225	1.231	1.237
36	1.185	1.191	1.197	1.203	1.210	1.216	1.222	1.228	1.234	1.240	1.246	1.252
37	1.199	1.205	1.211	1.218	1.224	1.230	1.236	1.242	1.248	1.254	1.260	1.267
38	1.213	1.219	1.225	1.231	1.238	1.244	1.250	1.256	1.262	1.269	1.275	1.281
39	1.226	1.232	1.239	1.245	1.251	1.258	1.264	1.270	1.276	1.283	1.289	1.295
40	1.239	1.246	1.252	1.259	1.265	1.271	1.278	1.284	1.290	1.297	1.303	1.309
41	1.252	1.259	1.265	1.272	1.278	1.285	1.291	1.297	1.304	1.310	1.317	1.323
42	1.265	1.272	1.278	1.285	1.291	1.298	1.304	1.311	1.317	1.324	1.330	1.337
43	1.278	1.285	1.291	1.298	1.304	1.311	1.317	1.324	1.331	1.337	1.344	1.350
44	1.291	1.297	1.304	1.311	1.317	1.324	1.330	1.337	1.344	1.350	1.357	1.363
45	1.303	1.310	1.316	1.323	1.330	1.337	1.343	1.350	1.357	1.363	1.370	1.376
46	1.315	1.322	1.329	1.336	1.342	1.349	1.356	1.363	1.369	1.376	1.383	1.389
47	1.327	1.334	1.341	1.348	1.355	1.361	1.368	1.375	1.382	1.389	1.395	1.402
48	1.339	1.346	1.353	1.360	1.367	1.374	1.381	1.387	1.394	1.401	1.408	1.415
49	1.351	1.358	1.365	1.372	1.379	1.386	1.393	1.400	1.406	1.413	1.420	1.427
50	1.363	1.370	1.377	1.384	1.391	1.398	1.405	1.412	1.419	1.426	1.433	1.439
51	1.374	1.381	1.388	1.395	1.402	1.410	1.417	1.424	1.431	1.438	1.445	1.452
52	1.386	1.393	1.400	1.407	1.414	1.421	1.428	1.435	1.442	1.450	1.457	1.464
53	1.397	1.404	1.411	1.418	1.426	1.433	1.440	1.447	1.454	1.461	1.468	1.476
54	1.408	1.415	1.422	1.430	1.437	1.444	1.451	1.459	1.466	1.473	1.480	1.487
55	1.419	1.426	1.434	1.441	1.448	1.456	1.463	1.470	1.477	1.485	1.492	1.499
56	1.430	1.437	1.445	1.452	1.459	1.467	1.474	1.481	1.489	1.496	1.503	1.510
57	1.441	1.448	1.456	1.463	1.470	1.478	1.485	1.493	1.500	1.507	1.515	1.522
58	1.451	1.459	1.466	1.474	1.481	1.489	1.496	1.504	1.511	1.518	1.526	1.533
59	1.462	1.469	1.477	1.485	1.492	1.500	1.507	1.515	1.522	1.529	1.537	1.544
60	1.472	1.480	1.488	1.495	1.503	1.510	1.518	1.525	1.533	1.540	1.548	1.555
61	1.483	1.490	1.498	1.506	1.513	1.521	1.529	1.536	1.544	1.551	1.559	1.566
62	1.493	1.501	1.508	1.516	1.524	1.532	1.539	1.547	1.554	1.562	1.570	1.577
63	1.503	1.511	1.519	1.527	1.534	1.542	1.550	1.557	1.565	1.573	1.580	1.588
64	1.513	1.521	1.529	1.537	1.545	1.552	1.560	1.568	1.576	1.583	1.591	1.599
65	1.523	1.531	1.539	1.547	1.555	1.563	1.570	1.578	1.586	1.594	1.601	1.609
66	1.533	1.541	1.549	1.557	1.565	1.573	1.581	1.588	1.596	1.604	1.612	1.620
67	1.543	1.551	1.559	1.567	1.575	1.583	1.591	1.599	1.607	1.614	1.622	1.630
68	1.553	1.561	1.569	1.577	1.585	1.593	1.601	1.609	1.617	1.625	1.632	1.640
69	1.562	1.571	1.579	1.587	1.595	1.603	1.611	1.619	1.627	1.635	1.643	1.651
70	1.572	1.580	1.588	1.596	1.605	1.613	1.621	1.629	1.637	1.645	1.653	1.661
71	1.582	1.590	1.598	1.606	1.614	1.622	1.630	1.639	1.647	1.655	1.663	1.671
72	1.591	1.599	1.607	1.616	1.624	1.632	1.640	1.648	1.656	1.665	1.673	1.681
73	1.600	1.609	1.617	1.625	1.633	1.642	1.650	1.658	1.666	1.674	1.682	1.691
74	1.610	1.618	1.626	1.635	1.643	1.651	1.659	1.668	1.676	1.684	1.692	1.700
75	1.619	1.627	1.636	1.644	1.652	1.661	1.669	1.677	1.685	1.694	1.702	1.710
76	1.628	1.636	1.645	1.653	1.662	1.670	1.678	1.687	1.695	1.703	1.712	1.720
77	1.637	1.646	1.654	1.662	1.671	1.679	1.688	1.696	1.704	1.713	1.721	1.729
78	1.646	1.655	1.663	1.672	1.680	1.688	1.697	1.705	1.714	1.722	1.731	1.739
79	1.655	1.664	1.672	1.681	1.689	1.698	1.706	1.715	1.723	1.731	1.740	1.748
80	1.664	1.672	1.681	1.690	1.698	1.707	1.715	1.724	1.732	1.741	1.749	1.758
81	1.673	1.681	1.690	1.699	1.707	1.716	1.724	1.733	1.741	1.750	1.758	1.767
82	1.681	1.690	1.699	1.707	1.716	1.725	1.733	1.742	1.751	1.759	1.768	1.776
83	1.690	1.699	1.708	1.716	1.725	1.734	1.742	1.751	1.760	1.768	1.777	1.785
84	1.699	1.708	1.716	1.725	1.734	1.743	1.751	1.760	1.769	1.777	1.786	1.794
85	1.707	1.716	1.725	1.734	1.743	1.751	1.760	1.769	1.777	1.786	1.795	1.804
86	1.716	1.725	1.734	1.742	1.751	1.760	1.769	1.778	1.786	1.795	1.804	1.813
87	1.724	1.733	1.742	1.751	1.760	1.769	1.778	1.786	1.795	1.804	1.813	1.821
88	1.733	1.742	1.751	1.760	1.768	1.777	1.786	1.795	1.804	1.813	1.822	1.830
89	1.741	1.750	1.759	1.768	1.777	1.786	1.795	1.804	1.813	1.821	1.830	1.839
90	1.749	1.758	1.767	1.776	1.785	1.794	1.803	1.812	1.821	1.830	1.839	1.848

kg\cm	152	153	154	155	156	157	158	159	160	161	162	163	164
30	1.164	1.170	1.175	1.181	1.186	1.192	1.197	1.203	1.208	1.214	1.219	1.225	1.230
31	1.180	1.186	1.192	1.197	1.203	1.208	1.214	1.220	1.225	1.231	1.236	1.242	1.247
32	1.196	1.202	1.208	1.214	1.219	1.225	1.230	1.236	1.242	1.247	1.253	1.259	1.264
33	1.212	1.218	1.224	1.229	1.235	1.241	1.247	1.252	1.258	1.264	1.270	1.275	1.281
34	1.228	1.234	1.239	1.245	1.251	1.257	1.263	1.268	1.274	1.280	1.286	1.291	1.297
35	1.243	1.249	1.255	1.261	1.267	1.272	1.278	1.284	1.290	1.296	1.302	1.307	1.313
36	1.258	1.264	1.270	1.276	1.282	1.288	1.294	1.300	1.306	1.311	1.317	1.323	1.329
37	1.273	1.279	1.285	1.291	1.297	1.303	1.309	1.315	1.321	1.327	1.333	1.339	1.345
38	1.287	1.293	1.299	1.305	1.312	1.318	1.324	1.330	1.336	1.342	1.348	1.354	1.360
39	1.301	1.308	1.314	1.320	1.326	1.332	1.338	1.345	1.351	1.357	1.363	1.369	1.375
40	1.315	1.322	1.328	1.334	1.340	1.347	1.353	1.359	1.365	1.371	1.378	1.384	1.390
41	1.329	1.336	1.342	1.348	1.355	1.361	1.367	1.373	1.380	1.386	1.392	1.398	1.405
42	1.343	1.349	1.356	1.362	1.369	1.375	1.381	1.388	1.394	1.400	1.407	1.413	1.419
43	1.357	1.363	1.369	1.376	1.382	1.389	1.395	1.402	1.408	1.414	1.421	1.427	1.433
44	1.370	1.376	1.383	1.389	1.396	1.402	1.409	1.415	1.422	1.428	1.435	1.441	1.447
45	1.383	1.390	1.396	1.403	1.409	1.416	1.422	1.429	1.435	1.442	1.448	1.455	1.461
46	1.396	1.403	1.409	1.416	1.423	1.429	1.436	1.442	1.449	1.455	1.462	1.469	1.475
47	1.409	1.415	1.422	1.429	1.436	1.442	1.449	1.456	1.462	1.469	1.475	1.482	1.489
48	1.421	1.428	1.435	1.442	1.448	1.455	1.462	1.469	1.475	1.482	1.489	1.495	1.502
49	1.434	1.441	1.448	1.454	1.461	1.468	1.475	1.482	1.488	1.495	1.502	1.508	1.515
50	1.446	1.453	1.460	1.467	1.474	1.481	1.487	1.494	1.501	1.508	1.515	1.521	1.528
51	1.459	1.465	1.472	1.479	1.486	1.493	1.500	1.507	1.514	1.521	1.528	1.534	1.541
52	1.471	1.478	1.485	1.492	1.499	1.506	1.512	1.519	1.526	1.533	1.540	1.547	1.554
53	1.483	1.490	1.497	1.504	1.511	1.518	1.525	1.532	1.539	1.546	1.553	1.560	1.567
54	1.494	1.502	1.509	1.516	1.523	1.530	1.537	1.544	1.551	1.558	1.565	1.572	1.579
55	1.506	1.513	1.520	1.528	1.535	1.542	1.549	1.556	1.563	1.570	1.577	1.584	1.591
56	1.518	1.525	1.532	1.539	1.547	1.554	1.561	1.568	1.575	1.582	1.589	1.597	1.604
57	1.529	1.536	1.544	1.551	1.558	1.565	1.573	1.580	1.587	1.594	1.601	1.609	1.616
58	1.540	1.548	1.555	1.562	1.570	1.577	1.584	1.592	1.599	1.606	1.613	1.621	1.628
59	1.552	1.559	1.567	1.574	1.581	1.589	1.596	1.603	1.611	1.618	1.625	1.632	1.640
60	1.563	1.570	1.578	1.585	1.593	1.600	1.607	1.615	1.622	1.629	1.637	1.644	1.651
61	1.574	1.581	1.589	1.596	1.604	1.611	1.619	1.626	1.633	1.641	1.648	1.656	1.663
62	1.585	1.592	1.600	1.607	1.615	1.622	1.630	1.637	1.645	1.652	1.660	1.667	1.675
63	1.596	1.603	1.611	1.618	1.626	1.633	1.641	1.649	1.656	1.664	1.671	1.679	1.686
64	1.606	1.614	1.622	1.629	1.637	1.644	1.652	1.660	1.667	1.675	1.682	1.690	1.697
65	1.617	1.625	1.632	1.640	1.648	1.655	1.663	1.671	1.678	1.686	1.693	1.701	1.709
66	1.627	1.635	1.643	1.651	1.658	1.666	1.674	1.681	1.689	1.697	1.704	1.712	1.720
67	1.638	1.646	1.653	1.661	1.669	1.677	1.685	1.692	1.700	1.708	1.715	1.723	1.731
68	1.648	1.656	1.664	1.672	1.680	1.687	1.695	1.703	1.711	1.718	1.726	1.734	1.742
69	1.658	1.666	1.674	1.682	1.690	1.698	1.706	1.714	1.721	1.729	1.737	1.745	1.752
70	1.669	1.677	1.685	1.692	1.700	1.708	1.716	1.724	1.732	1.740	1.748	1.755	1.763
71	1.679	1.687	1.695	1.703	1.711	1.719	1.727	1.734	1.742	1.750	1.758	1.766	1.774
72	1.689	1.697	1.705	1.713	1.721	1.729	1.737	1.745	1.753	1.761	1.769	1.777	1.784
73	1.699	1.707	1.715	1.723	1.731	1.739	1.747	1.755	1.763	1.771	1.779	1.787	1.795
74	1.709	1.717	1.725	1.733	1.741	1.749	1.757	1.765	1.773	1.781	1.789	1.797	1.805
75	1.718	1.727	1.735	1.743	1.751	1.759	1.767	1.775	1.783	1.791	1.800	1.808	1.816
76	1.728	1.736	1.744	1.753	1.761	1.769	1.777	1.785	1.793	1.802	1.810	1.818	1.826
77	1.738	1.746	1.754	1.762	1.771	1.779	1.787	1.795	1.803	1.812	1.820	1.828	1.836
78	1.747	1.756	1.764	1.772	1.780	1.789	1.797	1.805	1.813	1.822	1.830	1.838	1.846
79	1.757	1.765	1.773	1.782	1.790	1.798	1.807	1.815	1.823	1.831	1.840	1.848	1.856
80	1.766	1.775	1.783	1.791	1.800	1.808	1.816	1.825	1.833	1.841	1.850	1.858	1.866
81	1.775	1.784	1.792	1.801	1.809	1.818	1.826	1.834	1.843	1.851	1.859	1.868	1.876
82	1.785	1.793	1.802	1.810	1.819	1.827	1.836	1.844	1.852	1.861	1.869	1.877	1.886
83	1.794	1.803	1.811	1.820	1.828	1.837	1.845	1.853	1.862	1.870	1.879	1.887	1.896
84	1.803	1.812	1.820	1.829	1.837	1.846	1.854	1.863	1.871	1.880	1.888	1.897	1.905
85	1.812	1.821	1.829	1.838	1.847	1.855	1.864	1.872	1.881	1.889	1.898	1.906	1.915
86	1.821	1.830	1.839	1.847	1.856	1.864	1.873	1.882	1.890	1.899	1.907	1.916	1.924
87	1.830	1.839	1.848	1.856	1.865	1.874	1.882	1.891	1.900	1.908	1.917	1.925	1.934
88	1.839	1.848	1.857	1.865	1.874	1.883	1.891	1.900	1.909	1.917	1.926	1.935	1.943
89	1.848	1.857	1.866	1.874	1.883	1.892	1.901	1.909	1.918	1.927	1.935	1.944	1.953
90	1.857	1.866	1.874	1.883	1.892	1.901	1.910	1.918	1.927	1.936	1.945	1.953	1.962

DuBoisの公式：体表面積 (m^2) = $0.007184 \times$ 身長 $(cm)^{0.725} \times$ 体重 $(kg)^{0.425}$

(Arch. Intern. Med., 17：863, 1916)

【次ページに続く】

資料1◆体表面積換算表（続き）

kg\cm	178	179	180	181	182	183	184	185	186	187	188	189	190
30	1.305	1.311	1.316	1.321	1.326	1.332	1.337	1.342	1.348	1.353	1.358	1.363	1.368
31	1.324	1.329	1.334	1.340	1.345	1.350	1.356	1.361	1.366	1.372	1.377	1.382	1.388
32	1.342	1.347	1.352	1.358	1.363	1.369	1.374	1.380	1.385	1.390	1.396	1.401	1.407
33	1.359	1.365	1.370	1.376	1.381	1.387	1.392	1.398	1.403	1.409	1.414	1.420	1.425
34	1.377	1.382	1.388	1.393	1.399	1.405	1.410	1.416	1.421	1.427	1.432	1.438	1.443
35	1.394	1.399	1.405	1.411	1.416	1.422	1.428	1.433	1.439	1.444	1.450	1.456	1.461
36	1.410	1.416	1.422	1.428	1.433	1.439	1.445	1.450	1.456	1.462	1.467	1.473	1.479
37	1.427	1.433	1.439	1.444	1.450	1.456	1.462	1.467	1.473	1.479	1.485	1.490	1.496
38	1.443	1.449	1.455	1.461	1.467	1.472	1.478	1.484	1.490	1.496	1.502	1.507	1.513
39	1.459	1.465	1.471	1.477	1.483	1.489	1.495	1.501	1.506	1.512	1.518	1.524	1.530
40	1.475	1.481	1.487	1.493	1.499	1.505	1.511	1.517	1.523	1.529	1.535	1.541	1.546
41	1.491	1.497	1.503	1.509	1.515	1.521	1.527	1.533	1.539	1.545	1.551	1.557	1.563
42	1.506	1.512	1.518	1.524	1.530	1.536	1.543	1.549	1.555	1.561	1.567	1.573	1.579
43	1.521	1.527	1.533	1.540	1.546	1.552	1.558	1.564	1.570	1.576	1.583	1.589	1.595
44	1.536	1.542	1.548	1.555	1.561	1.567	1.573	1.580	1.586	1.592	1.598	1.604	1.610
45	1.551	1.557	1.563	1.570	1.576	1.582	1.588	1.595	1.601	1.607	1.613	1.620	1.626
46	1.565	1.572	1.578	1.584	1.591	1.597	1.603	1.610	1.616	1.622	1.629	1.635	1.641
47	1.580	1.586	1.593	1.599	1.605	1.612	1.618	1.624	1.631	1.637	1.644	1.650	1.656
48	1.594	1.600	1.607	1.613	1.620	1.626	1.633	1.639	1.645	1.652	1.658	1.665	1.671
49	1.608	1.614	1.621	1.627	1.634	1.641	1.647	1.653	1.660	1.666	1.673	1.679	1.686
50	1.622	1.628	1.635	1.642	1.648	1.655	1.661	1.668	1.674	1.681	1.687	1.694	1.700
51	1.635	1.642	1.649	1.655	1.662	1.669	1.675	1.682	1.688	1.695	1.702	1.708	1.715
52	1.649	1.656	1.662	1.669	1.676	1.682	1.689	1.696	1.702	1.709	1.716	1.722	1.729
53	1.662	1.669	1.676	1.682	1.689	1.696	1.703	1.710	1.716	1.723	1.730	1.736	1.743
54	1.676	1.682	1.689	1.696	1.703	1.710	1.716	1.723	1.730	1.737	1.743	1.750	1.757
55	1.689	1.696	1.703	1.709	1.716	1.723	1.730	1.737	1.743	1.750	1.757	1.764	1.771
56	1.702	1.709	1.716	1.723	1.729	1.736	1.743	1.750	1.757	1.764	1.771	1.777	1.784
57	1.715	1.722	1.729	1.736	1.742	1.749	1.756	1.763	1.770	1.777	1.784	1.791	1.798
58	1.727	1.734	1.741	1.748	1.755	1.762	1.769	1.776	1.783	1.790	1.797	1.804	1.811
59	1.740	1.747	1.754	1.761	1.768	1.775	1.782	1.789	1.796	1.803	1.810	1.817	1.824
60	1.752	1.760	1.767	1.774	1.781	1.788	1.795	1.802	1.809	1.816	1.823	1.830	1.837
61	1.765	1.772	1.779	1.786	1.793	1.801	1.808	1.815	1.822	1.829	1.836	1.843	1.850
62	1.777	1.784	1.791	1.799	1.806	1.813	1.820	1.827	1.835	1.842	1.849	1.856	1.863
63	1.789	1.796	1.804	1.811	1.818	1.825	1.833	1.840	1.847	1.854	1.861	1.869	1.876
64	1.801	1.808	1.816	1.823	1.830	1.838	1.845	1.852	1.859	1.867	1.874	1.881	1.888
65	1.813	1.820	1.828	1.835	1.842	1.850	1.857	1.864	1.872	1.879	1.886	1.894	1.901
66	1.825	1.832	1.840	1.847	1.854	1.862	1.869	1.877	1.884	1.891	1.899	1.906	1.913
67	1.837	1.844	1.851	1.859	1.866	1.874	1.881	1.889	1.896	1.903	1.911	1.918	1.926
68	1.848	1.856	1.863	1.871	1.878	1.886	1.893	1.901	1.908	1.915	1.923	1.930	1.938
69	1.860	1.867	1.875	1.882	1.890	1.897	1.905	1.912	1.920	1.927	1.935	1.942	1.950
70	1.871	1.879	1.886	1.894	1.901	1.909	1.917	1.924	1.932	1.939	1.947	1.954	1.962
71	1.882	1.890	1.898	1.905	1.913	1.921	1.928	1.936	1.943	1.951	1.958	1.966	1.974
72	1.894	1.901	1.909	1.917	1.924	1.932	1.940	1.947	1.955	1.963	1.970	1.978	1.985
73	1.905	1.912	1.920	1.928	1.936	1.943	1.951	1.959	1.966	1.974	1.982	1.989	1.997
74	1.916	1.924	1.931	1.939	1.947	1.955	1.962	1.970	1.978	1.986	1.993	2.001	2.009
75	1.927	1.935	1.942	1.950	1.958	1.966	1.974	1.981	1.989	1.997	2.005	2.012	2.020
76	1.938	1.945	1.953	1.961	1.969	1.977	1.985	1.993	2.000	2.008	2.016	2.024	2.031
77	1.948	1.956	1.964	1.972	1.980	1.988	1.996	2.004	2.012	2.019	2.027	2.035	2.043
78	1.959	1.967	1.975	1.983	1.991	1.999	2.007	2.015	2.023	2.030	2.038	2.046	2.054
79	1.970	1.978	1.986	1.994	2.002	2.010	2.018	2.026	2.034	2.041	2.049	2.057	2.065
80	1.980	1.988	1.996	2.004	2.012	2.020	2.028	2.036	2.044	2.052	2.060	2.068	2.076
81	1.991	1.999	2.007	2.015	2.023	2.031	2.039	2.047	2.055	2.063	2.071	2.079	2.087
82	2.001	2.009	2.017	2.026	2.034	2.042	2.050	2.058	2.066	2.074	2.082	2.090	2.098
83	2.012	2.020	2.028	2.036	2.044	2.052	2.060	2.069	2.077	2.085	2.093	2.101	2.109
84	2.022	2.030	2.038	2.046	2.055	2.063	2.071	2.079	2.087	2.095	2.104	2.112	2.120
85	2.032	2.040	2.049	2.057	2.065	2.073	2.081	2.090	2.098	2.106	2.114	2.122	2.130
86	2.042	2.050	2.059	2.067	2.075	2.084	2.092	2.100	2.108	2.116	2.125	2.133	2.141
87	2.052	2.061	2.069	2.077	2.086	2.094	2.102	2.110	2.119	2.127	2.135	2.143	2.152
88	2.062	2.071	2.079	2.087	2.096	2.104	2.112	2.121	2.129	2.137	2.146	2.154	2.162
89	2.072	2.081	2.089	2.097	2.106	2.114	2.123	2.131	2.139	2.148	2.156	2.164	2.172
90	2.082	2.090	2.099	2.107	2.116	2.124	2.133	2.141	2.149	2.158	2.166	2.174	2.183

kg\cm	178	179	180	181	182	183	184	185	186	187	188	189	190
30	1.305	1.311	1.316	1.321	1.326	1.332	1.337	1.342	1.348	1.353	1.358	1.363	1.368
31	1.324	1.329	1.334	1.340	1.345	1.350	1.356	1.361	1.366	1.372	1.377	1.382	1.388
32	1.342	1.347	1.352	1.358	1.363	1.369	1.374	1.380	1.385	1.390	1.396	1.401	1.407
33	1.359	1.365	1.370	1.376	1.381	1.387	1.392	1.398	1.403	1.409	1.414	1.420	1.425
34	1.377	1.382	1.388	1.393	1.399	1.405	1.410	1.416	1.421	1.427	1.432	1.438	1.443
35	1.394	1.399	1.405	1.411	1.416	1.422	1.428	1.433	1.439	1.444	1.450	1.456	1.461
36	1.410	1.416	1.422	1.428	1.433	1.439	1.445	1.450	1.456	1.462	1.467	1.473	1.479
37	1.427	1.433	1.439	1.444	1.450	1.456	1.462	1.467	1.473	1.479	1.485	1.490	1.496
38	1.443	1.449	1.455	1.461	1.467	1.472	1.478	1.484	1.490	1.496	1.502	1.507	1.513
39	1.459	1.465	1.471	1.477	1.483	1.489	1.495	1.501	1.507	1.512	1.518	1.524	1.530
40	1.475	1.481	1.487	1.493	1.499	1.505	1.511	1.517	1.523	1.529	1.535	1.541	1.546
41	1.491	1.497	1.503	1.509	1.515	1.521	1.527	1.533	1.539	1.545	1.551	1.557	1.563
42	1.506	1.512	1.518	1.524	1.530	1.536	1.543	1.549	1.555	1.561	1.567	1.573	1.579
43	1.521	1.527	1.533	1.540	1.546	1.552	1.558	1.564	1.570	1.576	1.583	1.589	1.595
44	1.536	1.542	1.548	1.555	1.561	1.567	1.573	1.580	1.586	1.592	1.598	1.604	1.610
45	1.551	1.557	1.563	1.570	1.576	1.582	1.588	1.595	1.601	1.607	1.613	1.620	1.626
46	1.565	1.572	1.578	1.584	1.591	1.597	1.603	1.610	1.616	1.622	1.629	1.635	1.641
47	1.580	1.586	1.593	1.599	1.605	1.612	1.618	1.624	1.631	1.637	1.644	1.650	1.656
48	1.594	1.600	1.607	1.613	1.620	1.626	1.633	1.639	1.645	1.652	1.658	1.665	1.671
49	1.608	1.614	1.621	1.627	1.634	1.641	1.647	1.653	1.660	1.666	1.673	1.679	1.686
50	1.622	1.628	1.635	1.642	1.648	1.655	1.661	1.668	1.674	1.681	1.687	1.694	1.700
51	1.635	1.642	1.649	1.655	1.662	1.669	1.675	1.682	1.688	1.695	1.702	1.708	1.715
52	1.649	1.656	1.662	1.669	1.676	1.682	1.689	1.696	1.702	1.709	1.716	1.722	1.729
53	1.662	1.669	1.676	1.683	1.689	1.696	1.703	1.710	1.716	1.723	1.730	1.736	1.743
54	1.676	1.682	1.689	1.696	1.703	1.710	1.716	1.723	1.730	1.737	1.743	1.750	1.757
55	1.689	1.696	1.703	1.709	1.716	1.723	1.730	1.737	1.743	1.750	1.757	1.764	1.771
56	1.702	1.709	1.716	1.723	1.729	1.736	1.743	1.750	1.757	1.764	1.771	1.777	1.784
57	1.715	1.722	1.729	1.736	1.742	1.749	1.756	1.763	1.770	1.777	1.784	1.791	1.798
58	1.727	1.734	1.741	1.748	1.755	1.762	1.769	1.776	1.783	1.790	1.797	1.804	1.811
59	1.740	1.747	1.754	1.761	1.768	1.775	1.782	1.789	1.796	1.803	1.810	1.817	1.824
60	1.752	1.760	1.767	1.774	1.781	1.788	1.795	1.802	1.809	1.816	1.823	1.830	1.837
61	1.765	1.772	1.779	1.786	1.793	1.801	1.808	1.815	1.822	1.829	1.836	1.843	1.850
62	1.777	1.784	1.791	1.799	1.806	1.813	1.820	1.827	1.835	1.842	1.849	1.856	1.863
63	1.789	1.796	1.804	1.811	1.818	1.825	1.833	1.840	1.847	1.854	1.861	1.869	1.876
64	1.801	1.808	1.816	1.823	1.830	1.838	1.845	1.852	1.859	1.867	1.874	1.881	1.888
65	1.813	1.820	1.828	1.835	1.842	1.850	1.857	1.864	1.872	1.879	1.886	1.894	1.901
66	1.825	1.832	1.840	1.847	1.854	1.862	1.869	1.877	1.884	1.891	1.899	1.906	1.913
67	1.837	1.844	1.851	1.859	1.866	1.874	1.881	1.889	1.896	1.903	1.911	1.918	1.926
68	1.848	1.856	1.863	1.871	1.878	1.886	1.893	1.901	1.908	1.915	1.923	1.930	1.938
69	1.860	1.867	1.875	1.882	1.890	1.897	1.905	1.912	1.920	1.927	1.935	1.942	1.950
70	1.871	1.879	1.886	1.894	1.901	1.909	1.917	1.924	1.932	1.939	1.947	1.954	1.962
71	1.882	1.890	1.898	1.905	1.913	1.921	1.928	1.936	1.943	1.951	1.958	1.966	1.974
72	1.894	1.901	1.909	1.917	1.924	1.932	1.940	1.947	1.955	1.963	1.970	1.978	1.985
73	1.905	1.912	1.920	1.928	1.936	1.943	1.951	1.959	1.966	1.974	1.982	1.989	1.997
74	1.916	1.924	1.931	1.939	1.947	1.955	1.962	1.970	1.978	1.986	1.993	2.001	2.009
75	1.927	1.935	1.942	1.950	1.958	1.966	1.974	1.981	1.989	1.997	2.005	2.012	2.020
76	1.938	1.945	1.953	1.961	1.969	1.977	1.985	1.993	2.000	2.008	2.016	2.024	2.031
77	1.948	1.956	1.964	1.972	1.980	1.988	1.996	2.004	2.012	2.019	2.027	2.035	2.043
78	1.959	1.967	1.975	1.983	1.991	1.999	2.007	2.015	2.023	2.030	2.038	2.046	2.054
79	1.970	1.978	1.986	1.994	2.002	2.010	2.018	2.026	2.034	2.041	2.049	2.057	2.065
80	1.980	1.988	1.996	2.004	2.012	2.020	2.028	2.036	2.044	2.052	2.060	2.068	2.076
81	1.991	1.999	2.007	2.015	2.023	2.031	2.039	2.047	2.055	2.063	2.071	2.079	2.087
82	2.001	2.009	2.017	2.026	2.034	2.042	2.050	2.058	2.066	2.074	2.082	2.090	2.098
83	2.012	2.020	2.028	2.036	2.044	2.052	2.060	2.069	2.077	2.085	2.093	2.101	2.109
84	2.022	2.030	2.038	2.046	2.055	2.063	2.071	2.079	2.087	2.095	2.104	2.112	2.120
85	2.032	2.040	2.049	2.057	2.065	2.073	2.081	2.090	2.098	2.106	2.114	2.122	2.130
86	2.042	2.050	2.059	2.067	2.075	2.084	2.092	2.100	2.108	2.116	2.125	2.133	2.141
87	2.052	2.061	2.069	2.077	2.086	2.094	2.102	2.110	2.119	2.127	2.135	2.143	2.152
88	2.062	2.071	2.079	2.087	2.096	2.104	2.112	2.121	2.129	2.137	2.146	2.154	2.162
89	2.072	2.081	2.089	2.097	2.106	2.114	2.123	2.131	2.139	2.148	2.156	2.164	2.172
90	2.082	2.090	2.099	2.107	2.116	2.124	2.133	2.141	2.149	2.158	2.166	2.174	2.183

DuBoisの公式：体表面積 (m^2) $= 0.007184 \times$ (cm)$^{0.725} \times$ 体重 (kg)$^{0.425}$

(Arch.Intern. Med., 17 : 863, 1916)

資料2◆クレアチニンクリアランス

クレアチニンクリアランス (Ccr)

$$Ccr\ (mL/min) = \frac{U \times V}{S} \times \frac{1.73}{A}$$

U：尿中クレアチニン濃度（mg/dL）
V：1分間尿量（mL/min）
S：血清クレアチニン濃度（mg/dL）
A：体表面積（m^2）
1.73：日本人の平均体表面積（m^2）

（日本腎臓学会，2001）

Cockcroft-Gault式

男性：Ccr推定値＝〔(140－年齢)×体重（kg）〕
　　　÷（72×血清クレアチニン濃度）
女性：Ccr推定値＝男性のCcr推定値×0.85

eGFR：GFR（糸球体濾過量）の推定値

男性：eGFR（mL/min/1.73m^2）＝
　　　194×（血清クレアチニン濃度）$^{-1.094}$×年齢$^{-0.287}$
女性：eGFR＝男性のeGFR×0.739

資料4◆RECIST (response evaluation criteria in solid tumors)

A) 新病変出現の有無を含む標的病変と非標的病変の腫瘍縮小効果の組合わせによる総合評価

標的病変	非標的病変	新病変	総合評価
CR	CR	なし	CR
CR	IR/SD	なし	PR
PR	PD以外	なし	PR
SD	PD以外	なし	SD
PD	いずれでもよい	いずれでもよい	PD
いずれでもよい	PD	いずれでもよい	PD
いずれでもよい	いずれでもよい	あり	PD

1．標的病変の評価

・CR (complete response)：すべての標的病変の消失
・PR (partial response)：
　ベースライン長径和と比較して標的病変の最長径の和が30％以上減少
・PD (progressive disease)：
　治療開始以降に記録された最小の最長径の和と比較して標的病変の最長径の和が20％以上増加
・SD (stable disease)：PRとPDの中間の腫瘍の変化

2．非標的病変の評価

・CR (complete response)：
　すべての非標的病変の消失かつ腫瘍マーカー値の正常化
・IR/SD (incomplete response/stable disease)：
　1つ以上の非標的病変の残存かつ，または腫瘍マーカーが正常上限値を越える
・PD (progressive disease)：既存の非標的病変の明らかな増悪

資料3 ◆ performance status

0	無症状で社会活動ができ，制限を受けることなく，発病前と同様にふるまえる
1	軽度の症状があり，肉体労働は制限を受けるが，歩行，軽労働や坐業はできる．たとえば軽い家事，事務など
2	歩行や身の回りのことはできるが，ときに少し介助がいることもある．軽労働はできないが，日中の50％以上は起居している
3	身の回りのある程度のことはできるが，しばしば介助がいり，日中の50％以上は就床している
4	身の回りのこともできず，常に介助がいり，終日就床を必要としている

資料4 ◆ RECIST（続き）

B）標的病変と非標的病変のベースライン評価

標的病変

- すべての浸潤臓器の代表として1臓器につき最大5カ所，合計10カ所まで選択
- 大きさと，繰り返して正確に測定することに適しているかどうかに基づいて選択
- すべての標的病変の最長径の和を算出し，ベースライン長径和として記録する

非標的病変

- 標的病変以外のすべての病変（あるいは浸潤部位）は非標的病変とし，ベースラインにおいて記録
- フォローアップ中，非標的病変の測定は不要だが，おのおのの病変の有無は記録

C）測定可能病変と測定不能病変

測定可能病変

- 少なくとも一次元で正確に測定可能（最長径を記録）
- 従来の検査法で≧20mmあるいはヘリカルCTで≧10mmの病変を指す

測定不能病変

- それ以外のすべての病変であり，小病変と真の測定不能病変を含む
- 真の測定不能病変とは，骨病変，軟膜病変，腹水，胸水，嚢胞性病変などである

資料5 ◆ CTCAE（common terminology criteria for adverse events）

有害事象	Grade 1	Grade 2
白血球	<LLN～3,000/mm^3	<3,000～2,000/mm^3
好中球	<LLN～1,500/mm^3	<1,500～1,000/mm^3
ヘモグロビン	<LLN～10.0 g/dL	<10.0～8.0 g/dL
血小板	<LLN～75,000/mm^3	<75,000～50,000/mm^3
GOT/GPT	>ULN～2.5×ULN	>2.5～5.0×ULN
T.Bil	>ULN～1.5×ULN	>1.5～3.0×ULN
Cre	>ULN～1.5×ULN	>1.5～3.0×ULN
補正Ca	>ULN～11.5 mg/dL	>11.5～12.5 mg/dL
Neutropenic fever（G3以上の好中球減少）	－	局所的処置を要する
Fever（Neutropenia（-））	38.0～39.0℃	>39.0～40.0℃
疲労（倦怠感）	軽度の疲労増強	日常生活の一部に支障
食欲不振	食習慣の変化を伴わない	顕著な体重減少を伴わない
悪心	食習慣の変化を伴わない	顕著な体重減少を伴わない
嘔吐	1回／日	2～5回／日
口内炎	摂食に影響なし	摂食に影響あり
下痢	4回未満の排便回数の増加	4～6回の排便回数の増加
便秘	下剤を不定期に使用	下剤の定期的な使用を要する
色素沈着	限局性・軽度	全身性・顕著
皮疹	自覚症状なし 斑状・丘疹状の皮疹	掻痒を伴う 体表面積の50%以下
血管炎	治療を要さない	NSAIDsによる治療
神経障害（感覚）	症状ないが診察で検出	日常生活に支障なし
神経障害（運動）	症状ないが診察で検出	日常生活に支障なし

資料6 ◆ KPS（Karnofsky performance status）

KPS	状態
100	正常，臨床症状なし
90	軽い臨床症状あるが，正常の活動可能
80	かなり臨床症状あるが，努力して正常の活動可能
70	自分自身の世話はできるが，正常の活動・労働することは不可能
60	自分に必要なことはできるが，ときどき介助が必要
50	病状を考慮した看護および定期的な医療行為が必要
40	動けず，適切な医療および看護が必要
30	全く動けず，入院が必要だが死は差し迫っていない
20	非常に重症，入院が必要で精力的な治療が必要
10	死期が切迫している
0	死

資料5 ◆ CTCAE（続き）

Grade 3	Grade 4
<2,000～1,000/mm³	<1,000/mm³
<1,000～500/mm³	<500/mm³
<8.0～6.5 g/dL	<6.5 g/dL
<50,000～25,000/mm³	<25,000/mm³
>5.0～20.0×ULN	>20.0×ULN
>3.0～10.0×ULN	>10.0×ULN
>3.0～6.0×ULN	>6.0×ULN
>12.5～13.5 mg/dL	>13.5 mg/dL
抗菌剤静注／IVR処置を要する	生命を脅かす
>40.0℃が≦24時間持続	>40.0℃が>24時間持続
日常生活に支障	活動不能
顕著な体重減少を伴う	生命を脅かす
顕著な体重減少を伴う	生命を脅かす
6回以上／日	生命を脅かす
十分に経口摂取できない	生命を脅かす
7回以上の排便回数の増加	生命を脅かす（循環動態の虚脱）
摘便を要する	生命を脅かす（腸閉塞）
―	―
全身性の紅皮症 体表面積の50%以上	全身性の剥脱性／潰瘍性／水疱性の皮膚炎
ステロイドによる治療	切断術を要する
日常生活に支障あり	活動不能
日常生活に支障あり	活動不能

資料7◆肝生検の新犬山分類

慢性肝炎とは，臨床的には6カ月以上の肝機能検査値の異常とウイルス感染が持続している病態をいう．組織学的には，門脈域にリンパ球を主体とした細胞浸潤と線維化を認め，肝実質内には種々の程度の肝細胞の変性・壊死所見を認める．そして，その組織所見は線維化と壊死・炎症所見を反映させ，おのおの線維化（staging）と活動性（grading）の各段階に分け表記する

線維化 （staging）	線維化の程度は，門脈域から線維化が進展し小葉が改築され肝硬変へ進展する段階を線維化なし（F0），門脈域の線維性拡大（F1），bridging fibrosis（F2），小葉のひずみを伴うbridging fibrosis（F3）までの4段階に区分する．さらに結節形成傾向が全体に認められる場合は肝硬変（F4）と分類する
活動性 （grading）	壊死・炎症所見はその程度により，活動性なし（A0），軽度活動性（A1），中等度活動性（A2），高度活動性（A3）の4段階に区分する．すなわち，活動性の評価はピースミールネクローシス（piecemeal necrosis），小葉内の細胞浸潤と肝細胞の変性ならびに壊死（spotty necrosis, bridging necrosisなど）で行う
付記	F0：線維化なし F1：門脈域の線維性拡大 F2：線維性架橋形成 F3：小葉のひずみを伴う線維性架橋形成 F4：肝硬変	A0：壊死・炎症所見なし A1：軽度の壊死・炎症所見 A2：中等度の壊死・炎症所見 A3：高度の壊死・炎症所見

資料9◆Child-Pugh分類

項目＼ポイント	1点	2点	3点
脳症	ない	軽度	ときどき昏睡
腹水	ない	少量	中等量
血清ビリルビン（mg/dL）	20未満	2.0〜3.0	3.0超
血清アルブミン（g/dL）	3.5超	2.8〜3.5	2.8未満
プロトロンビン活性（％）	70超	40〜70	40未満

各項目のポイントを加算してその合計点で分類する

Child-Pugh分類	A	5〜6点
	B	7〜9点
	C	10〜15点

資料8◆肝性脳症重症度分類

昏睡度	精神状態	参考事項
I	睡眠-覚醒リズムの逆転 多幸気分，ときに抑うつ状態 だらしなく，気にとめない態度	retrospectiveにしか判定できない場合が多い
II	指南力（時・場所）障害，物を取り違える（confusion） 異常行動（例：お金をまく，化粧品をゴミ箱に捨てる） ときに傾眠状態（普通の呼びかけで開眼し，会話ができる） 無礼な言動があったりするが，医師の指示に従う態度をみせる	興奮状態がない 尿・便失禁がない 羽ばたき振戦あり
III	しばしば興奮状態またはせん妄状態を伴い，反抗的な態度をみせ嗜眠状態（ほとんど眠っている） 外的刺激で開眼しうるが，医師の指示に従わない，または従えない（簡単に命令には応じうる）	羽ばたき振戦あり（患者の協力が得られる場合） 指南力は高度に障害
IV	昏眠（完全な意識の消失） 痛み刺激に反応する	刺激に対して，払いのける動作 顔をしかめる等がみられる
V	深昏睡 痛み刺激にも全く反応しない	

資料10◆MELDスコア

肝硬変の予後予測，特に短期間内での予測にMELDスコアが優れている

例えば，MELDスコア40以上の例では，3カ月後の死亡率は80％以上である

MELDスコア
 $= 3.78 \times \log_e$（総ビリルビン mg/dL）
 $+ 11.20 \times \log_e$〔プロトロンビン時間国際標準比（INR）〕
 $+ 9.57 \times \log_e$（血清クレアチニン濃度 mg/dL）
 $+ 6.43 \times$（成因：胆汁うっ滞性とアルコール性＝0，それ以外＝1）

(Mayo Clinic: Hepatplogy, 31: 864, 2000)

資料11◆CLIPスコア

CLIP得点システム	ポイント		
	0	1	2
Child-Pugh分類	A	B	C
腫瘍の形態	単結節型かつ占居部位50%以下	多結節かつ占居部位50%以下	塊状型もしくは占居部位50%以上
AFP（ng/mL）	<400	≧400	
門脈腫瘍塞栓	なし	あり	

* The Cancer of The Liver Italian Program（CLIP）Investigations：Hepatology, 28：751-755, 1998

資料13◆PBCの診断基準

概念

中年以後の女性に好発し，皮膚瘙痒感で初発することが多い．黄疸は出現後消退することなく漸増することが多く，門脈圧亢進症状が高頻度に出現する．なお，皮膚瘙痒感，黄疸などの肝障害に基づく自覚症状を欠く場合があり，無症候性（asymptomatic）PBCと呼び，無症候性のまま数年以上経過する場合がある

1．検査所見

黄疸の有無にかかわらず，赤沈の促進，血清中の胆道系酵素（ALPなど），総コレステロール，IgMの上昇を認める．抗ミトコンドリア抗体（AMA）または抗PDH（pyruvate dehydrogenase）抗体が高頻度に陽性で，高力価を示す

2．組織学的所見

肝組織像では中等大小葉間胆管ないし隔壁胆管に慢性非化膿性破壊性胆管炎（chronic nonsuppurative destructive cholangitis：CNSDC）あるいは胆管消失を認める．連続切片による検索で診断率は向上する

3．合併症

高脂血症が持続する場合に皮膚黄色腫を伴う．Sjögren症候群，慢性関節リウマチ，慢性甲状腺炎などの自己免疫性疾患を合併することがある

4．鑑別

慢性薬剤起因性肝内胆汁うっ帯，肝内型原発性硬化性胆管炎，成人性肝内胆管減少症など

診断

次のいずれか1つに該当するものをPBCと診断する

① 組織学的にCNSDCを認め，検査所見がPBCとして矛盾しないもの．AMAまたは抗PDH抗体が陰性例もまれに存在する
② AMAまたは抗PDH抗体が陽性で，組織学的にはCNSDCの所見を認めないが，PBCに矛盾しない（compatible）組織像を示すもの
③ 組織学的検索の機会はないが，AMAまたは抗PDH抗体が陽性で，しかも臨床像および経過からPBCと考えれるもの

資料12◆Milan criteria

① 単発で最大径5 cm以下
② 多発腫瘍では3結節以内でそれぞれ最大径3 cm以下
③ 脈管浸潤やリンパ節浸潤を除く
④ 他臓器転移なし

(Mazzaferro, V. et al.：N. Engl. J. Med., 334：693-699, 1996)

資料14◆PSCの予後予測式（Mayo 分類）

Mayo risk model
$R = 0.03 \times$ 年齢（年） 　$+ 0.54 \times \text{Log}_e$（総ビリルビン [mg/dL]） 　$- 0.84 \times$ アルブミン（g/dL） 　$+ 0.54 \times \text{Log}_e$（AST [IU/L]） 　$+ 1.24 \times$ 静脈瘤からの出血（yes=1；no=0）
低リスク：$R \leq 0$，中リスク：$0 < R < 2.0$ 高リスク：$R \geq 2.0$

資料15◆急性膵炎Ransonスコア

	急性膵炎の成因	アルコール性，その他	胆石性
予後判定因子	1. 入院時		
	年齢（歳）	>55	>70
	WBC（/mm³）	>16,000	>18,000
	血糖（mg/dL）	>200	>220
	LDH（IU/L）	>350	>400
	GOT（IU/L）	>120	>120
	2. 入院後48時間後		
	Ht（%）低下	>10	>10
	BUN（mg/dL）上昇	>5	>2
	血清Ca（mg/dL）	<8	<8
	PaO_2（mmHg）	<60	−
	base deficit（mEq/L）	>4	>5
	fluid sequestration（mL）*	>6,000	>4,000
重症度分類		2項目以下：軽症 3項目以上：重症	

*Fluid Sequestration (mL) = (administered fluid) − (urinary and nasogastric output)
：（入院後48時間での差）

資料16◆厚生労働省 急性膵炎の重症度判定基準と重症度スコア

予後因子①	ショック,呼吸困難,神経症状,重症感染症,出血傾向,Ht≦30%,BE≦−3mEq/L,BUN≧40mg/dL,or Cr≧2.0mg/dL	各2点
予後因子②	Ca≦7.5mg/dL,FBS≧200mg/dL,PaO₂≦60mmHg,LDH≧700IU/L,総蛋白≦6.0g/dL,,CT Grade Ⅳ/Ⅴプロトロンビン時間≧15秒,血小板≦10万/mm³	各1点
予後因子③	SIRS診断基準における陽性項目≧3 年齢≧70歳	2点 1点

1. 原則として入院48時間以内に判定し,以後,経時的に検索する

2. 臨床徴候,およびCT Gradeの診断は以下の基準ととする

   > ショック:収縮期血圧が80mmHg以下,および80mmHg以上でもショック症状を認めるもの
   >
   > 呼吸困難:人工呼吸器を必要とするもの
   >
   > 神経症状:中枢神経症状で意識障害(痛みにのみ反応)を伴うもの.
   >
   > 重症感染症:白血球増多を伴う38℃以上の発熱に,血液細菌培養陽性やエンドトキシンの証明,あるいは腹腔内膿瘍を認めるもの.
   >
   > 出血傾向:消化管出血,腹腔内出血(Cullen徴候,Grey-Turner徴候を含む),あるいはDICを認めるもの

   SIRS診断基準項目:1. 体温>38℃あるいは<36℃
   　　　　　　　　　2. 脈拍>90回/分
   　　　　　　　　　3. 呼吸数>20回/分あるいはPaCO₂<32 torr
   　　　　　　　　　4. 白血球数>12,000/mm³か<4,000/mm³
   　　　　　　　　　　または>10%幼若球出現

   CT GradeⅣ/Ⅴ:GradeⅣは膵内部不均一像が膵全体にみられるか,あるいは炎症の波及が膵周囲を越えるもの,GradeⅤは膵内部不均一像が膵全体にみられ,かつ炎症の波及が膵周囲を越えるもの

3. 全身状態が良好で,予後因子①および予後因子②をいずれも認めず,血液検査成績も正常に近いものを軽症と判定する

4. 予後因子①を認めず,予後因子②が1項目のみ陽性のものを中等症と判定する

5. 予後因子①が1項目以上,あるいは予後因子②が2項目以上陽性のものを重症と判定する

6. 重症急性膵炎症例では,予後因子③を含めた各予後因子の陽性項目の点数を計算し,それを重症度スコアとする

資料17◆急性膵炎のStage分類

Stage 0	軽症急性膵炎
Stage 1	中等度急性膵炎
Stage 2	重症急性膵炎（重症Ⅰ）：重症度スコア2〜8点
Stage 3	重症急性膵炎（重症Ⅱ）：重症度スコア9〜14点
Stage 4	重症急性膵炎（最重症）：重症度スコア15点以上

資料18◆急性膵炎のCT Grade分類

Grade Ⅰ	膵に腫大や実質内部不均一を認めない
Grade Ⅱ	膵は限局性の腫大を認めるのみで，膵実質内部は均一であり，膵周辺への炎症の波及を認めない
Grade Ⅲ	膵は全体に腫大し，限局性の実質内部不均一を認めるか，あるいは膵周囲（網嚢を含む腹腔内，前腎傍腔）にのみfluid collection[*1]または脂肪壊死[*2]を認める
Grade Ⅳ	膵の腫大の程度はさまざまで，膵全体に実質内部不均一を認めるか，あるいは炎症の波及が膵周囲を越えて，胸水や結腸間膜根部または左後腎傍腔に脂肪壊死を認める
Grade Ⅴ	膵の腫大の程度はさまざまで，膵全体に実質内部不均一を認め，かつ後腎傍腔および腎下極より以遠の後腹膜腔に脂肪壊死を認める

[*1] fluid collection：
膵周囲（網嚢を含む腹腔内または前腎傍腔）への浸出液であり，CT上，均一なlow density areaであり，造影により境界は明瞭となる

[*2] 脂肪壊死：
膵周囲，結腸間膜根部（上腸間膜動脈周囲），前後腎傍腔，腎周囲，後腹膜腔の脂肪組織の壊死であり，CT上では不均一なdensityを示し（fluid collectionよりもdensityは高い），造影にても境界は不明瞭

（外川　修）

略語一覧

AIH	autoimmune hepatitis	自己免疫性肝炎
AIP	autoimmune pancreatitis	自己免疫性膵炎
BEMS	balloon expandable metallic stent	バルーン拡張型金属ステント
cccDNA	covalently closed circular DNA	
CHDF	continuous hemodiafiltration	持続的血液濾過透析
CMS	covered metallic stent	
CRAI	continuous regional arterial infusion of protease inhibitors and antibiotics	蛋白分解酵素阻害薬・抗菌薬持続動注療法
CTAP	CT during arterial portography	血管造影下CT
EBD	endoscopic biliary drainage	内視鏡的胆道ドレナージ
EHL	electrohydraulic lithotripsy	電気水圧衝撃波
ELS	endoscopic injection sclerotherapy	内視鏡的硬化療法
EMS	self-expandable metallic stent	内視鏡的経鼻胆管ドレナージ
ENBD	endoscopic naso-biliary drainage	
ENGBD	endoscopic naso-gallbladder drainage	内視鏡的経鼻胆囊ドレナージ術
ENPD	endoscopic naso-pancreatic drainage	内視鏡的経鼻膵管ドレナージ術
EPBD	endoscopic papillary balloon dilation	内視鏡的乳頭バルーン拡張術
EPLBD	endoscopic papillary large balloon dilation	
EPS	endoscopic pancreatic stenting	内視鏡的膵管ステント留置術
EPST	endoscopic pancreatic sphincterotomy	内視鏡的膵管口切開術
ERCP	endoscopic retrograde cholangiopancreatography	内視鏡的逆行性膵胆管造影
ERP	endoscopic retrograde pancreatography	内視鏡的逆行性膵管造影
EST	endoscopic sphincterotomy	内視鏡的乳頭括約筋切開術
ESWL	extracorporeal shock wave lithotripsy	体外式衝撃波胆石破砕療法
EUS	endoscopic ultrasonography	超音波内視鏡検査
EUS-FNA	endoscopic ultrasound- guided fineneedle aspiration	超音波内視鏡下穿刺術
EUS-FNI	EUS-fine needle injection	
EVL	endoscopic variceal ligation	内視鏡的静脈瘤結紮術
EVR	early virologic response	
FNH	focal nodular hyperplasia	限局性結節性過形成
HBV	hepatitis B virus	B型肝炎ウイルス
HCC	hepatocellular carcinoma	肝細胞癌
HCV	hepatitis C virus	C型肝炎ウイルス
IBD	inflammatory bowel disease	炎症性腸疾患
IDCP	idiopathic duct-centric chronic pancreatitis	
IDUS	intraductal ultrasonography	管腔内超音波検査
IPMC	intraductal papillary mucinous carcinoma	

IPMN	intraductal papillary mucinous neoplasm	膵管内乳頭粘液性腫瘍
LES	late evening snack	就寝前軽食摂取
LPSP	lymphoplasmacytic sclerosing cholangitis	
MCN	mucinous cystic neoplasm	粘液性嚢胞腫瘍
MDCT	multidetector-row CT	多列検出器型CT
MOF	multiple organ failure	多臓器不全
MRCP	magnetic resonance cholangiopancreatography	核磁気共鳴胆管膵管撮像法
NAFLD	nonalcoholic fatty liver disease	非アルコール性脂肪肝疾患
NASH	nonalcoholic steatohepatitis	非アルコール性脂肪肝炎
PBC	primary biliary cirrhosis	原発性胆汁性肝硬変
PEIT	percutaneous ethanol injection therapy	経皮的エタノール注入療法
PMCT	percutaneous microwave coagulation therapy	経皮的マイクロ波凝固療法
POCS	peroral cholangioscopy	経口胆道鏡
POPS	peroral pancreatoscopy	経口膵管鏡検査
PSC	primary sclerosing cholangitis	原発性硬化性胆管炎
PTAD	percutaneous transhepatic abscess drainage	経皮経肝膿瘍ドレナージ
PTCD	percutaneous transhepatic cholangio drainage	経度経肝腸管ドレナージ
PTCS	percutaneous transhepatic cholangioscopy	経皮経肝胆道鏡
PTGBA	percutaneous transhepatic gallbladder aspiration	経皮経肝胆嚢吸引穿刺術
PTGBD	percutaneous transhepatic gallbladder drainage	経皮経肝胆嚢ドレナージ術
PTPE	percutaneous transhepatic portal vein embolization	経皮経肝的門脈塞栓術
RFA	radiofrequency ablation	経皮的ラジオ波焼灼療法
SCN	serous cystic neoplasm	漿液性嚢胞腫瘍
SDD	selective decontamination of digestive tract	選択的消化管除菌
SEMS	self-expandable metallic stent	自己拡張型金属ステント
SIRS	systemic inflammatory response syndrome	全身性炎症反応症候群
SOL	space occupying lesion	占拠性病変
SPN	solid pseudopapillary neoplasm	
STD	sexual transmitted desease	性行為感染症
SVR	sustained virologic response	ウイルス学的著効
TIPE	transileocolic portal vein embolization	経回腸静脈塞栓術
UC	ulcerative colitis	潰瘍性大腸炎
UMS	uncovered metallic stent	

肝胆膵診療エキスパートマニュアル

索引

欧文

A

A, B, C, E型の4種の肝炎ウイルス … 192
AFP … 242
AFP-L3 … 242
ascending cholangitis … 36
A型急性肝炎 … 193

B

Bismuth分類 … 344
B-RTO … 221
BT-PABA試験 … 364
B型急性肝炎 … 193

C

CA19-9 … 387
capsule-like rim … 382
Charcotの3徴 … 291
CHDF … 358
cholangio-venous reflux … 130
CMS … 395
confluence stone … 99
Cool-tip電極 … 80
Couinaudの分類 … 39
covered metallic stent … 395
CRAI … 358
cyst in cyst … 405
C型急性肝炎 … 194

E

EBD … 336, 360
EHL … 100, 109
EML … 109
ENBD … 113, 151, 336, 360
ENGBD … 113
endoscopic biliary drainage … 336
endoscopic biliary stenting … 113
endoscopic naso-biliary drainage … 113, 336
endoscopic naso-gall-bladder drainage … 113
endoscopic pancreatic naso-pancreatic drainage … 120
endoscopic pancreatic sphincterotomy … 120
endoscopic pancreatic stenting … 120
endoscopic papillary balloon dilation … 104
endoscopic sphincterotomy … 104, 115
ENPD … 120
EPBD … 104, 105, 106, 108, 110, 134
EPS … 120
EPST … 120
ERCP … 98, 132
ERCP後膵炎 … 125, 132, 133
ERCP後膵炎予防 … 121
EST … 104, 105, 106, 108, 110, 115, 133, 360
ESWL … 109, 285, 287, 308, 364, 368
EUS … 350
EUS-fine needle injection … 157
EUS-FNA … 120, 152
EUS-FNI … 157
EUS-guided fine needle aspiration … 152
EVR … 29, 210
extracorporeal shock wave lithotripsy … 285
E型急性肝炎 … 194

F

FOLFIRE … 254
FOLFOX … 254
Frey手術 … 364
F分類 … 203

G

GEM … 184
GEM+S-1併用療法 … 176, 184
genotype … 197

H

- HBcrAg 201
- HBV 197
- HBV-DNA 198
- HCV-RNA ... 194, 203
- honeycomb appearance 405

I

- IDCP 385
- IDUS ... 66, 98, 99, 350
- IFL 254
- IFN 200, 203
- IgG4 385
- IgG4関連硬化性胆管炎 415, 420
- IgM-CMV抗体 ... 194
- IgM-EB VCA抗体 194
- IgM-HA抗体 193
- IgM-HBc抗体 193
- Interventional EUS 152, 157
- interventional oncologist 172
- IPMN 68, 392
- IPMN由来膵癌 ... 402
- IPMT 398

L

- LPSP 385
- LVD耐性 209
- LVR 29

M

- MCN 403
- MELDスコア 239
- MFI 49
- micro flow imaging 49
- MRCP 306
- MS 345
- mucinous cystic neoplasm 403

N

- NAFLD 267
- NASH 266
- nonalcoholic fatty liver disease 267
- nonalcoholic steatohepatitis 266

O

- occult HBV 202
- Oddi筋層 71

P

- p-ANCA 418
- PEG-IFN 205
- PEIT 78
- percutaneous transhepatic biliary drainage 336
- percutaneous transhepatic gallbladder aspiration 119
- percutaneous transhepatic gallbladder drainage 119
- percutaneous transhepatic portal vein embolization ... 335
- PIVKA-II 242
- PMCT 78
- pneumobilia 305
- POCS 98, 99, 101, 307
- POPS 98, 99
- PTAD 85
- PTBD 336
- PTCS 307
- PTGBA 119
- PTGBD 119
- PTPE 335

R

- RBV 206
- RCT 84
- Reynoldsの5徴 ... 292
- RFA 78
- RVR 29, 210

S

- S-1（ティーエスワン®） 168, 172, 184, 249, 316
- S-1併用放射線療法 184
- SAAG 223
- safety margin 80
- SCN 403
- SDD 358
- serous cystic neoplasm 403
- SIR 370
- SIRS 361
- solid pseudopapillary neoplasm 403
- SPN 403
- SVR 29

T・U

- TAE ……… 93
- TIPE ……… 335
- TNM分類 ……… 388
- transileocolic portal vein embolization ……… 335
- UNOS ……… 239

和文

あ

- アデホビルピボキシル ……… 201
- アメーバ性肝膿瘍 262
- アルキル化剤 ……… 177
- アルコール性肝炎 195

い

- 遺残結石 ……… 71
- 胃静脈瘤 ……… 219
- 胃食道静脈瘤 ……… 218
- インスリン抵抗性 ……… 269
- インターフェロン ……… 195

う・え

- ウルソデオキシコール酸 ……… 257, 418
- 右肋間走査 ……… 45
- 右肋弓下走査 ……… 44
- 壊死後性仮性嚢胞 372
- 塩酸ゲムシタビン …… 168, 172, 182, 316
- エンテカビル ……… 197

か

- ガイドライン ……… 31
- ガイドワイヤー法 ……… 67
- 潰瘍性大腸炎 ……… 417
- 化学療法 ……… 177, 254
- 核酸アナログ製剤 ……… 197, 209
- 合併症 ……… 81, 96
- カテーテル逸脱 ……… 139
- 肝移植 ……… 228, 237, 419
- 肝機能不全 ……… 214
- 管腔内超音波検査法 ……… 66
- 肝血管腫 ……… 59
- 肝硬変 ……… 214
- 肝細胞癌 ……… 77, 218, 231
- 肝細胞癌に対する肝移植 ……… 239
- 肝細胞障害 ……… 18
- 肝線維化 ……… 21
- 肝十二指腸間膜浸潤 ……… 319
- 肝切除 ……… 236
- 肝臓の線維化ステージ ……… 56
- 肝動脈塞栓術 ……… 237
- 肝内結石 ……… 295
- 肝膿瘍 ……… 85, 304
- 肝庇護療法 ……… 201
- 癌免疫療法 ……… 157
- 肝門部型 ……… 248
- 肝門部閉塞 ……… 127
- 肝予備能 ……… 333

き

- 機械的結石破砕術 ……… 109
- 逆行性感染 ……… 396
- 逆行性胆管炎 ……… 36
- 急性肝炎重症型 …… 229
- 急性膵炎 ……… 47
- 急性胆管炎 ……… 150, 293
- 急性胆嚢炎 ……… 143
- 局注の是非 ……… 163
- 緊急ドレナージ …… 130
- 禁酒 ……… 215

く

- 区域性胆管炎 ……… 331
- 空腹時低血糖 ……… 409

け

- 経回結腸静脈的門脈塞栓術 ……… 335
- 経口胆石溶解療法 285
- 経口胆道鏡 ……… 307
- 経口溶解療法 ……… 285
- 経消化管的胆管ドレナージ術 ……… 157
- 経消化管的嚢胞ドレナージ ……… 365
- 経胆道性肝膿瘍 ……… 87
- 経乳頭的生検 …… 99, 101
- 経乳頭的走査 ……… 67
- 経乳頭的内瘻術 …… 151
- 経皮経肝胆道鏡 …… 307
- 経皮経肝胆嚢吸引穿刺術 ……… 119
- 経皮経肝胆嚢ドレナージ ……… 119, 301
- 経皮経肝的ドレナージ ……… 336

経皮経肝的門脈塞栓術 …… 335
経皮的エタノール注入療法 ………… 78
経皮的局所療法 …………… 78, 236
経皮的マイクロ波凝固療法 ………… 78
経皮的ラジオ波焼灼療法 ………… 78
外科的切除 ……… 252
血管造影 …… 88, 149
血清腹水アルブミン勾配 ………………… 223
結石破砕術 ……… 109
限局性結節性過形成 58
原発結石 ………… 291
原発性硬化性胆管炎 …………… 415, 421
原発性胆汁性肝硬変 ………………… 257

こ

抗核抗体 ………… 257
硬化性唾液腺炎 … 385
硬化性胆管炎 …… 385
後期合併症 ……… 353
高危険群 …… 231, 370
高張ナトリウムエピネフリン液 … 162
後腹膜線維症 …… 385
抗ミトコンドリア抗体 ………………… 258
合流部結石 ………… 99
コレステロール胆石 ………………… 291
昏睡度分類 ……… 221

さ

サーベイランス … 240
細菌性肝膿瘍 …… 262
左肋間走査 ……… 45
サンドスタチン® … 408
散発性肝炎 ……… 196

し

ジェムザール® …………… 172, 249
磁器様胆嚢 ……… 289
自己免疫性肝炎 …………… 195, 257
自己免疫性膵炎 …………… 34, 47, 381
自然脱落型膵管ステント ………………… 125
脂肪肝 …………… 266
瀉血 ……………… 207
重症度判定 … 32, 354
十二指腸スコープ …………………… 164
十二指腸乳頭切開術 …………………… 357
十二指腸乳頭部腫瘍 …………………… 349
手術適応 ………… 394
主膵管型 ………… 398
主膵管狭窄の解除 120
腫瘍生検 ………… 72
腫瘍マーカー …… 241
漿液性囊胞腫瘍 … 403
消化性潰瘍 ……… 409
症候性 …………… 408
小帯 ……………… 164
食事療法 ………… 215
食道静脈瘤 ……… 219
心窩部横走査 …… 44

心窩部縦走査 …… 45
人工肝補助療法 … 225
迅速細胞診 ……… 154

す

膵液のドレナージ 120
膵炎 ……………… 361
膵仮性囊胞 ……… 372
膵仮性囊胞ドレナージ術 …………………… 157
膵癌 ……………… 48
膵癌診療ガイドライン ………………… 393
膵管ステンティング ………………… 162
膵癌取り扱い規約 388
膵管癒合不全 …… 121
膵石症 …………… 368
膵石破砕片の排石促進 …………………… 121
膵・胆管合流異常症(特に胆管非拡張型) … 316
膵囊胞 ……… 387, 392
膵囊胞性病変 …… 48
膵病変 …………… 43
ステント ………… 368
ステント閉塞時 … 130
ステント療法 …… 151

せ

精密胆管造影 …… 329
切除不能 ………… 254
セロタイプ ……… 204
穿刺プローブ …… 83
腺腫 ……………… 161
腺腫内癌 ………… 161
全身化学療法 …… 179

そ

早期乳頭部癌 …… 349
総胆管結石 45, 104, 105
塞栓療法 ………… 149

た

体外式衝撃波胆石破砕療法 ………… 285
代謝拮抗薬 ……… 177
大十二指腸乳頭 … 349
多血性腫瘍 ……… 409
多臓器不全 ……… 353
胆管kink ………… 129
胆管炎 …………… 304
胆管癌 ………… 47, 70
胆管空腸吻合術後 295
胆管細胞癌 ……… 304
胆管静脈逆流 …… 130
胆管ステント閉塞
　………………… 295
胆管ドレナージ
　…………… 36, 330
胆管分離限界点 … 333
胆管減圧 ………… 135
胆汁うっ滞 ……… 21
胆膵管内進展 …… 161
胆石 ……………… 283
胆石膵炎 ………… 359
胆石性膵炎例 …… 357
胆道気腫 ………… 305
胆道系悪性腫瘍 … 295
胆道出血 ………… 149
胆道障害 ………… 31
胆道ドレナージ
　32, 297, 320, 339, 351
胆道内瘻術 ……… 343

胆道病変 ………… 43
胆道マネージメント
　…………… 176, 320
胆嚢管分岐位置
　………………… 115
胆嚢機能評価法 … 287
胆嚢結石合併総胆管結石例 ……… 294
胆嚢腫瘍性病変 … 45
胆嚢ステント …… 301
胆嚢胆石 ………… 283
胆嚢壁肥厚 ……… 45
胆嚢ポリープ …… 317
胆嚢減圧術 ……… 143
蛋白分解酵素阻害薬
　………………… 354

ち

遅発性肝不全 …… 229
超音波映像下穿刺法
　………………… 135
超音波検査 ……… 241
超音波造影剤
　…………… 62, 271
超音波内視鏡 …… 317
超音波内視鏡下穿刺術
　………………… 120
貯留囊胞 ………… 372
直視鏡 …………… 164
治療困難例 ……… 82

つ

通常型膵癌 ……… 402
土屋分類 …… 285, 287

て

低侵襲 …………… 395
適応 ……………… 78

転移性肝癌 ……… 59
電気水圧衝撃波結石破砕術 ………… 109
電子式スキャン型EUS
　………………… 62

と

統合ステージング 235
動注化学療法 …… 185
糖尿病 …………… 387
特殊療法 ………… 357

な

内視鏡的経乳頭的ドレナージ ……… 336
内視鏡的経鼻膵管ドレナージ術 …… 120
内視鏡的経鼻胆道ドレナージ術 …… 113
内視鏡的経鼻胆嚢ドレナージ術 …… 113
内視鏡的十二指腸乳頭切除術 ……… 160
内視鏡的膵管口切開術
　………………… 120
内視鏡的膵管ステント留置術 ……… 120
内視鏡的膵管ドレナージ
　………………… 365
内視鏡的胆管ステント留置術 ……… 113
内視鏡的治療法 … 221
内視鏡的乳頭括約筋切開術 … 104, 115, 133
内視鏡的乳頭切除術
　…………… 71, 164
内視鏡的乳頭バルーン拡張術 ……… 104
内臓脂肪面積 …… 271

に

乳頭部腫瘍 ……… 160
乳頭部膵管 ……… 349
乳頭部胆管 ……… 349

ね

粘液産生膵腫瘍 … 398
粘液性囊胞腫瘍 … 403

は

背景因子 ………… 84
背景肝生検 ……… 72
バスケット嵌頓 … 108

ひ

非アルコール性脂肪性肝炎 ………… 266
ピオグリタゾン … 269
びまん性肝疾患 … 41
表層拡大進展 …… 329
ビリルビン結石 … 291

ふ

腹腔神経叢ブロック ………………… 157
副作用 ……………189
副腎皮質ステロイド ………………… 257
副乳頭機能 ……… 162
フッ化ピリミジン系製剤 ………………… 175

プラチナ製剤 …… 175
ブラッシング細胞診 99
プランニング …… 79
プレコア変異株 … 199
プレドニゾロン……259
分岐形態 ………… 115
分枝型 …………… 398
分枝鎖アミノ酸製剤 ………………… 216

へ・ほ

閉塞性黄疸 ……… 338
閉塞性化膿性胆管炎 33
ベザフィブラート 418
乏血性腫瘍 … 248, 249

ま

マクロアミラーゼ血症 ………………… 34
末梢型 …………… 248
慢性膵炎 ………… 47
慢性胆嚢炎 … 283, 318
慢性非化膿性破壊性胆管炎 ………… 258

み・む

ミラノ基準 ……… 239
無症候性 ………… 408
無症候性胆石 …… 285

め・も

メタリックステント ………………… 345
門脈圧亢進症 214, 219
門脈腫瘍浸潤 …… 185
門脈塞栓術 ……… 333

や

薬剤性急性肝障害 194
薬剤選択 ………… 179

ゆ・よ

幽門輪温存膵頭十二指腸切除術 ……… 352
輸血後肝炎 ……… 196
予防的治療…………219

ら

ラジオ波焼灼療法 ………………… 252
落下結石 ………… 291
ラミブジン ……… 201
卵巣様間質 ……… 405
ランダム化比較試験 84

り

リバビリン ……… 203
流行性肝炎 ……… 196

執筆者一覧

■ 監修
小俣政男　　　　　（東京大学医学部消化器内科）

■ 編集
伊佐山 浩通　　　（東京大学医学部消化器内科）
吉田晴彦　　　　　（東京大学医学部消化器内科）
椎名 秀一朗　　　（東京大学医学部消化器内科）

■ 執筆者 (掲載順)
吉田晴彦　　　　　（東京大学医学部消化器内科）
今関文夫　　　　　（千葉大学大学院医学研究院腫瘍内科学）
横須賀 收　　　　（千葉大学大学院医学研究院腫瘍内科学）
花田敬士　　　　　（尾道総合病院内視鏡センター）
外川 修　　　　　（JR東京総合病院消化器内科）
増崎亮太　　　　　（東京大学医学部消化器内科）
建石良介　　　　　（東京大学医学部消化器内科）
大野 栄三郎　　　（名古屋大学大学院医学系研究科消化器内科学）
廣岡芳樹　　　　　（名古屋大学医学部附属病院光学医療診療部）
伊藤彰浩　　　　　（名古屋大学大学院医学系研究科消化器内科学）
川嶋啓揮　　　　　（名古屋大学大学院医学系研究科消化器内科学）
後藤秀実　　　　　（名古屋大学大学院医学系研究科消化器内科学
　　　　　　　　　／名古屋大学医学部附属病院光学医療診療部）
椎名 秀一朗　　　（東京大学医学部消化器内科）
良沢昭銘　　　　　（山口大学消化器病態内科学）
石垣賀子　　　　　（山口大学消化器病態内科学）
小尾 俊太郎　　　（杏雲堂病院肝臓科）
安田一朗　　　　　（岐阜大学医学部附属病院第一内科）
辻野 武　　　　　（東京大学医学部消化器内科）
真口宏介　　　　　（手稲渓仁会病院消化器病センター）
伊佐山 浩通　　　（東京大学医学部消化器内科）
前谷 容　　　　　（東邦大学医療センター大橋病院消化器内科）
中津敏明　　　　　（聖マルチン病院消化器科）
藤森崇行　　　　　（聖マルチン病院消化器科）
高木忠之　　　　　（愛知県がんセンター中央病院消化器内科部）
山雄健次　　　　　（愛知県がんセンター中央病院消化器内科部）
入澤篤志　　　　　（福島県立医科大学内科学第二講座）
中井陽介　　　　　（東京大学医学部消化器内科）

佐々木 隆	(東京大学医学部消化器内科)
須藤 研太郎	(千葉県がんセンター消化器内科)
山口 武人	(千葉県がんセンター消化器内科)
有住 俊彦	(東京大学医学部消化器内科)
加藤 直也	(東京大学医学部消化器内科)
五藤 忠	(東京大学医学部消化器内科)
新井 雅裕	(東芝病院消化器内科)
能祖 一裕	(広島市立広島市民病院内科)
河井 敏宏	(自衛隊中央病院内科)
吉田 英雄	(日本赤十字社医療センター消化器内科)
濱村 啓介	(東京大学医学部消化器内科)
佐藤 隆久	(東京大学医学部消化器内科)
赤羽 正章	(東京大学医学部附属病院放射線科)
小池 幸宏	(関東中央病院消化器内科)
光井 洋	(東京通信病院消化器科)
大木 隆正	(東京大学医学部消化器内科)
黒田 英克	(岩手医科大学消化器肝臓内科)
滝川 康裕	(岩手医科大学消化器肝臓内科)
内田 尚仁	(香川大学医学部消化器・神経内科)
露口 利夫	(千葉大学大学院医学研究院腫瘍内科学)
糸川 文英	(東京医科大学消化器内科)
糸井 隆夫	(東京医科大学消化器内科)
崔 仁煥	(順天堂大学医学部消化器内科)
平野 聡	(北海道大学大学院医学研究科腫瘍外科学)
近藤 哲	(北海道大学大学院医学研究科腫瘍外科学)
向井 強	(岐阜市民病院消化器内科)
木暮 宏史	(東京大学医学部消化器内科)
丹羽 康正	(名古屋大学大学院医学系研究科消化器内科学)
下瀬川 徹	(東北大学消化器内科)
松原 三郎	(東京大学医学部消化器内科)
八島 陽子	(東京大学医学部消化器内科)
笹平 直樹	(東京大学医学部消化器内科)
平野 賢二	(東京大学医学部消化器内科)
多田 稔	(東京大学医学部消化器内科)
飛田 浩輔	(東海大学医学部消化器外科)
今泉 俊秀	(東海大学医学部消化器外科)
伊藤 由紀子	(日本赤十字社医療センター消化器内科)
戸田 信夫	(帝京ちば総合医療センター第3内科学)

医学とバイオサイエンスの羊土社

羊土社 臨床医学系書籍ページ http://www.yodosha.co.jp/medical/

- 羊土社では、診療技術向上に役立つ様々なマニュアル書から臨床現場ですぐに役立つ書籍、また基礎医学の書籍まで、幅広い医学書を出版しています.
- 羊土社のWEBサイト"羊土社 臨床医学系書籍ページ"は、診療科別分類のほか目的別分類を設けるなど書籍が探しやすいよう工夫しております. また、書籍の内容見本・目次などもご覧いただけます. ぜひご活用ください.

▼ メールマガジン「羊土社メディカルON-LINE」にご登録ください ▼

- メディカルON-LINE (MOL) では、羊土社の新刊情報をはじめ、お得なキャンペーン、学会・フェア情報など皆様に役立つ情報をいち早くお届けしています.
- PC版は毎月3回の配信です (研修医号、エキスパート号、医学総合号). 各号のテーマに沿って情報を配信いたします. また、手軽にご覧いただける携帯版もございます (毎月1回配信).
- PC版・携帯版ともに登録・配信は無料です. 登録は、上記の"羊土社 臨床医学系書籍ページ"からお願いいたします.

肝胆膵診療エキスパートマニュアル

2008年10月10日 第1刷発行	監 修	小俣政男
2012年4月20日 第3刷発行	編 集	伊佐山浩通
		吉田晴彦
		椎名秀一朗
	発行人	一戸裕子
	発行所	株式会社 羊 土 社
		〒101-0052
		東京都千代田区神田小川町2-5-1
	TEL	03 (5282) 1211
	FAX	03 (5282) 1212
	E-mail	eigyo@yodosha.co.jp
	URL	http://www.yodosha.co.jp/
ISBN 978-4-7581-1036-5	印刷所	昭和情報プロセス株式会社

本書の複写にかかる複製、上映、譲渡、公衆送信 (送信可能化を含む) の各権利は (株) 羊土社が管理の委託を受けています.
本書を無断で複製する行為 (コピー、スキャン、デジタルデータ化など) は、著作権法上での限られた例外 (「私的使用のための複製」など) を除き禁じられています. 研究活動、診療を含む業務上使用する目的で上記の行為を行うことは大学、病院、企業などにおける内部的な利用であっても、私的使用には該当せず、違法です. また私的使用のためであっても、代行業者等の第三者に依頼して上記の行為を行うことは違法となります.

JCOPY <(社) 出版者著作権管理機構 委託出版物>
本書の無断複写は著作権法上での例外を除き禁じられています. 複写される場合は、そのつど事前に、(社) 出版者著作権管理機構 (TEL 03-3513-6969、FAX 03-3513-6979、e-mail：info@jcopy.or.jp) の許諾を得てください.

見逃し、誤りを防ぐ画像診断アトラス！

見逃し、誤りを防ぐ！
肝・胆・膵癌
画像診断アトラス

工藤正俊，山雄健次／編

- 定価（本体 8,500円＋税）
- B5判　■ 287頁
- ISBN978-4-7581-1042-6

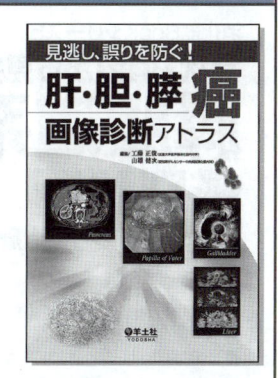

● 超音波検査，CT，MRI，血管造影から病理所見まで，約470点の画像を掲載．画像ごとに「見逃しやすい／誤りやすいポイント」と「検査/読影のコツ」を示し，さらに検査の選び方や鑑別すべき疾患も解説します！

見逃し、誤りを防ぐ！
消化管癌
画像診断アトラス

武藤　学／編

- 定価（本体 7,800円＋税）
- B5判　■ 295頁
- ISBN978-4-7581-1043-3

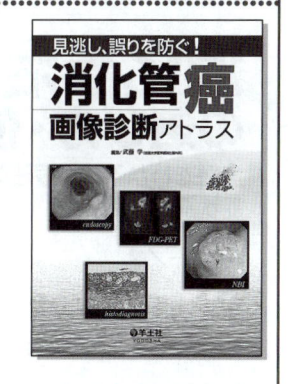

● 消化管癌で見逃されやすい症例を取り上げ、鑑別点を解説した画像アトラス．「癌」の診断力・読影力が確実にupします．X線，内視鏡，CT，MRI，PETなどの検査法の使いわけのコツもわかります！

発行　**羊土社** YODOSHA
〒101-0052 東京都千代田区神田小川町2-5-1　TEL 03(5282)1211　FAX 03(5282)1212
E-mail : eigyo@yodosha.co.jp
URL : http://www.yodosha.co.jp/

ご注文は最寄りの書店、または小社営業部まで

診断にも処方にも役立つ消化器関連書籍！

消化器BooKシリーズ5
症状・画像から見抜く！膵胆道系の鑑別診断
疾患の見極め方と治療のポイント

花田敬士／企画

- 定価（本体 4,800円＋税）
- B5判 230頁
- ISBN978-4-7581-1238-3

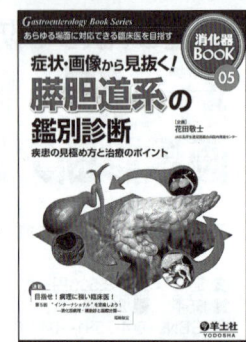

●よく遭遇する症状からの診断の進め方と日常診療で必要な治療がこの一冊で実践できる！診療の基本となるガイドラインの使い方から，鑑別診断のコツ，治療方針決定への道筋まで網羅．すべての臨床医にオススメ！

消化器治療薬の選び方・使い方
症例でわかる薬物療法のポイントと症状別処方のコツ

高橋信一／編

- 定価（本体 4,500円＋税）
- B6変型判 366頁
- ISBN978-4-7581-1041-9

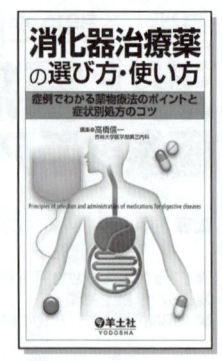

●消化器疾患の薬物治療において，第一選択薬でうまくいかない場合の対処法や，重症度別の薬剤選択の基準，多剤併用時に注意すべきこと等，ベテラン医たちがポイントを伝授．患者の状況にあわせた薬物治療ができる．

発行　**羊土社 YODOSHA**　〒101-0052 東京都千代田区神田小川町2-5-1　TEL 03(5282)1211　FAX 03(5282)1212
E-mail : eigyo@yodosha.co.jp
URL : http://www.yodosha.co.jp/　ご注文は最寄りの書店，または小社営業部まで